全国中医药行业高等教育"十四五"规划教材
全国高等中医药院校规划教材（第十一版）

药事管理学

（新世纪第二版）

（供中药学、中药制药、药学、管理学等专业用）

主　编　刘红宁

中国中医药出版社
·北 京·

图书在版编目（CIP）数据

药事管理学 / 刘红宁主编 . —2 版 . —北京：
中国中医药出版社，2021.6（2024.5 重印）
全国中医药行业高等教育"十四五"规划教材
ISBN 978-7-5132-6909-4

Ⅰ . ①药…　Ⅱ . ①刘…　Ⅲ . ①药政管理－管理学－中
医学院－教材　Ⅳ . ① R95

中国版本图书馆 CIP 数据核字（2021）第 054890 号

融合出版数字化资源服务说明

全国中医药行业高等教育"十四五"规划教材为融合教材，各教材相关数字化资源（电子教材、PPT 课件、
视频、复习思考题等）在全国中医药行业教育云平台"医开讲"发布。

资源访问说明

扫描右方二维码下载"医开讲 APP"或到"医开讲网站"（网址：www.e-lesson.cn）注
册登录，输入封底"序列号"进行账号绑定后即可访问相关数字化资源（注意：序列号
只可绑定一个账号，为避免不必要的损失，请您刮开序列号立即进行账号绑定激活）。

资源下载说明

本书有配套 PPT 课件，供教师下载使用，请到"医开讲网站"（网址：www.e-lesson.cn）认证教师身份后，
搜索书名进入具体图书页面实现下载。

中国中医药出版社出版

北京经济技术开发区科创十三街 31 号院二区 8 号楼
邮政编码　100176
传真　010-64405721
三河市同力彩印有限公司印刷
各地新华书店经销

开本 889×1194　1/16　印张 17.75　字数 471 千字
2021 年 6 月第 2 版　2024 年 5 月第 5 次印刷
书号　ISBN 978-7-5132-6909-4

定价　68.00 元
网址　www.cptcm.com

服 务 热 线　010-64405510　　微信服务号　zgzyycbs
购 书 热 线　010-89535836　　微商城网址　https://kdt.im/LIdUGr
维 权 打 假　010-64405753　　天猫旗舰店网址　https://zgzyycbs.tmall.com

如有印装质量问题请与本社出版部联系（010-64405510）

全国中医药行业高等教育"十四五"规划教材
全国高等中医药院校规划教材（第十一版）

《药事管理学》
编 委 会

主 编

刘红宁（江西中医药大学）

副主编

谢 明（辽宁中医药大学） 田 侃（南京中医药大学）

王世宇（成都中医药大学） 何 宁（天津中医药大学）

李春花（河北中医学院） 张立明（宁夏医科大学）

李越峰（甘肃中医药大学）

编 委（以姓氏笔画为序）

王一硕（河南中医药大学） 王柳萍（广西中医药大学）

仇 峰（首都医科大学） 邓伟生（黑龙江中医药大学）

叶耀辉（江西中医药大学） 兰 卫（新疆医科大学）

刘青广（石河子大学） 牟春兰（山东中医药大学）

李国文（上海中医药大学） 杨宇峰（山西中医药大学）

肖凤霞（广州中医药大学） 谷满仓（浙江中医药大学）

沈 群（南方医科大学） 张文平（云南中医药大学）

张军武（陕西中医药大学） 张宝徽（湖北中医药大学）

陈淑娇（福建中医药大学） 郑 林（贵州中医药大学）

贺青姣（湖南医药学院） 聂久胜（安徽中医药大学）

徐 敢（北京中医药大学） 彭买姣（湖南中医药大学）

赫玉芳（长春中医药大学）

学术秘书

严 军（江西中医药大学）

匡海学（黑龙江中医药大学教授、教育部高等学校中药学类专业教学指导委员会主任委员）

吕志平（南方医科大学教授、全国名中医）

吕晓东（辽宁中医药大学党委书记）

朱卫丰（江西中医药大学校长）

朱兆云（云南中医药大学教授、中国工程院院士）

刘　良（广州中医药大学教授、中国工程院院士）

刘松林（湖北中医药大学校长）

刘叔文（南方医科大学副校长）

刘清泉（首都医科大学附属北京中医医院院长）

李可建（山东中医药大学校长）

李灿东（福建中医药大学校长）

杨　柱（贵州中医药大学党委书记）

杨晓航（陕西中医药大学校长）

肖　伟（南京中医药大学教授、中国工程院院士）

吴以岭（河北中医药大学名誉校长、中国工程院院士）

余曙光（成都中医药大学校长）

谷晓红（北京中医药大学教授、教育部高等学校中医学类专业教学指导委员会主任委员）

冷向阳（长春中医药大学校长）

张忠德（广东省中医院院长）

陆付耳（华中科技大学同济医学院教授）

阿吉艾克拜尔·艾萨（新疆医科大学校长）

陈　忠（浙江中医药大学校长）

陈凯先（中国科学院上海药物研究所研究员、中国科学院院士）

陈香美（解放军总医院教授、中国工程院院士）

易刚强（湖南中医药大学校长）

季　光（上海中医药大学校长）

周建军（重庆中医药学院院长）

赵继荣（甘肃中医药大学校长）

郝慧琴（山西中医药大学党委书记）

胡　刚（江苏省政协副主席、南京中医药大学教授）

侯卫伟（中国中医药出版社有限公司董事长）

姚　春（广西中医药大学校长）

徐安龙（北京中医药大学校长、教育部高等学校中西医结合类专业教学指导委员会主任委员）

高秀梅（天津中医药大学校长）

高维娟（河北中医药大学校长）

郭宏伟（黑龙江中医药大学校长）

唐志书（中国中医科学院副院长、研究生院院长）

彭代银（安徽中医药大学校长）

董竞成（复旦大学中西医结合研究院院长）

韩晶岩（北京大学医学部基础医学院中西医结合教研室主任）

程海波（南京中医药大学校长）

鲁海文（内蒙古医科大学副校长）

翟理祥（广东药科大学校长）

秘书长（兼）

陆建伟（国家中医药管理局人事教育司司长）

侯卫伟（中国中医药出版社有限公司董事长）

办公室主任

周景玉（国家中医药管理局人事教育司副司长）

李秀明（中国中医药出版社有限公司总编辑）

办公室成员

陈令轩（国家中医药管理局人事教育司综合协调处处长）

李占永（中国中医药出版社有限公司副总编辑）

张岠宇（中国中医药出版社有限公司副总经理）

芮立新（中国中医药出版社有限公司副总编辑）

沈承玲（中国中医药出版社有限公司教材中心主任）

编审专家组

前 言

为全面贯彻《中共中央 国务院关于促进中医药传承创新发展的意见》和全国中医药大会精神，落实《国务院办公厅关于加快医学教育创新发展的指导意见》《教育部 国家卫生健康委 国家中医药管理局关于深化医教协同进一步推动中医药教育改革与高质量发展的实施意见》，紧密对接新医科建设对中医药教育改革的新要求和中医药传承创新发展对人才培养的新需求，国家中医药管理局教材办公室（以下简称"教材办"）、中国中医药出版社在国家中医药管理局领导下，在教育部高等学校中医学类、中药学类、中西医结合类专业教学指导委员会及全国中医药行业高等教育规划教材专家指导委员会指导下，对全国中医药行业高等教育"十三五"规划教材进行综合评价，研究制定《全国中医药行业高等教育"十四五"规划教材建设方案》，并全面组织实施。鉴于全国中医药行业主管部门主持编写的全国高等中医药院校规划教材目前已出版十版，为体现其系统性和传承性，本套教材称为第十一版。

本套教材建设，坚持问题导向、目标导向、需求导向，结合"十三五"规划教材综合评价中发现的问题和收集的意见建议，对教材建设知识体系、结构安排等进行系统整体优化，进一步加强顶层设计和组织管理，坚持立德树人根本任务，力求构建适应中医药教育教学改革需求的教材体系，更好地服务院校人才培养和学科专业建设，促进中医药教育创新发展。

本套教材建设过程中，教材办聘请中医学、中药学、针灸推拿学三个专业的权威专家组成编审专家组，参与主编确定，提出指导意见，审查编写质量。特别是对核心示范教材建设加强了组织管理，成立了专门评价专家组，全程指导教材建设，确保教材质量。

本套教材具有以下特点：

1.坚持立德树人，融入课程思政内容

将党的二十大精神进教材，把立德树人贯穿教材建设全过程、各方面，体现课程思政建设新要求，发挥中医药文化育人优势，促进中医药人文教育与专业教育有机融合，指导学生树立正确世界观、人生观、价值观，帮助学生立大志、明大德、成大才、担大任，坚定信念信心，努力成为堪当民族复兴重任的时代新人。

2.优化知识结构，强化中医思维培养

在"十三五"规划教材知识架构基础上，进一步整合优化学科知识结构体系，减少不同学科教材间相同知识内容交叉重复，增强教材知识结构的系统性、完整性。强化中医思维培养，突出中医思维在教材编写中的主导作用，注重中医经典内容编写，在《内经》《伤寒论》等经典课程中更加突出重点，同时更加强化经典与临床的融合，增强中医经典的临床运用，帮助学生筑牢中医经典基础，逐步形成中医思维。

3.突出"三基五性",注重内容严谨准确

坚持"以本为本",更加突出教材的"三基五性",即基本知识、基本理论、基本技能,思想性、科学性、先进性、启发性、适用性。注重名词术语统一,概念准确,表述科学严谨,知识点结合完备,内容精炼完整。教材编写综合考虑学科的分化、交叉,既充分体现不同学科自身特点,又注意各学科之间的有机衔接;注重理论与临床实践结合,与医师规范化培训、医师资格考试接轨。

4.强化精品意识,建设行业示范教材

遴选行业权威专家,吸纳一线优秀教师,组建经验丰富、专业精湛、治学严谨、作风扎实的高水平编写团队,将精品意识和质量意识贯穿教材建设始终,严格编审把关,确保教材编写质量。特别是对32门核心示范教材建设,更加强调知识体系架构建设,紧密结合国家精品课程、一流学科、一流专业建设,提高编写标准和要求,着力推出一批高质量的核心示范教材。

5.加强数字化建设,丰富拓展教材内容

为适应新型出版业态,充分借助现代信息技术,在纸质教材基础上,强化数字化教材开发建设,对全国中医药行业教育云平台"医开讲"进行了升级改造,融入了更多更实用的数字化教学素材,如精品视频、复习思考题、AR/VR等,对纸质教材内容进行拓展和延伸,更好地服务教师线上教学和学生线下自主学习,满足中医药教育教学需要。

本套教材的建设,凝聚了全国中医药行业高等教育工作者的集体智慧,体现了中医药行业齐心协力、求真务实、精益求精的工作作风,谨此向有关单位和个人致以衷心的感谢!

尽管所有组织者与编写者竭尽心智,精益求精,本套教材仍有进一步提升空间,敬请广大师生提出宝贵意见和建议,以便不断修订完善。

国家中医药管理局教材办公室

中国中医药出版社有限公司

2023 年 6 月

编写说明

药事管理学是研究药学事业各个环节活动及其管理基本规律和一般方法的学科，是我国高等院校药学及中药学类专业大学生的专业核心主干课程。近年来，特别是2015年以来，我国药事管理改革持续深化，药品安全监管持续加强，药品监管国际化步伐持续加快，为贯彻人民至上、生命至上的理念，贯彻党中央、国务院对药品监管工作的新要求，满足新时代广大人民群众对药品安全的新期待，适应药品工作所面临的新形势，现行药品监督管理制度正在不断更新。如何按照融实时性、知识性和实用性要求，修订好《药事管理学》教材，引导不同专业学生掌握药事管理的基本理论、基本方法和法律法规，并为执业药师考试和药学服务提供参考，是我们修订本教材的基本出发点和最大愿望，也是一个难题。教材内容既需紧跟不断更新的药品监督管理政策，又需满足不同使用对象的需要。为此，我们坚持将"立德树人"理念贯穿教材编写全过程，突出教材编写"高阶性、创新性、挑战度"的要求，并将课程思政元素融入其中。编委会充分听取教材使用教师及专家的意见，在分析新形势、新问题的基础上，对"十三五"版《药事管理学》教材进行了全面修订，并辅之以数字化教材，从而方便学生更好地学习。本教材以药品的研发、生产、经营、使用、不良反应监测和召回之过程为主线，站在政府药品安全监管和企事业单位药品质量管理的不同角度，为保证药品质量安全和保障药品使用安全提供管理理论和方法。我们希望通过本教材的修订，能给教师教学、学生学习更多的帮助。

本教材在内容安排上注重结合相关学科理论、国家药品监管措施和药事管理学科的前沿成果，在传授理论基础的同时，力求拓展学生的知识面，开阔学生视野。本教材结合教学需要，一是将相关的法律规章进行分类介绍，二是对监管组织的变迁进行梳理，三是对药事管理学的发展趋势进行分析。

本教材坚持案例引导教学，每章开篇通过"引导案例"，让学生直观地感知本章的主题。每章结束时，给出一个案例，检验学生综合利用本章所学知识解决实际问题的能力，同时，还配有思考题，供学生思考和讨论。用身边事来吸引学生的关注，并参与对所学内容的思考和实践。

本教材在文字教材的基础上辅之以配套数字教材，通过知识点将相关概念、理论等内容用不同技术方法呈现，以数字化的形式进行梳理，使学习形式更加多样，学习内容更加丰富，更有利于学生学习、记忆和使用。

我们坚持实用性与理论性相结合的原则，尽量将学科前沿的理论和知识在本教材中加以呈现。根据新出台的《中华人民共和国中医药法》《中华人民共和国疫苗管理法》及2019年新修订的《中华人民共和国药品管理法》，对相关内容进行了大幅度修订、补充和完善，新增"疫苗管理"一章。结合执业药师考试、临床药学服务等要求，本教材设有"管理理论在药事管理学中的运用""药事监管组织""药师与药学服务""药事管理学的发展趋势""药品类易制毒化学品管理""药品信息监管"等内容，使学生能准确、快速地掌握药事管理的要求、内容和方法，了解药事管理的前沿，为胜任实际工作提供了知识准备。

本教材主要是为中药学、中药制药、药学和管理学等专业的学生编写，同时也为医疗专业和护理专业的学生拓展药事管理知识提供学习借鉴，供药品监管部门、企事业单位从事药事管理的相关人员查阅，并为执业药师考试和药师继续教育培训提供参考。

本教材编写分工：第一章由刘红宁、徐敢编写，第二章由王世宇、贺青娇编写，第三章由谢明、仇峰编写，第四章由何宁、杨宇峰编写，第五章由田侃、赫玉芳编写，第六章由李越峰、聂久胜编写，第七章由叶耀辉、张文平编写，第八章由李国文、谷满仓编写，第九章由兰卫、牟春兰编写，第十章由郑林、张宝徽编写，第十一章由李春花、王一硕编写，第十二章由陈淑娇、张军武、沈群编写，第十三章由王柳萍、彭买姣编写，第十四章由肖凤霞、邓伟生编写，第十五章由张立明、刘青广编写。

本教材能在较短时间内完成修订，离不开审读专家的指导帮助，离不开中国中医药出版社的领导和编辑同志们的严格把关和悉心指导，在此，我们向他们表示深深的感谢。

在本教材编写过程中直接或间接地借鉴了国内外大量论著、教科书等一些素材，在此向原作者一并致谢！

药事管理学科发展迅速，药事管理相关法律规章也在不断更新完善，本教材存在的疏漏和不足之处，敬请广大读者提出宝贵意见，以便再版时修改提高。

《药事管理学》编委会

2021 年 5 月

目　录

扫一扫，查阅本章数字资源，含PPT、音视频、图片等

【学习目标】

1.掌握：药品的定义与分类；药品标准的定义、内容和药品标准体系；药事和药事管理的定义与内容。

2.熟悉：药品的属性与质量特性；药品标准的制定与颁布、修订与废止。

3.了解：《中华人民共和国药典》的载入原则、编纂体例；药事管理和药事管理学科的发展历史；药事管理学科的研究内容与方法。

【引导案例】

食品、保健食品与药品的认定

北京市第二中级人民法院（2018）京02行终81号判决书中部分内容显示：根据消费者举报，经立案调查，发现北京某贸易有限公司经营的"自然之宝辅酶Q10软胶囊""自然之宝褪黑素片"等进口食品中含有辅酶Q10、褪黑素、鳕鱼肝油、硫酸软骨素等非食品原料成分。

认定相应原料成分不能用于普通食品，并经调查取证，监督管理部门依据《中华人民共和国行政处罚法》和《中华人民共和国食品安全法》，对该贸易公司给予处罚，没收该公司违法所得和违法经营物品，并处罚款。

该贸易公司以进口时已经出入境检验检疫机构检验合格；产品中"鳕鱼肝油"并非《中华人民共和国药典》记载的"鱼肝油"，而是作为新资源食品的"鱼油"；辅酶Q10用于普通食品目前没有食品安全国家标准；辅酶Q10、硫酸软骨素对人体没有危害等理由，提起行政诉讼，请求依法撤销对其的处罚决定。

最后，一审法院和二审法院判决驳回了该贸易公司的诉讼请求。

【思考】

1.药品与保健食品、普通食品的主要区别是什么？

2.既是食品又是药品的物品应具有哪些特征？

3.案例中某公司经营非法添加了药用物质的食品，是按"经营用非食品原料生产食品的行为"还是按"经营假劣药品"处罚更合适？

第一节　药品概述

药物是人类防治疾病、维护健康的重要物质，药品是人类与疾病斗争的重要武器。药品安全是重大的民生和公共安全问题，事关人民群众身体健康与社会和谐稳定。党中央、国务院要求坚决落实"最严谨的标准、最严格的监管、最严厉的处罚、最严肃的问责"要求，以加强药品管理，保证药品质量，保障公众用药安全和合法权益，保护和促进公众健康。

一、药品的定义

《中华人民共和国药品管理法》（以下简称《药品管理法》）对药品的定义：药品，是指用于预防、治疗、诊断人的疾病，有目的地调节人的生理功能并规定有适应证或者功能主治、用法和用量的物质，包括中药、化学药和生物制品等。从该定义来看，我国《药品管理法》中规定的药品具有特定的内涵和外延。药品特指人用药品，不包括兽药和农药。药品的使用目的、方法有严格规定。

二、药品的分类

按药品的历史阶段、成分、性质、管理要求、创新程度的不同，可以将药品进行不同的分类，不同的学科也往往采用不同的分类方法。药品管理中有关药品的主要分类如下。

（一）现代药与传统药

从药品的历史发展角度看，药品可分为现代药与传统药。国家发展现代药和传统药，充分发挥其在预防、医疗和保健中的作用。

1.现代药　现代药（modern medicines）是指用现代科学理论技术方法指导其研究与开发、生产和使用的药品，采用合成、分离提取、化学修饰、生物工程等方法制取。现代药一般是指19世纪以来发展起来的化学药品（化学原料药及其制剂）、天然药物、生物制品等。同时，在中药二次开发、创新药、改良型新药中，采用现代科学技术方法开发出一系列现代中药，促进中药传承创新发展。

2.传统药　传统药（traditional drugs）是指用传统医学理论指导其研发、生产和使用的药品，是传统医学的重要组成部分，包括植物药、动物药、矿物药。我国中药具有悠久历史传统，传统中药材、传统中药炮制加工技术和工艺以及传统制剂，是中华民族的伟大创造，至今仍为中华民族乃至世界人民的健康事业做出巨大贡献。

（二）中药、化学药、生物制品

按药品成分不同可分为中药、化学药、生物制品。

1.中药　中药（traditional Chinese medicines）一般是指在我国中医药理论指导下，用于预防、治疗人的疾病的物质及其制剂，包括植物、动物、微生物和矿物药材，或其有效成分、有效部位的单、复方制剂。一些中医师使用的单方、偏方、验方及其中药现代制剂，无须中医药理论指导，也属于中药。

2.化学药　化学药（chemical drugs）是通过合成或者半合成的方法制得的原料药及其制剂；天然物质中提取或者通过发酵提取的新的有效单体及其制剂；用拆分或者合成等方法制得的已知

药物中的光学异构体及其制剂。

3. 生物制品　生物制品（biological products）是指以微生物、细胞、动物或人源组织和体液等为起始原材料，用生物学技术制成，用于预防、治疗和诊断人类疾病的制剂。生物制品分为预防用生物制品、治疗用生物制品和按生物制品管理的体外诊断试剂。

（三）处方药与非处方药

根据药品品种、规格、适应证、剂量及给药途径不同，药品可分为处方药和非处方药。

1. 处方药　处方药（prescription drugs/ethical drugs）是指凭执业医师和执业助理医师处方方可购买、调配和使用的药品。处方药中还有特殊管理的药品（疫苗、麻醉药品、精神药品、医疗用毒性药品和放射性药品）、其他具备一定特殊管理属性的药品（如药品类易制毒化学品）、兴奋剂等。

2. 非处方药　非处方药（nonprescription drugs/over-the-counter drugs）是指由国务院药品监督管理部门公布的，不需要凭执业医师和执业助理医师处方，消费者可以自行判断、购买和使用的药品。非处方药是经过临床较长时间验证、疗效肯定、服用方便、被实践证明消费者可以在药师指导下自主选择的药品，但必须按非处方药标签和说明书所示内容合理使用。根据药品的安全性，非处方药还可分为甲、乙两类。

（四）新药、仿制药

按药品注册的创新程度的不同进行分类，可分为新药与仿制药。

1. 新药　新药（new drugs）是指未在中国境内外上市销售的药品。根据物质基础的原创性和新颖性，将新药分为创新药和改良型新药。

2. 仿制药　仿制药（generic drugs）是指以原研药品作为参比制剂，仿与原研药品质量和疗效一致的药品。

另外，根据药品管理属性和社会功能，药品还可分为国产药品和进口药品，国家基本药物和非基本药物，列入《国家基本医疗保险、工伤保险和生育保险药品目录》的医保药品和未列入目录的非医保药品，相应内容见对应章节。

三、药品属性与质量特性

根据药品定义可知，药品使用目的是预防、治疗、诊断人的疾病，有目的地调节人的生理功能；使用方法要求必须遵循规定的适应证或者功能主治、用法和用量。药品是用于特殊目的的特殊物质，从而质量特性尤其重要。

（一）药品属性

药品作为一种商品，有其自然和社会属性。药品作为一种特殊商品，为保证药品安全、有效和公众健康，对其管理有不同于其他物质的特殊法律规定，其自然属性和社会属性也与其他商品存在区别。

1. 自然属性（natural attribute）　自然属性是自然科学中自然界、生物界方面的事物本质的面貌、规律、现象，在人脑的反映和认识，也可以叫作人脑对自然界事物的面貌、规律、现象本质属性的反映和认识。药品的自然属性是指其本质的特性，如它的分子结构、药理特性、作用机理等，这些特性决定药品具有预防、治疗、诊断人的疾病的药用功能。

2. 社会属性（social attribute）　基于自然属性，药品在满足人类健康需要的同时，在药品的研发、生产、经营和使用过程中产生了各种社会联系和生产关系，即药品的社会属性。药品的研发、生产、经营、使用使其与社会的经济、文化、科学、环境、人群等形成了一定区域内的关系网络。药品关系到整个人类社会的繁衍和发展，这决定了药品具有生命关联性、经济性和社会公共性等特点，要求在国家社会治理体系加强药事管理并对药品进行科学监管。

3. 法律属性（legal attribute）　在法律管理体系中，药品作为一种产品，应符合《产品质量法》《消费者权益保护法》等一般法的调整。另外，药品还是一种特殊产品，有安全性、有效性和质量可控性的特别要求，受《药品管理法》、《中华人民共和国疫苗管理法》（以下简称《疫苗管理法》）、《中华人民共和国中医药法》（以下简称《中医药法》）、《中华人民共和国基本医疗卫生与健康促进法》（以下简称《基本医疗卫生与健康促进法》）等医药行业特别法的规制；药品的定义、注册、生产、经营、使用、知识产权、广告等都有明确的法律界定，充分体现了药品与其他商品法律地位的不同。

（二）药品质量特性

药品质量特性是指药品与满足预防、治疗、诊断人的疾病，有目的地调节人的生理功能的要求有关的固有特性。主要表现为 4 个方面。

1. 安全性　安全性（safety）是指按规定的适应证和用法、用量使用药品后，人体产生的不良反应和获益大于可预见性风险的程度。药品审评审批工作中要求申报者提供急性毒性、长期毒性、致畸、致癌、致突变等数据。在规定的用药条件下，药品使用应该是安全的。

2. 有效性　有效性（effectiveness）是指在规定的适应证、用法和用量条件下，能满足预防、治疗、诊断人的疾病，有目的地调节人的生理功能的要求。我国临床方面对药品的有效性表述主要分为"痊愈""显效""有效"。国际上有的采用"完全缓解""部分缓解""稳定"来区别。

3. 稳定性　稳定性（stability）是指在规定的条件下保持其有效性和安全性的能力。规定的条件包括在规定的效期内，以及生产、贮存、运输和使用等条件。

4. 均一性　均一性（uniformity）是指药物制剂的每一单位产品都符合有效性、安全性的规定要求。均一性是在制药过程中形成的固有特性。

第二节　药品标准

药品与人类的健康和社会发展关系密切，确保药品研制、生产、经营、使用全过程中药品的安全性、有效性和质量可控性尤为重要。药品只有符合法定质量标准，能保证疗效，方可销售和使用。

一、药品标准概述

（一）药品标准定义

药品标准，即药品质量标准，是国家对药品的质量指标和检验方法等标准要求所做的技术规定，是药品生产、经营、使用、检验单位和监管部门共同遵守的法定依据。合格的药品应有肯定的疗效、尽量小的不良反应。药品质量集中表现在有效性、安全性和质量可控性三方面，它取决于药品本身的性质，同时受科学技术发展水平和药品标准技术规定的影响。药品标准是鉴别药品真伪假劣和控制药品质量的依据。

（二）药品标准的制定原则

药品标准与药品生产技术和质量管理水平密切相关，药品标准的高低反映了一个国家或者企业的综合实力。药品标准的制定原则包括以下内容：

（1）制定药品标准必须坚持质量第一，充分体现"安全有效，技术先进，经济合理"的原则，药品标准应起到促进提高质量、择优发展的作用。

（2）充分考虑生产、流通、使用各环节中对药品质量的影响因素，有针对性地制定检测项目，切实加强对药品内在质量的控制。

（3）根据"准确、灵敏、简便、迅速"的原则选择并规定检测、检验方法，既要考虑现阶段的实际水平和条件，又要体现新技术的应用和发展。

（4）标准规定的各种限量应结合实践，要保证药品在生产、储运、销售和使用过程中的质量。

（三）药品标准内容

中药材、中药饮片、中成药、化学原料药及其制剂、生物制品等根据各自的特点设置不同的标准项目。药品标准的内容一般包括：名称、成分或处方的组成；含量及其检查、检验的方法；制剂的辅料；允许的杂质及其限量、限度；技术要求以及作用、用途、用法、用量；注意事项；贮藏方法等。其目的就是在正常的原辅料与正常的生产条件下通过药品标准检查与检验，以证明该药品的质量是符合专用要求的。为了保证药品标准的可靠、有效，所有药品标准的具体项目，比如药品的纯度、成分含量、组分、生物等效性、疗效、热原度、无菌度、物理化学性质以及杂质限量等指标的检测结果，都应当是可以识别或能够定量的。

（四）我国国家药品标准体系

药品标准分为法定标准和非法定标准两种。法定标准包括国家药品标准和药品注册标准；非法定标准有药品出厂放行规程和药品上市放行规程等。另外，各省、自治区、直辖市人民政府药品监督管理部门可组织制定和颁布中药饮片炮制规范，是国家药品标准体系的重要补充。

1. 国家药品标准 《药品管理法》规定，国务院药品监督管理部门颁布的《中华人民共和国药典》（以下简称《中国药典》）和药品标准为国家药品标准。国家药品监督管理局会同国家卫生健康委员会组织药典委员会，负责国家药品标准的制定和修订。

（1）中国药典 《中国药典》由国家药典委员会编纂，国务院药品监督管理部门颁布。《中国药典》是国家药品标准的核心，是国家为保证药品质量、保护人民用药安全有效、使药品质量可控而制定的法典，是保障公众用药安全、保证药品质量的法定技术规范，也是药品生产、经营、使用、检验单位和药品管理部门共同遵循的法定依据。

《中国药典》于1953年编纂出版第一版以后，相继于1963年、1977年分别编纂出版。从1985年起每5年修订颁布新版药典。现行版为2020年版《中国药典》，自2020年12月30日起实施，是中华人民共和国成立以来第十一版药典。国务院药品监督管理部门设置或者指定的药品检验机构负责标定国家药品标准品、对照品。《中国药典》主要由凡例、品种正文和通用技术要求构成。

（2）局颁药品标准 除《中国药典》外，国家药品监督管理局还颁布"国家药品监督管理局药品标准"（简称"局颁药品标准"，或"局颁标准"），收载了国内已有生产、疗效较好，需要统一标准，但尚未列入《中国药典》的药品标准，以及与药品质量指标、生产工艺和检验方法相关的技术指导原则和规范。

2. 药品注册标准　药品注册标准是指经国家药品监督管理局核准的药品质量标准。药品注册标准应当符合《中华人民共和国药典》通用技术要求，不得低于《中华人民共和国药典》的规定。申报注册品种的检测项目或者指标不适用《中华人民共和国药典》的，申请人应当提供充分的支持性数据。

药品应当符合国家药品标准。药品注册标准高于国家药品标准的，按照经核准的药品质量标准执行；没有国家药品标准的，应当符合经核准的药品质量标准。药品注册标准中收载检验项目多于或者异于《中国药典》规定的，或者质量指标严于《中国药典》要求的，应在执行《中国药典》要求的基础上，同时执行注册标准的相应项目和指标。药品注册标准收载检验项目少于《中国药典》规定或质量指标低于《中国药典》要求的，应执行《中国药典》规定的。

3. 中药饮片炮制规范　《药品管理法》规定，中药饮片必须按照国家药品标准炮制；国家药品标准没有规定的必须按省、自治区、直辖市人民政府药品监督管理部门制定的炮制规范炮制。省、自治区、直辖市人民政府药品监督管理部门制定的炮制规范应当报国务院药品监督管理部门备案。不符合国家药品标准或者不按照省、自治区、直辖市人民政府药品监督管理部门制定的炮制规范炮制的，不得出厂、销售。

二、药品标准管理

（一）药品标准的制定与颁布、修订与废止

1. 药品标准的制定与颁布　《中国药典》的制定按立项、起草、复核、审核、公示、批准、颁布等环节进行。载入《中国药典》的药品标准，是国家对同品种药品质量最基本的要求，该药品的研制、生产、经营、使用、监督及检验等活动的要求标准均不得低于《中国药典》的要求。

药品标准的载入应当按照《中国药典》收载原则进行，一般为质量可控、疗效确切，且工艺成熟的药品品种，其来源为药品注册标准、技术指导原则或规范，以及其他需要制定国家药品标准的药品标准，凡涉及专利的，按照国家有关规定执行。

2. 药品标准的修订与废止　《中国药典》的修订，是指对已载入的及需要载入但尚未载入的药品标准，按照《中国药典》收载原则重新审定，一般每 5 年修订一次。虽然《中国药典》是每 5 年颁布一次，但是在整个 5 年过程中，对药品标准的提高是不间断的，由增补本补充。对载入《中国药典》的药品标准修订及对经审定认为需要载入的药品标准，按照《中国药典》的制定程序进行。

新版《中国药典》颁布实施后，所有生产上市药品应当符合新版《中国药典》相关技术要求。凡原收载于历版《中国药典》、局（部）颁标准的品种，新版《中国药典》收载的，相应历版《中国药典》、局（部）颁标准同时废止；新版《中国药典》未收载的，仍执行相应历版《中国药典》、局（部）颁标准，但应符合新版《中国药典》的相关通用技术要求。经上市后评价撤销或注销的品种，相应历版《中国药典》、局（部）颁标准废止。新版《中国药典》品种正文未收载的制剂规格、中药的制法，其质量标准按新版《中国药典》同品种相关要求执行，规格项、制法项分别按原批准证明文件执行。

（二）《中国药典》的编制原则、编纂体例

1.《中国药典》的编制原则 坚持以建立"最严谨的标准"为指导思想，坚持《中国药典》的科学性、先进性、规范性和实用性要求，按照"提高质量、鼓励创新、促进改革、调整结构、服务监管"的原则编制药典。

一是以满足临床需求为导向，按照"临床常用、疗效确切、使用安全、质量可控"的药典品种遴选原则，通过药学和医学评价遴选出安全有效、质量稳定、标准成熟的药品进入药典，扩大治疗领域的品种覆盖面；二是继续紧跟国际药典标准发展趋势，进一步增加原料、药用辅料和药材品种的收载，采用新技术、新方法控制药品安全和质量；三是完善相关技术指导原则体系的建设，根据指导原则执行的情况将指导性要求转为通用性要求。通过对标国际先进水平，实施药品标准提高行动，实现中药标准继续主导国际标准制定，化学药、药用辅料标准基本达到或接近国际标准水平，生物制品标准紧跟科技发展前沿，与国际先进水平基本保持一致。

2.《中国药典》的编纂体例 2020年版《中国药典》由一部、二部、三部、四部及其增补本组成。一部收载中药，二部收载化学药品，三部收载生物制品，四部收载通则和药用辅料。

《中国药典》主要由凡例、通用技术要求和品种正文构成。凡例是为正确使用《中国药典》，对品种正文、通用技术要求以及药品质量检验和检定中有关共性问题的统一规定和基本要求。通用技术要求包括《中国药典》收载的通则、指导原则以及生物制品通则和相关总论等。《中国药典》各品种项下收载的内容为品种正文。

药品标准由品种正文及其引用的凡例、通用技术要求共同构成。

第三节 药事管理

一、药事管理概述

（一）药事范畴

"事"即"事情"，指自然界和社会中的一切现象和活动。"药事"一词可理解为自然界和社会中一切与药有关的现象和活动事项（或事务）。由于各国"药事"内容范围的不同，故与药有关的事项也不尽相同，对"药事"内涵和范畴的界定也不尽相同。

药品产业链包括研发、生产、流通和使用等多个环节。与药品研制、生产、流通、使用等全品种、全过程管理有关的人、财、物、信息等事项都属于药事范畴。在药事管理领域，主要研究与药品安全、有效、可及相关的药事活动，包括药品研发、注册、生产、经营、使用、再评价、召回及药品价格、药品储备、医疗保险、教育培训、职业资格准入等活动。

（二）药事管理定义

所谓药事管理，是指组织各种药事相关资源，围绕公众用药安全和合法权益、保障和促进公众健康而进行的计划、组织、指挥与领导、控制等活动过程。

药事管理是公共管理的重要组成部分。我国药事管理主要以药品，药品研发、生产、经营、使用的企业和单位，药品各领域从业人员为管理对象，以《药品管理法》《疫苗管理法》《中医药法》《基本医疗卫生与健康促进法》等为主要法律依据，围绕与药品安全、有效、可及相关的药

事开展各种管理活动。

（三）药事管理内容

药事管理分为宏观药事管理和微观药事管理。宏观药事管理是国家政府的行政机关，依据国家的政策、法律，运用法定职权，为实现国家医药卫生工作目标，对药事进行有效治理的管理活动，在我国称药政管理或药品监督管理。微观药事管理系指药事企业、单位各部门内部的管理。主要包括人员管理、财务管理、物资设备管理、药品质量管理、技术管理、药学信息管理、药学服务管理等工作。本教材主要侧重宏观药事管理的研究。药事管理的具体内容主要包括药事管理体制、药品管理立法、药品质量管理、药品注册管理、药品生产管理、药品经营管理、药品使用管理、药品价格和广告管理、药品说明书管理、特殊管理药品的管理、中药管理、药品知识产权管理、药学技术人员管理等。

1. 药事管理体制　药事管理体制是指一定社会制度下药事系统的组织方式、管理制度和管理方法；是关于药事工作的国家行政机关、企事业单位机构设置、隶属关系和管理权限划分的制度；是药事组织运行机制的体系和工作制度。

2. 药品管理立法　药品关乎公众的生命和健康，是特殊的商品，所以对其管理有严格的法律、法规及规章约束。从全国人民代表大会常务委员会颁布的《药品管理法》《疫苗管理法》《中医药法》《基本医疗卫生与健康促进法》，到国务院出台《麻醉药品和精神药品管理条例》等行政法规，再到国家卫生健康委员会、国家市场监督管理总局、国家药品监督管理局、国家中医药管理局出台的部门规章和规范性文件，再到地方各级人民政府颁布的地方性法规和管理规定等，皆对药品进行了严格的法制化管理。

3. 药品质量管理　药品管理法规主要是保障药品质量。药品质量管理包括研究药品的特殊性及其管理的方法、制定药品质量标准，制定国家基本药物目录，实施处方药与非处方药分类管理制度，建立健全药品追溯制度、药物警戒制度、药品安全信息公布制度，对上市药品开展再评价和风险管理，并对药品质量监督、检验进行研究。

4. 药品注册管理　药品注册是指药品注册申请人依照法定程序和相关要求提出药物临床试验、药品上市许可、再注册等申请以及补充申请，药品监督管理部门基于法律法规和现有科学认知进行安全性、有效性和质量可控性等审查，决定是否同意其申请的活动。在中国境内上市的药品，应当经国务院药品监督管理部门批准，取得药品注册证书；但是，未实施审批管理的中药材和中药饮片除外。

5. 药品生产管理　药品生产管理包括国家对药品生产的管理和企业自身的管理。从事药品生产活动，应当经所在地省、自治区、直辖市人民政府药品监督管理部门批准，取得药品生产许可证。无药品生产许可证的，不得生产药品。从事药品生产活动，应当遵守药品生产质量管理规范，建立健全药品生产质量管理体系，保证药品生产全过程持续符合法定要求。

6. 药品经营管理　从事药品批发活动，应当经所在地省、自治区、直辖市人民政府药品监督管理部门批准，取得药品经营许可证。从事药品零售活动，应当经所在地县级以上地方人民政府药品监督管理部门批准，取得药品经营许可证。无药品经营许可证的，不得经营药品。从事药品经营活动，应当遵守药品经营质量管理规范，建立健全药品经营质量管理体系，保证药品经营全过程持续符合法定要求。

7. 药品使用管理　药品使用管理的核心是保障合理用药，重点是药房管理，涉及药房的作用、地位、组织机构，药师的职责及其能力，药师与医护人员、患者的关系及信息沟通和顺利的交流，药品的分级管理、经济管理、信息管理以及临床药学、药学服务的管理等。

8. 药品价格和广告管理 国家对麻醉药品和第一类精神药品实行政府指导价，其他药品实行市场调节价。依法实行市场调节价的药品，药品上市许可持有人、药品生产企业、药品经营企业和医疗机构应当按照公平、合理和诚实信用、质价相符的原则制定价格，为用药者提供价格合理的药品。

药品广告应当经广告主所在地省、自治区、直辖市人民政府确定的广告审查机关批准；未经批准的，不得发布。药品广告的内容应当真实、合法，以国务院药品监督管理部门核准的药品说明书为准，不得含有虚假的内容。

9. 药品说明书管理 药品说明书是指导医师、药师和患者正确和合理使用药品的重要技术资料和重要依据。从说明书、标签的内容要求、药品名称使用规定、商标使用规定，到说明书的修订、格式，以及标签的管理都有明确的规范。

10. 特殊管理药品的管理 为更好保证药品质量和公众用药安全，需要对一些具有特殊药理、生理作用的药品，根据其所具有的特性和药品使用、管理风险，做出特殊管理规定，甚至需要专门另行立法予以特别规范。根据《药品管理法》，国家对麻醉药品、精神药品、医疗用毒性药品、放射性药品、药品类易制毒化学品实行特殊管理，并制定特殊管理规定。

11. 中药管理 中药是中国医药学的重要组成部分，独具特色和优势，与现代药共同承担着保护人们健康的任务。从中药材种植、中药饮片，到中药材资源保护和中药材资源合理利用，以及提高中药质量，积极发展中药产业，推进中药现代化等内容均属于中药管理。

12. 药品知识产权管理 知识产权是高科技条件下企业最重要的资产之一，只有对包括知识产权资产在内的资源进行合理配置，才能形成竞争优势，药品知识产权的管理是运用相关法律对药品知识产权进行保护，涉及药品的商标权保护、专利权保护、著作权保护等。

13. 药学技术人员管理 药学技术人员是保障药品质量和药学服务质量的关键因素，依法依规的药学技术人员管理是药事管理中的重要环节，包括药学人才培养、相应法律法规学习、职业资格获得、继续教育、职业权益保障、药学道德与伦理等。

二、药事管理发展历史

（一）中国药事管理发展史

从"神农尝百草，一日而遇七十毒"的传说，到《周礼》对医药行政管理制度和责任的文字记载，反映了中国药事管理有着悠久的历史，对人类的文明进步与健康做出了巨大的贡献。

1. 中国古代医药管理 中国古代对药物的管理，有着与中医药同时发展的历史，从神农尝百草的药学实践过程起，就有意识地选择、辨别并将动、植、矿物用于治疗疾病。古代药政管理始于周朝，建立了一整套医药行政管理组织和考核制度。周朝设立专门管酒的"酒正"和专掌药物管理事宜的"府"。此后历代朝廷设置专门的医药管理机构和人员，掌医药之政令。春秋战国至秦汉时期，由于社会的急剧变革和学术上的百家争鸣，社会经济和科学文化呈现出前所未有的繁荣景象。在"诸子蜂起，百家争鸣"局面影响下，加上医药实践的成就，中医药理论体系和辨证论治原则开始建立并逐渐形成，推动医药管理制度不断发展完善。

秦汉王朝设太医令和太医丞掌握医药之政令。"药丞、方丞各一人"，药丞主药，方丞主药方。还有本草待诏、医待诏、典领方药、中宫药长、尝药太官等医药职官。南北朝至隋唐时期，在太医署下设立专门的药藏局，出现了专门负责药物收发、存储管理的人员。唐朝太医署既是国家最高医疗机构，又是医学教育机构，由行政管理、教学、医疗、药工等四部分人员组成。唐朝医药管理机构及人员分工细化，职责明确，医药教育得到发展，医药人员均"考试登用，如国子之法"。

宋代，医药管理组织进一步发展，设立翰林医官院，为能加强医药管理，改进太医局管理体制，该院专管医之政令和医疗事务，并设专管药政的机构"御药院""尚药局"，御药院保管国内外进献的珍贵药物，专为皇室贵族服务；尚药局为最高的药政机构；太医局专管医药教育。宋代的医药管理体制改革，是在唐、宋社会经济和城市工商业日益繁荣的基础上，为适应社会变革要求而产生的。北宋施行王安石变法，推行新政，按"市易法"设立了国家的药物贸易机构"官药局"，后改为"太平惠民局"，这是我国历史上最早的国家药局，使药物管理纳入国家法制管理的范围，由国家控制药物贸易，实行专营，制止商人投机，对制药实行监管。宋·周密《癸辛杂识·别集上》记载：和济惠民药局，当时制药有官监造，有官监门，又有官药，药成分之，内外凡七十局。出售则又各有监官，皆以选人经任者为之，谓之京局官……"药局"的创办，颁布了药物标准《太平惠民和剂局方》(简称《局方》)，推行了成药，降低了药价，对人民身体健康的保护和疾病的救治、药物的贸易发展都产生了很大的作用。在药事管理发展史上，其制定的管理措施，如药物标准《局方》、药物生产监管与卖药轮值制度、药物质量检查制度等，作用巨大，影响深远，尤其是其专卖制度。宋代还曾以法律形式规定了医生的职业道德及医疗事故的责任，凡利用医药诈取财物者，以匪盗论处；庸医误伤致人死命者，以法绳之；主管官员不恤下属病苦者，亦予惩处。

元、明、清时期，医药管理机构与医药制度有了一些新的发展。元朝廷除设有御药院、典药局等管理机构，为皇室贵族修制御用药物及和剂外，还设置有面向民间的药政机构（广惠司、广济提举司、大都惠民局、回回药物院等）。如"掌修合药饵，以施贫民"；"大都、上都回回药物院二，秩从五品，掌回回药事"。明初置医学提举司，洪武三年（1370年）在太医院设惠民药局、生药库，有大使一人，副使一人。其职责为"凡药，辨其土宜，择其良楛（楛：恶也，劣也），慎其条制而用之。四方解纳药品，院官收储生药库，时其燥湿……礼部委官一员稽察之"。清朝设太医院，"置院使、左右院判各一员，御医十员，吏目二十员，俱属礼部职，专诊视疾病，修合药饵之事""凡药材出入隶礼部"。清朝在医药管理制度上，以刑律代罚比前代更为严厉，对开方配药有错者，处以笞杖之刑；医生误用针、药而使病人致死的，命其他医生来辨认方药、穴位，如属无意致害者，则以过失杀人论处，罚其不准行医；故意用假药治病以诈取他人财物者，则以盗窃论处；如因故意用假药致人而死或因事故用药杀人，则处以死刑。并且规定，未经官方许可而行医用药者，处以罚款。对太医院用药管理"凡烹调御药，本院官请脉后开方，具本奏明同内臣监视。每二服合为一服，候熟分贮二器，本院官先尝之，次内臣尝之，其一器进御"。太医院内设专司药品加工的"切割医生"。使医药分工日趋完善。

2. 中国近代药事管理　民国时期的药政管理，明令禁止种植和吸食鸦片，在内务部下设卫生司，主管医药行政，由第四科主办药政管理。当时药政管理主要工作：①审定、认可药剂士资格，发给或取消药剂士执照，对药剂士业务进行监督；②药商的呈报登录及取缔；③监督制药厂；④药品、毒剧品的核查及限制贩卖事宜；⑤调查方药等。

3. 新中国药事管理

（1）初创时期　药事管理工作从新中国成立就受到重视。新中国成立初期，中央人民政府建立了卫生部，国家制定了保护人民身体健康，发展医药卫生事业的方针政策，确定了"预防为主，面向工农兵，团结中西医"的卫生工作原则，统一全国医药卫生人员的思想，办好全国卫生医药事业。确定制药工业方针，将以原料药为主，制剂为辅，对中药应有重点、有计划地进行整理。颁布药品管理的行政法规，如《关于严禁鸦片烟毒的通令》《管理麻醉药品暂行条例》《管理麻醉药品暂行条例实施细则》《中国药典》等。

药事管理组织机构逐步建立。卫生行政部门设立药政管理机构，1950 年中央卫生部医政局设置药政处，1953 年改为药政司，各省级卫生行政部门设药政处，负责国家各级药政管理工作。组建全国药品检验机构，1950 年卫生部接管原设置在上海的药品、食品检验局，组建卫生部药品检验所，并设立生物制品检定所。1954 年全国各省级卫生行政部门均组建省级药检所。至 1956 年，部分地、县设立了药检所，全国药品检验机构系统逐步建立。

国家药品生产经营管理机构成立。1952 年 9 月政务院财经委员会批准轻工部设立医药工业处，管理医药生产。1952 年 11 月经政务院批准轻工部医药工业处改为医药工业管理局。1956 年医药工业管理局划归化工部；1958 年改为医药司。1954 年 4 月，政务院财经委员会批准组成国家医药工作委员会、中药管理委员会，协调全国医药管理工作，分工负责，加强联系。

（2）调整发展时期　20 世纪 50 年代后期药事管理工作步入调整发展时期，成立药品质量小组，加强药政管理工作，出台了一系列药品监督管理的行政法规，如《药品新产品管理办法》（1956 年），第一次明确了新药的定义和新药临床、生产审批的具体要求；《关于药品宣传工作的几点意见》，对药品宣传的内容和原则做出了规定，宣传内容必须实事求是，不得夸大，并须经省级卫生行政部门审查批准。

改革开放后，恢复和建立药事管理行政法规，1978 年 7 月起，国务院先后批转卫生部颁发《药政管理条例（试行）》，颁布了《麻醉药品管理条例》；卫生部、国家医药管理总局制定颁发《新药管理办法（试行）》、《医疗用毒药、限制性剧药管理规定》（1979 年）、《药品标准工作管理办法》（1980 年）、《医院药剂工作条例》（1981 年）等一系列药政管理文件，使我国药政管理工作得到恢复和加强，这些行政文件的颁布实施，为中国药事管理工作走上依法管理的轨道奠定了基础。国家有关部门开始组织起草《药品管理法（草案）》，并开展了药品生产企业的摸底和整顿，加强对医院制剂室的管理，下达了《医院药剂工作条例》。

（3）法制化时期　1984 年 9 月 20 日第六届全国人民代表大会常务委员会第七次会议审议通过了《药品管理法》，自 1985 年 7 月 1 日起施行。依据《药品管理法》，国务院先后发布了《麻醉药品管理办法》（1987 年 11 月）、《医疗用毒性药品管理办法》和《精神药品管理办法》（1988 年 12 月）、《放射性药品管理办法》（1989 年 4 月）等法规，对特殊管理的药品实行特殊的监管措施。卫生部作为《药品管理法》的行政执法主管部门，依据《药品管理法》制定发布一系列配套文件：《中华人民共和国药品管理法实施办法》（1989 年 2 月）、《新药审批办法》（1985 年 7 月）、《新生物制品审批办法》（1985 年 9 月）。从 1985 年 10 月 1 日起，全国实行新药统一审批的管理办法，以及《药品广告管理办法》《药品监督员工作条例》《药品生产质量管理规范》《医院药剂管理办法》。到 20 世纪 80 年代末，以《药品管理法》为核心的药品监督管理法规体系基本形成，强化了国家对药品研究、生产、流通、使用过程的监管，推动了药事管理法制化进程。

2001 年 2 月 28 日，《药品管理法》由中华人民共和国第九届全国人民代表大会常务委员会第二十次会议修订通过，2002 年 8 月 4 日国务院以第 360 号国务院令颁布《中华人民共和国药品管理法实施条例》，对药品生产流通体制进行改革，对医药卫生体制改革中的药品生产、经营、使用、价格等管理做出新的规定。2009 年发布的《中共中央国务院关于深化医药卫生体制改革的意见》中对建立国家药品供应保障体系、规范药品生产流通使用政策做出政策安排。2016 年 12 月 25 日，第十二届全国人民代表大会常务委员会第二十五次会议通过《中华人民共和国中医药法》(自 2017 年 7 月 1 日起施行)。2019 年 6 月 29 日，第十三届全国人民代表大会常务委员会第十一次会议通过《疫苗管理法》(自 2019 年 12 月 1 日起施行)。2019 年 8 月 26 日第十三届全国人民代表大会常务委员会第十二次会议通过了第二次修订的《药品管理法》(自 2019 年 12 月 1 日起施行)。

(二)国外药事管理发展史

世界各国在经历了曲折复杂的药学实践的经验教训基础上，特别是欧美等西方发达国家在 20 世纪经历了多次药物性灾难事件悲剧后，对药品加强监督管理。国际上，几乎都是通过制定并不断修订《药事法》(或《药品法》)、《药房法》以及《药师法》(或《药剂师法》)，不断完善药事法规的建设，从而不断加强药品、企业和人的管理，保护和促进公众健康。

从 13 世纪开始，欧洲颁布一系列卫生法令，欧洲的医院逐渐从宗教垄断控制中脱离，置于国家行政当局的领导下，药学作为卫生事业的一部分，属政府管理。随着医学的发展和药物数量品种的增加，产生了药房，专门配制药物和发售药物，推动了药学的发展，由此产生了药学方面的专家，医师和药师的分业开始出现。佛莱德立克二世法令适应了这一社会发展，从立法上确定了药学职业从医学职业中分离出来。意大利热亚那市于 1407 年制定发布了《药师法》，最早对药师制定了职业标准，从法律上加强对药学实践过程的管理。中世纪以后欧洲各国政府以国家名义制定国家药品标准，为保证药品质量"均匀、一致"打下了技术管理的法律基础，使欧洲各国纷纷制定"药典"，实施标准化管理。1617 年，伦敦药师协会成立，标志欧洲药学职业建立，药事管理范畴扩展，并于 1841 年转变为大英药学会，即英国皇家药学会，该学会提出了控制毒药零售供应的法规和药剂师注册的规定。1859 年，英国议会制定通过了《药品、食品法规》，明确了对"商人制造出售掺假药物者须给予严厉惩罚"。1874 年通过立法确定了药剂师制度，并发布了《药剂师与药房技术员法》。1933 年英国制定了《药房和毒药管理法规》，1968 年英国议会通过颁布了《药品法》，也称作《1968 年药品法》。除了麻醉药品另有法律外，该法包括了英国药政管理各个方面的内容。

1906 年，美国国会就通过了《联邦食品和药品法》，由美国农业部化学局负责执行，这是第一部联邦药事法。1869 年，联邦制定标准州药房法，各州再根据标准州药房法制定具体的药房法和药师法。20 世纪 30 年代(磺胺酏剂中毒事件)和 60 年代(反应停事件)发生的两次重大药害事件，促使美国国会进一步修订、修改药品法案。1938 年，美国通过《联邦食品、药品和化妆品法》，使食品、药品的管理更趋完善，同时，使化妆品和医疗器械的管理首次列入法规。1951 年，Durham-Humphrey 修正案对处方药和非处方药进行了划分。1983 年美国国会通过《罕见病药物法案(Orphan Drug Act)》(也称为《孤儿药品法》)，该法案同意每年拨款 1200 万美元作为临床研究基金，鼓励药品研究组织与制药公司将注意力集中在罕见病患者身上，开发罕见病药品。1984 年颁布《价格竞争和专利期回复法案》，主要为了增进制药工业的竞争和降低药价，以利于消费者。1987 年颁布《处方药销售法》，禁止处方药从合法渠道转向非法渠道销售；1992 年颁布《处方药使用申请税法》，要求药品及生物制品制造商支付申请的附加费。1992 年 FDA 关于新药优先加快审批的规定出台。1994 年底，美国国会通过了"关于饮食补充剂"(dietary supplement)的法律，为天然草药制品进入美国市场打开了方便之门。为了满足患者用药需要，美国针对管理中的现实情况，通过法律程序，支持制药企业的研究开发，使美国的药品管理法律不断完善。1994 年美国国会通过《食品补充剂卫生及教育法案》，建立对食品补充剂标签的规定。

日本药事管理的法规起源于 19 世纪，1847 年颁布的"医务工作条例"为第一个法规，这个法规主要明确了调剂的原则，对医师调配药品做了规定。1884年制定了"医药条例"；1925年制定了《药剂师法》，1943年制定《药事法》。《药事法》《药剂师法》《麻醉药品控制法》《阿片法》《大麻控制法》《兴奋剂控制法》等为日本主要的药事管理法律。

第四节 药事管理学

一、药事管理学的定义与性质

（一）药事管理学的定义

药事管理学（the discipline of pharmacy administration）是一门正在发展的学科。《药事管理学科的历史发展》一书对药事管理学的定义为："药事管理学是一个知识领域，它具有社会科学的特性，与行政管理、经济、政策、行为、分配、法律和经营管理的功能、原理和实践紧密相连，涉及生产、分配、机构和人员，涉及满足法定药品的需求，满足给患者、处方者、调配者和卫生保健工业部门提供药学服务和药物信息。"

概括起来药事管理学是药学与社会科学相互交叉、渗透而形成的以药学、法学、管理学、社会学、经济学为主要基础的药学类边缘学科，是应用社会科学的原理和方法研究药事管理活动的规律和方法的学科。

（二）药事管理学的性质

1. 药事管理学是一门交叉学科 药事管理学是药学与社会科学交叉渗透而形成的边缘学科，涵盖了药学、管理学、社会学、法学、经济学、心理学等学科的理论和知识，是一门交叉学科。

2. 药事管理学是药学的一个分支学科 药事管理学是药学科学的重要组成部分，运用社会科学的原理和方法研究现代药学事业各部门活动及其管理，探讨药学事业科学管理的规律，促进药学事业的发展，因而是药学科学的一个分支学科。

3. 药事管理学具有社会科学的性质 药事管理学是主要探讨与药事有关的人们的行为和社会现象的系统知识，研究对象是药事活动中管理组织、管理对象的活动、行为规范以及他们之间的相互关系。因此，药事管理学具有社会科学的性质。

二、药事管理学科的任务及研究内容

（一）药事管理学科的任务

药事管理学科的任务是促进药学事业的发展，保证人民用药安全、有效、经济、合理，为保护人民群众的身心健康做出贡献。药事管理学科研究的最终目的是通过对医药学领域各种社会、经济现象的探讨，剖析其影响因素，揭示其内在规律和发展趋势，从而为发展医药学事业提供理论依据和对策建议。

（二）药事管理学科的研究内容

药事管理学科是研究药事的活动和管理问题，从而保障药品质量，保障公众用药安全和合法权益，保护和促进公众健康。随着药学科学和药学实践的发展，药事管理学科研究内容也在不断完善。研究方向和内容目前主要有：①从社会、心理、传统、管理及法律方向研究药品的定义及分类。②从质量管理、法律控制、经营管理、市场营销、社会问题、资源合理利用等方向研究药品的研制、生产、流通和使用等过程。③从患者心理、社会经济条件、用药管理等社会、经济、管理方向研究影响药品作用的因素。④从人们的健康权利、生命质量、对医疗的满意程度、人均期望寿命、社会经济发展水平等社会、心理、经济方向研究和评价药品的效用。

三、药事管理学科的发展历程

（一）国外药事管理学科的发展历程

19 世纪的美国，贸易发展迅速，开设了很多药房、药店。药师既要配方发药又要经营生意。学习如何开展药房的经营业务以维持药房的生存，被列入当时的学徒式药学教育活动中，这是药事管理学科的萌芽。1821 年费城药学院成立，开始了药学教育，并将"药房业务管理"列为药学教育基本课程；1910 年，美国药学教育联合会首次在药学教育中提出了"商业药学"课程，1916 年，美国开设了"商业与法律药学"课程，在 1928 年，又将其更名为"药学经济"，1950年再次更名为"药事管理"，最终将其名定为"药事管理学科"，对应的英文名为 the discipline of pharmacy administration。随后几十年中，美国药事管理学科有了较大的发展。各药学院校相继成立了药事管理教研室，开设了多门课程。据 1993 年美国药学院协会统计，在美国药学院校中 35% 开设了经济学、管理学、行为药学、药物流行病学、药学经济与政策、药品市场、药学实践伦理学、药学法律和规范等课程。20 世纪 50 年代以后，药事管理学科在美国高等药学教育中日受重视，药事管理学科这门专业不仅招收学士，而且还招收硕士、博士。目前攻读药事管理的硕士、博士研究生占全美药学研究生的 8% 左右。在高校，该学科的教师人数与药剂学、药物化学、药理学等学科基本相同。

苏联将"药事管理学科"称为"药事组织"。1924 年，苏联在药学教育大会上明确提出"药事组织学"是高、中等药学教育的必修专业课，各药学院校均设置药事组织学教研室。国家设有中央药事科学研究所和地方药事科学研究室（站）。20 世纪 50 年代后在苏联药师进修学校设有药事组织专业，开设多门专业课程，其课程侧重于药事行政组织机构、规章制度及行政管理方面。

一些欧洲国家及日本称药事管理学为社会药学（social pharmacy）。在药学教育中也开设多门课程，如日本设有医院药局学、药事关系法规、药业经济、品质管理等课程。

（二）我国药事管理学科的发展历程

我国药事管理学科创建于 20 世纪 30 年代，当时只有部分教会学校开设了"药物管理学及药学伦理""药房管理"等课程。1954 年高教部仿苏联，在颁布的药学专业教学计划中将"药学组织"列为高等药学院（系）药学专业的必修课程和生产实习内容。1956 年后各高等药学院校普遍开设了"药事组织"课程。1966 年后开始了"文化大革命"，此类课程被迫停开。

1. 国家重视药事管理学科建设　1984 年《药品管理法》颁布，我国药事管理学科建设得到医药卫生、教育行政主管部门重视。卫生部先后在当时的华西医科大学、浙江医科大学以及大连市建立了三个国家级药事管理干部培训中心，在全国建立了七个卫生干部培训中心，对在职医药卫生干部进行现代管理知识和药事管理专业技术培训。

2. 药事管理学课程正式列入我国高等药学教育课程体系　1985 年，华西医科大学药学院、北京医科大学药学院、中国药科大学等先后开设"药事管理学"课程。1987 年，国家教委高等教育专业目录中将"药事管理学"列为药学、制药学、中药学、医药企业管理等专业必修课程。

1988 年，李超进主编的《药事管理学》由人民卫生出版社出版发行。1993 年，吴蓬主编的卫生部规划教材《药事管理学》出版发行。1995 年，山东中医药大学、辽宁中医药大学等 10 所高等中医药大学合作编写出版了我国第一本供高等中药类专业使用的《药事管理学》教材。之后，各种《药事管理学》教材陆续出版发行。除此之外，有些院校还自编特色讲义和教材。教材建设推动了我国药事管理学科的发展。1995 年，国家执业药师、执业中药师资格考试将"药事管理与法规"列为四大考试科目之一，并组织专家编写了《药事管理》《中药药事管理》《药事法规汇编》等应试指导性教材。

1996 年，中国药科大学首次开设药事管理学本科专业。2002 年，北京中医药大学开设"工商管理专业药事管理（方向）"本科专业。1994 年，我国高等医学院校招收药事管理方向硕士研究生。2000 年，沈阳药科大学开始按照药学一级学科招收药事管理方向博士研究生。随后，其他大学也陆续招收了药事管理博士研究生。人才培养促进了我国药事管理学科的发展。

3. 药事管理学科研学术得到发展　1987 年，我国创办《中国药事》杂志。1996 年，中国药学会组建成立药事管理专业委员会（全国二级）学术机构，每年举办全国性药事学术交流。各单位和个人申报、主持了多项国家、省级药事管理学科科研课题。这一系列教学、科研学术活动的开展，促使我国药事管理学科进入健康、快速发展的时期。

（三）药事管理学科的发展趋势

20 世纪，药事管理学科的发展，对药学学科和药学实践做出了重大贡献并开辟了药学新领域。特别是一个国家、一个地区药品管理的有效经验，通过药事管理学科的传播，能迅速地推广到其他国家。药事管理理论与药学实践相结合，提高了药学领域各分支系统自身的水平，活跃了学术气氛，促进了整个药学事业的发展进步。

药事管理学科在发展过程中，同时受到各国政治、经济等多种因素的影响，这种影响也使药事管理学科不断地发展变化。总的发展趋势是从早期的商业药学（药品经营管理）向药品研发、生产企业和药品使用单位的管理发展，继而发展到运用法律、行政手段进行药品研制、生产、经营、使用全过程的监督管理，由此向以保证药品安全有效、合理用药为目的的全面质量管理发展。当前，药事管理学科向以人为核心，运用社会学、心理学知识，面向患者和用药者的社会与技术服务发展。

随着科学技术的发展，药事管理学科的发展必将与信息技术、互联网、精准医学等密不可分，在研究方法、学科内容、目标对象、手段、服务方式等方面都将有变革式的发展。

【课后案例】

结束中药配方颗粒试点工作，制定中药配方颗粒国家标准助力中医药发展

2021 年 2 月，国家药品监督管理局、国家中医药管理局、国家卫生健康委员会、国家医疗保障局共同发布了《关于结束中药配方颗粒试点工作的公告》，结束中药配方颗粒试点工作，以规范中药配方颗粒的生产，引导产业健康发展，更好地满足中医临床需求。

中药配方颗粒是由单味中药饮片经水提、分离、浓缩、干燥、制粒而成的颗粒，在中医药理论指导下，按照中医临床处方调配后，供患者冲服使用。中药配方颗粒的质量监管纳入中药饮片管理范畴，中药配方颗粒不实施批准文号管理，实施标准管理、备案管理，产品需向省级药品监督管理部门备案后方可上市。

国家药典委结合试点工作经验继续组织审定中药配方颗粒的国家药品标准，制定《中药配方颗粒质量控制及标准制定技术要求》，各省级药品监督管理部门制定省级中药配方颗粒标准。在技术要求中，引入了"标准汤剂"的概念，这使中药配方颗粒工艺制定的合理性和质量控制有了衡量的依据，而且规定了特征图谱质量控制技术的应用，强化了中药配方颗粒的整体质量控制水平。

【思考】

1. 中药配方颗粒国家药品标准和各省级药品监督管理部门制定省级中药配方颗粒标准的地位和适用是什么？

2. 如何认识中药配方颗粒和传统中药饮片的关系？

【思考题】

1. 从药品定义和药品分类角度认识理解药品安全监管的内容。

2. 药事管理学在药学教育中的地位和价值。

3. 中药饮片必须按照国家药品标准炮制，没有国家标准的需按省、自治区、直辖市人民政府药品监督管理部门制定的炮制规范炮制。是否存在不同地区炮制规范不一致的情况？如果有，如何处理？

4. 《中国药典》编撰体例由凡例、通用技术要求和品种正文构成的原因。

5. 分析药事管理的发展趋势、管理手段的变化。

6. 对我国化学药品、生物制品标准达到或接近国际标准，中药标准主导国际标准制定的理解。

药事管理的相关学科基础知识

【学习目标】

1. 掌握：管理学、经济学、流行病学、循证医学等分析方法在药事管理中的应用。
2. 熟悉：管理学、经济学、流行病学、循证医学等药事管理相关学科的常用研究方法。
3. 了解：药事管理相关的管理学、经济学、流行病学、循证医学的内涵与特点。

【引导案例】

《中国药典》与含马兜铃酸的中药

龙胆泻肝丸是《中国药典》收载的一个用于清肝火、利湿热的传统中药制剂，被称为"祛火良药"而广泛使用。但在 2003 年 2 月，新华社记者朱玉发布了《龙胆泻肝丸是清火良药还是"致病"根源？》等系列报道，将中药龙胆泻肝丸推上了风口浪尖。报道中披露，人们用了很多年的龙胆泻肝丸即使正常服用也会造成肾损害。老祖宗们用了千百年的验方为什么会出现如此大问题？后经调查研究发现，传统中药龙胆泻肝丸原方中的中药白木通由于产量日渐减少，在 20 世纪 70 年代被关木通取代进入了《中国药典》。关木通为马兜铃科植物，含马兜铃酸，具有肾毒性，而白木通、木通为木通科植物，不含马兜铃酸。

2003 年 4 月 1 日，国家药监局印发《关于取消关木通药用标准的通知》，决定取消关木通的药用标准，原来含关木通制剂的用木通科木通替换关木通。后来的 2005 年版《中国药典》取消收载含马兜铃酸的关木通、广防己、青木香三个中药饮片品种，其余含有马兜铃酸的中药则被列为处方药管理，借此来减少或规范含马兜铃酸的药品的使用。在最新出版的 2020 年版《中国药典》（一部）中，穿山甲、马兜铃、天仙藤、黄连羊肝丸四个品种未被继续收载。其中马兜铃、天仙藤均为马兜铃同属植物的不同药用部位，未收载的原因亦是其中含有的马兜铃酸具有肾毒性。至此，2020 年版的《中国药典》中不再收载任何含马兜铃酸的中药。

【思考】

1. 《中国药典》在药事管理中有着什么样的作用？
2. 如何理解药事管理过程中的科学管理思想？

第一节　管理学与药事管理

一、管理学概述

管理活动自古就有，它起源于人类的共同劳动。当人们组成一个群体去实现共同目标，就必须有管理，目的是协调集体中每个成员的活动。管理的范围很广，是我们这个现实世界普遍存在的现象。管理是人们在共同劳动中需要进行协作而产生的，而且协作劳动的规模越大，复杂程度越高，持续的时间越长，就越表现出管理的重要性。

（一）管理学的概念与管理职能

1. 管理学的概念　管理学是研究管理规律、探讨管理方法、建构管理模式、取得最大管理效益的学科。自从 20 世纪初，管理学作为一门新兴学科形成发展以来，管理学者们对管理的概念做了大量的研究，并从不同的角度和侧重点，提出了大量的关于管理的表述。

"科学管理之父"泰罗提出："管理就是确切地知道你要别人干什么，并使他用最好的方法去干。"他认为：管理，就是指挥他人能用其最好的工作方法去工作。

现代经营管理理论的创始人、法国管理学家亨利·法约尔提出："管理是由计划、组织、指挥、协调及控制等职能为要素组成的活动过程。"该定义明确了管理的过程和职能。他的观点经历了 90 多年的研究与实践，虽然在此期间，对管理职能的提法各有不同，但基本上没有本质的变化，并已成为现代管理理论的基础。

美国管理学家彼得·德鲁克提出："管理是一种以绩效为基础的专业职能。"他认为：管理是专业性的工作，与其他技术工作一样，有自己特有的技能和方法；管理人员是一个专业管理阶层；管理的本质和基础是负有执行组织任务的责任。德鲁克的观点注重强调管理的自然属性，淡化管理的社会属性。

诺贝尔经济学奖获得者赫伯特·西蒙提出："管理就是决策。"他认为：管理者所做的一切工作归根到底是在面对现实与未来以及面对环境与员工时，不断地做出各种决策，使组织可以不断地运行下去，直到获得满意的结果，实现令人满意的目标要求。

综合来讲，比较完整的管理概念：管理是指一定组织中的管理者通过有效地利用人力、物力、财力、信息等各种资源，通过决策、计划、组织、领导、激励和控制等职能，协调他人的活动，共同实现既定目标的活动过程。

管理的概念包括以下含义：

（1）管理的目的是有效实现目标。所有的管理行为，都是为实现目标服务的。管理是一种有意识、有目的的活动过程。管理只有在目标明确的基础上，才能组织并实施。

（2）管理的过程是由一系列相互关联、连续进行的活动所构成的，实现目标的手段是管理的各项职能。任何管理者，要实现管理目标就必须实施计划、组织、领导、控制等管理行为与过程。这些，是一切管理者在管理实践中都要履行的管理职能。

（3）管理的本质是协调。要实现目标，就必须使资源与职能活动协调，而执行管理职能的直接目标与结果就是使资源与活动协调。因此，所有的管理行为在本质上都是协调问题。

（4）管理的对象是以人为中心的组织资源与职能活动。一方面，指出管理的对象是各种组织资源与各种实现组织功能目标的职能活动；另一方面，强调了人是管理的核心要素，所有的资源与活动都是以人为中心的。

（5）管理是在一定的环境条件下进行的，环境既为组织提供了机会，也对组织形成威胁。正视环境的存在，一方面，要求组织设计和维持一种良好的环境，这种环境相对稳定又同时具有适应性；另一方面，管理的方法和技巧必须因环境条件的不同而随机应变，没有一种在任何情况下都能奏效和通用的管理办法。

（6）管理的作用在于它的有效性。管理者的最终责任是取得高的绩效，即以有效益和高效率的方式使用资源来实现组织的目标。效率与效益是相互联系的，效益是解决做什么的问题，它要求我们确定正确的目标；效率是解决怎么做的问题，它要求选择合适的行动方法和途径，以求比较经济地达到既定的目标。

2. 管理的职能　一般来讲，计划、组织、领导、控制是各学派公认的管理的职能的表述。

管理的各项职能是相互联系的。为了实现组织目标，首先管理者要根据组织内外部环境条件，确立组织目标并制订出相应的行动方案；一旦目标明确，就要组织力量去完成，为了落实计划，管理者要进行组织工作；由于目标的完成有赖于组织成员的共同努力，为了充分调动组织成员的积极性，在目标确定，计划落实下去以后，管理者还要加强领导工作；在设立目标、形成计划、建立组织、培训和激励员工以后，各种偏差仍可能出现，为了纠正偏差，确保各项工作的顺利进行，管理者还必须对整个活动过程进行控制，开展控制工作。如此不断循环，把管理工作推进。

（二）管理学研究方法

1. 比较研究法　通过对不同管理理论或管理方法异同点的研究，总结其优劣以借鉴或归纳出具有普遍指导意义的管理规律的方法。

2. 定量研究法　运用自然科学知识，把握管理活动与管理现象内在的数量关系，寻求其数量规律的方法。

3. 历史研究法　对前人的管理实践、管理思想和管理理论予以总结概括，从中找出带有规律性的东西，实现古为今用的方法。

4. 案例研究法　通过对现实中发生的典型管理事例进行整理并展开系统分析，从中把握不同情况下处理问题的不同手段，以掌握管理原则，提高管理技能的方法。

5. 理论联系实际法　把现成的管理理论与方法运用到实践中去，通过实践来检验这些理论与方法的正确性与可行性，并在实践中不断概括总结新的理论与方法。

二、管理学在药事管理中的运用

（一）科学管理思想与药事管理

泰罗的科学管理的一个重要贡献是提出了标准化管理的思想，这种思想在后来的管理实践中不断得到发展，不仅运用在生产的管理，还运用在各个方面的管理。在药事管理中标准化管理的思想体现在诸多方面，甚至可以说无处不在。以下仅举几个例子予以说明。

1. 药品标准　药品应当符合国家药品标准和经国家药品监督管理局核准的药品质量标准。药品标准的作用主要体现在以下两个方面：一是对于同一品种药品的质量指标和加工工艺进行统一规定，以保证不同企业和同一企业不同批次生产的同一品种药品，其有效性质量指标和安全性质量指标达到相同要求；二是，对于有关检验方法进行统一规定，以保证所有的企业内部质量检验和外部监管符合同一规定的要求。

2. 执业药师职业资格考试   我国的执业药师职业资格考试制度实际上是对于药学技术人员的一种标准化考试和管理制度。所有的人员需通过药学（或中药学）专业知识（一）、药学（或中药学）专业知识（二）、药事管理与法规、综合知识与技能等四门课程的考试，考试合格后才能进行注册和执业。这样就建立了一套药学技术人员的知识体系的专业化标准。

药品各种标准化管理的关键是各类标准中包含了技术、管理、知识的进步和经验的总结，标准本身就是技术与管理的结合，是随着有关技术和管理的进步而不断改进和演化的。

（二）系统管理思想与药事管理

国家对于药品行业的监管方式及监管模式体现在《药品管理法》的有关内容中，其中一个重要的监管思想是系统管理的思想。《药品管理法》把药品行业从研发、生产、流通到使用看作一个完整的系统。

国家对药品监管实行了行政许可，药品生产企业取得了《药品生产许可证》才能从事药品生产活动，药品经营企业取得了《药品经营许可证》才能从事药品经营活动。此外，药品注册申请人还需要提出药品上市许可申请，取得药品注册证书。对于这个大系统的监管包括了人员、企业、药品以及信息等方面的监管，对于人员的监管《药品管理法》在第三、第四、第五、第六章给出了相应的规定，对于药品信息的监管包括标签、说明书以及药品广告，《药品管理法》分别在第二、第四、第八章做出了规定。

（三）权变管理思想与药事管理

权变管理思想在药事管理中最典型的应用是对于中药的监管。体现在两个方面：第一是关于城乡集市贸易市场可以出售中药材的规定，第二是《中药品种保护条例》的相关规定。

中药的监管存在一些特殊情况，一是存在药食同源的药品，二是大量中药材分散种植或采收，三是标准化体系不完善。这些特殊情况给许多环节的标准化管理和系统化监管带来了一定的困难，但是又不存在比较符合要求的其他监管方式，所以规定城乡集市贸易市场可以出售中药材是一种权变管理的方式，对于中药品种可选择中药品种保护或者专利保护也是一种权变的管理方式。

根据我们前面对于权变管理思想的论述，权变理论在方法论上存在缺陷，主要问题是仅限于考察各种具体的条件和情况，而没有用科学研究的一般方法来进行概括，是一种特殊的管理方式。所以对于中药的管理和监管方式是需要不断论证和加以改进的。

第二节   经济学与药事管理

一、经济学概述

（一）经济学的概念

经济学是研究人类社会在各个发展阶段上的各种经济活动和各种相应的经济关系，以及其运行、发展规律的科学。

经济学之所以重要的原因在于资源具有稀缺性。正是由于各种资源不是无限的，不能挥霍浪费，才产生了如何进行选择和有效配置、利用资源这个难题。合理配置资源，就是要求在社会经济活动中，以最少的资源消耗取得最大的经济效果。因此，资源的稀缺性及由此决定的人们要以最少消耗取得最大经济效果的愿望，是经济学作为一门独立的科学产生和发展的原因。

大多数自然资源和社会资源几乎都是稀缺的，人类的产品都要靠消耗自然资源和社会资源来生产，所以人类的产品也是稀缺的。经济学要研究如何生产、分配和利用这些资源和产品，以节省资源、达到最佳效用。

（二）经济学常用研究方法

经济学的研究方法是指经济学研究所采用的方式和手段，现代西方经济学家根据经济学研究的特点和运用研究方法性质的不同，把经济学分为实证经济学和规范经济学。实证经济学是对社会各种经济活动或经济现象进行解释、分析、证实或预测，实证经济学通常采用实证分析法。规范经济学是以一定价值判断为出发点，提出行为标准，探讨和研究如何符合该标准的理论和政策，规范经济学通常采用规范分析法。

1. 实证分析法　经济学中的实证分析法是一种根据事实加以验证的陈述，而这种实证性的陈述则可以简化为某种能根据经验数据加以证明的形式。在经济学中采用实证分析就是描述和考察经济现象"是什么"，研究经济事物本身和相互之间联系的客观规律，并以此分析和预测人们经济行为的结果，说明客观经济事物过去、现在和未来的状态。实证经济分析的目的在于了解经济情况是怎样的以及其是怎样运行的，没有价值判断和伦理标准。其具体的运用方法包括以下几种：

（1）边际分析法　边际分析也称边际增量分析，利用边际理论对经济行为和经济变量进行数量分析，即对自变量每加一单位的量值会如何影响和决定因变量的量值所进行的分析。所谓边际，就是额外或最后增加的单位，微观经济学中对边际产品、边际收益、边际成本和边际生产力的分析都属于边际分析。

（2）均衡分析法　均衡本来是物理学概念。引入经济学后均衡是指经济体系中各种相互对立或相互关联的力量在变动中处于相对平衡而不再变动的状态。对经济均衡的形成与变动条件的分析，叫作均衡分析法。分为局部均衡分析和一般均衡分析。

局部均衡分析法，是在不考虑经济体系某一局部以外的因素的影响的条件下，分析这一局部本身所包含的各种因素相互作用中，均衡的形成与变动的方法。

一般均衡分析法，是相对于局部均衡分析法而言的。它是分析整个经济体系的各个市场、各种商品的供求同时达到均衡的条件与变化的方法。

（3）静态分析法、比较静态分析法、动态分析法　静态分析法是完全抽象掉时间因素和经济变动过程，在假定各种条件处于静止状态的情况下，分析经济现象的均衡状态的形成及其条件的方法。

比较静态分析法是对个别经济现象的一次变动的前后，以及两个或两个以上的均衡位置进行比较而撇开转变期间和变动过程本身的分析方法。

动态分析法是考虑到时间因素，把经济现象的变化当作一个连续过程，对从原有的均衡过渡到新的均衡的实际变化过程进行分析的方法。

（4）经济模型分析　经济模型是经济理论的数学或图像表现。经济模型分析是指研究经济现象时，运用科学的抽象的方法，舍去影响较小的经济变量，从而将复杂多样的经济现象简化为几个主要的经济变量，并用描述这些经济变量函数关系的一个或一组数学方程式表示它们之间的依存关系的分析方法。

2. 规范分析法 规范分析是指以一定的价值判断为基础，提出某些分析处理经济问题的标准，树立经济理论的前提，作为制定经济政策的依据，并研究如何才能符合这些标准，是对经济行为或政策手段的后果加以优劣好坏评判的研究方法。它要回答的是"应该是什么"的问题。规范分析与实证分析不同，它不研究事物是怎样运行的，而是以一定的价值判断为基础，提出某些标准作为分析和处理问题的准则，研究事物应该按此准则如何运行。它所要表述的是"应该"或"不应该"的问题，涉及伦理标准和价值判断。

二、经济学在药事管理中的运用

（一）经济学与药品市场

药品市场是一个非常特殊的市场，其原因在于药品作为一种商品，与其他商品相比较具有非常不同的经济性质。

1. 信息不对称性 药品作为一种商品的重要特点在于生产者和使用者之间存在信息不对称性质，也就是说对于药品质量和性能生产者知道而使用者不知道。这种信息不对称性的不良后果会因医生、药师的介入以及药品监管部门对药品行业的严格监管而得以有效控制。药品市场的信息不对称性是国家机构介入药品监管的最根本的原因。

信息不对称的存在会削弱市场配置资源的能力和效果，出现市场失灵的情况，其不良后果就是出现假劣药品，严重的后果是假劣药品驱逐优良药品。所以需要政府加以严格的监管，以最大限度减轻或消除信息不对称的影响。需要明确的是，药品监管部门对于药品的监管，其目的在于消除信息不对称的不良影响，使市场更好地发挥其配置医药资源的作用，而不是代替市场。

这种监管体现在国家药品监督管理部门对于药品研发、生产、流通和使用进行封闭式监管。研发的监管，包括对于进行临床前研究、临床试验过程和结果信息真实性进行严格的审评，对于通过审评的药品信息进行注册，并发给药品注册证书，未通过审评的药品不准上市和销售。对于使用的监管，包括对医院药房和社会药房药师和药学技术人员的资格认定等，以保证药品保管、调配的正确性，也包括配备临床药师以保证药品使用的合理性。

2. 流通环节的重要性 药品的另一个重要特点是品种繁多，生产比较分散，单个药品企业所生产品种只占所有药品品种很少的比例。而药品使用也是比较分散的，各个医院和药品零售机构遍布各个基层社区和农村。这种特点使药品流通环节具有重要的经济价值。

药品流通企业采购生产企业的药品，然后通过相对固定的分销渠道，把成套的药品配送到各个医院和零售网点，实现了药品生产者和使用者之间的连接，从而降低了流通成本，为生产企业减轻了销售负担。

药品流通环节的重要性和存在，使得药品企业分化为两类，一类是药品生产企业，另一类是药品经营企业。药品市场分化为两个市场，一个是药品的批发市场，即药品企业之间的市场，另一个是药品的零售市场，或者称为终端市场，是药品企业（或医院）与消费者之间的市场。

3. 规模经济性 药品具有规模经济性，所谓的规模经济性是指药品的平均生产成本会随着生产数量的不断提高而逐步降低。药品的固定成本相对大大高于变动成本，所以随着产量的不断提高，单位产品摊销的固定成本逐步降低，同等价格之下的利润提高。

与一般商品相比较，大多数药品的生产能力往往大大高于市场需求的数量，也就是说提高生产能力是比较容易实现的，而困难在于销售和市场需求的扩大和提高。所以越是销量大的药品，其销售利润率会随着销售量的提高而不断增加。

因为药品具有这种性质，所以同类药品企业的兼并一般是具有经济效益的，而世界上全球化的医药公司比一般的区域性的公司具有更大的竞争能力。我国医药企业与世界先进医药企业相比较处于劣势的重要原因是企业规模相对较小，产量相对较少而不具备规模经济的优势。

4. 药品专利制度 药品研发是一种知识创新活动，具有投入大、周期长、风险高的特点。为了鼓励药品研发活动，各国政府设立药品专利制度来保护药品研发者的利益。新药研发者可能因拥有某种药品专利权，在专利期限内获得了该药品的垄断地位，从而获得垄断利润。

拥有较多专利药品的企业由于具有一定程度的垄断地位，所以会获得较高的利润，相对来讲比一般企业具有更大的竞争力。同时，为了在专利期内获得更多利润，这些企业倾向于获得更大的市场份额和更愿意兼并同类型企业。

（二）药品价格的影响因素

药品价格的影响因素除了前期研发过程投入作为一种沉淀成本外，主要包括制造成本、治疗先进性的比较、市场开发费用、医疗保险和支付方的因素以及药品市场竞争等。

1. 制造成本 药品价格与生产药品的制造成本有关，在大型的研究型的药厂，一般生产成本不到药品价格的一半。大部分药品的边际成本是相对比较低的，不能解释药品价格的巨大差异。

2. 治疗先进性的比较 从需方角度来决定药价，最主要的影响因素是与市场上已有的药品治疗效果的比较。对于疗效更好的新药，医生、患者和医疗机构会愿意支付更高的费用。

3. 市场开发费用 药品的市场开发成本，可以认为是从药品早年的生产周期一直到进入市场，也是一种沉淀成本。无论是生产什么药或产量的多少，对药价的影响是不大的，也可认为是固定的成本。

4. 医疗保险和支付方的因素 各医疗机构对医保药品目录中的药品，实行统一招标采购，甚至是国家统一集中采购，其价格会受到各个药品企业竞争性的影响。而药品的自付价格（共付比例）主要由医疗保险方来规定，一般来说，对仿制药采用较低的共付比例，而对一些品牌药，则采用较高的共付比例。

5. 药品市场竞争 同类药品的种类越多，竞争的程度越剧烈，降价的机会也越多。仿制药的市场竞争对价格水平影响很大，它们的价格一般要比原研药品低得多。此外，非专利药的价格还受到经销商数量的影响，经销商越多价格竞争也越激烈。

（三）药物经济学与医院药事管理

1. 药物经济学 药物经济学是一门应用经济学原理和方法来研究和评估药物治疗成本与效果及其关系的应用学科。药物经济学是经济学原理与方法在药品领域内的具体运用，在经济领域的理论与方法的基础上，结合医药领域的特殊性而发展的新兴学科，研究如何以有限的药物资源实现最大的健康效果改善的科学。

药物经济学的研究任务主要是通过成本分析对比不同的药物治疗方案或药物治疗方案与其他治疗方案的优劣，设计合理的临床药学监护方案，保证有限的社会卫生保健资源发挥最大的效用。

2. 药物经济学在医院药事管理中的应用 医药市场经济不断发展，药品种类不断增多，因而药品药效与价格差异逐渐明显起来。同一种疾病可能会面临不同品种药品的选择，或是不同厂家生产的同一品种药品的选择，或是不同价格的不同剂型的同品种药品的选择。医院药事管理对常见病、多发病的治疗药物进行成本－效果分析，可遴选出安全性高、疗效好、价格低廉的药物，纳入医院用药目录，作为常备药物，使药物费用增长幅度得到有效控制，提供更合理、经济、安全及人性化的用药方案。

第三节　药物流行病学与药事管理

一、药物流行病学概述

（一）药物流行病学的概念

药物流行病学是在与药源性损害做斗争过程中发展起来的一门应用学科，在药物安全性评价、新药风险效应评估、促进临床安全用药和医药监督管理决策等方面发挥着越来越重要的作用。

1. 药物流行病学的定义　药物流行病学（pharmacoepidemiology）一词 1984 年首先出现在《英国医学杂志》，是临床药理学（clinical pharmacology）与流行病学（epidemiology）两个学科相互渗透、延伸而发展起来的一门比较新的医学研究领域的应用学科，也是流行病学的新分支和交叉性学科，是评估风险管理策略，优化药品、疫苗、医疗器械的效益风险比，达到提高医疗保健质量目标的一门应用科学。

2. 药物流行病学的目的　药物流行病学的目的是通过研究药物在人群中产生的效应，为临床医疗与药事管理提供合理用药的依据，最终达到促进广大人群合理用药和提高人群生命质量的目标。是否开展药物流行病学研究，不同的组织和个人其目的是不同的，可以从监管、营销、法律和临床四个角度来进一步细化。

（二）药物流行病学研究方法

药物流行病学既可以用常用的原始研究方法，如描述性研究、分析性研究和实验性研究；也

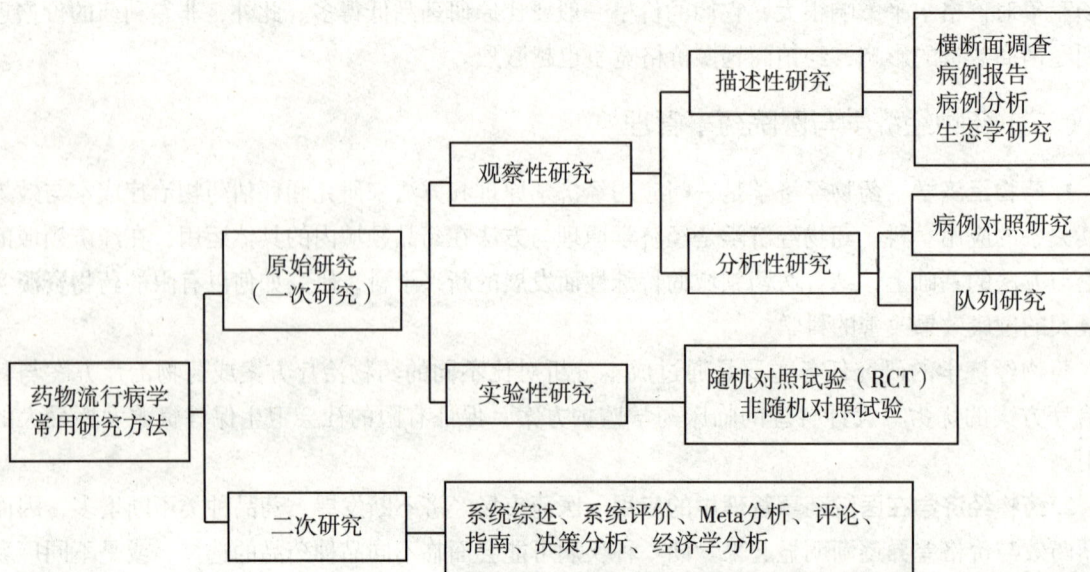

图 2-1　药物流行病学中常用的研究方法

可以用基于已有研究数据的二次研究，如系统综述与 Meta 分析（图 2-1）。尤其是在上市后监测和重大药害事件的研究中，可以灵活运用多种流行病学研究方法来判定可疑药品与药品不良反应 / 药品不良事件的关系。近年来针对短暂药物暴露引起急性不良事件的分析问题，发展了病例交叉设计，针对疾病严重程度带来的适应证混杂（confounding by indication）和服药可能随时间改变的特点又发展了病例 - 时间 - 对照研究。巢式病例对照研究、病例 - 队列研究等杂交设计方法也越来越多地应用于药物流行病学研究领域。

二、药物流行病学在药事管理中的运用

药物流行病学研究取得的人群用药效应的可靠数据，首先服务于药政决策，决定了对药品研究、开发、生产、流通、使用的管理。从宏观调控的角度，趋利避害，使人群用药安全得到法律保障。《药品管理法》第一条指出，制定本法是"为了加强药品管理，保证药品质量，保障公众用药安全和合法权益，保护和促进公众健康"；第十二条规定"国家建立药物警戒制度，对药品不良反应及其他与用药有关的有害反应进行监测、识别、评估和控制"；第八十三条要求"药品上市许可持有人应当对已上市药品的安全性、有效性和质量可控性定期开展上市后评价。必要时，国务院药品监督管理部门可以责令药品上市许可持有人开展上市后评价或者直接组织开展上市后评价。经评价，对疗效不确切、不良反应大或者因其他原因危害人体健康的药品，应当注销药品注册证书。已被注销药品注册证书的药品，不得生产或者进口、销售和使用"。以上法律规定，为开展药物流行病学工作奠定了基础。

（一）新药上市前研究

新药上市前的临床试验主要由临床专家执行，而临床试验属于流行病学实验研究的内容之一，因此临床专家具备丰富的流行病学知识和技能，有助于更好地设计人群研究和数据分析，以及控制混杂和偏倚，从而提高研究质量。

1. 新药上市前研究包括新药临床前研究和新药临床研究　新药临床前研究要经历药学研究、药理学研究及毒理学研究三个阶段。根据新药的类别，各阶段的研究侧重点有所不同。

新药临床研究，是新药在上市前，在人体（健康志愿者或患者）进行系统的药物研究，从中可以了解一种新的药物在人体上应用有无疗效，有无毒副作用，毒副作用如何等情况。无论在我国，还是在其他国家，新药上市前都必须进行临床试验。

新药在动物试验之后和获得药品注册证书之前，必须进行临床试验研究。新药临床试验研究（包括生物等效性试验）必须经过国家药品监督管理局批准，严格执行《药物临床试验质量管理规范》，这是确保我国药品安全、有效、质量可控性的必要条件。

2. 药物流行病学在新药临床前研究中的意义　在我国加入世界贸易组织（World Trade Organization，WTO）之后，新药的临床试验要与国际接轨，必须按照新药临床试验的原理与操作规范，特别是统计学处理的标准操作规程来进行。药物流行病学对新药上市前研究具有重要意义，主要表现在以下两个方面：

（1）补充药品上市前研究中未获得的信息

①大量人群用药调查，确定药物在治疗和预防过程中的不良反应发生率，或是有效效应的频率。

②了解药物对特殊的人群，如老人、孕妇和儿童的作用。

③研究并发疾病和合并用药的影响。

④比较并评价新药是否更优于同类常用药物。

（2）获得上市前研究不可能得到的新信息

①发现罕见的或迟发的不良反应或是有益作用，并用流行病学的方法和推理加以验证。

②了解人群中药物利用的情况。

③了解过量用药的预后结果。

④对药物在预防和治疗工作中的成本和效益进行评价。

（二）药物利用研究

药物利用研究（studies of drug utilization，SDU）始于 20 世纪 60 年代初，最初仅局限于对药物上市后消费量的研究，随着上市新药的不断涌现和药品消费结构的变化，尤其是近十年来，世界上几乎所有国家药品消费都呈迅速增长趋势，引起了社会的普遍关注，使药品消费量、药品消费结构、影响药品消费的各种因素、处方习惯、家庭储药等方面的研究有了较大进展。

世界卫生组织（World Health Organization，WHO）专家委员会提出药物利用研究的定义：药物利用研究是对全社会的药物销售、供给、处方及其使用的研究，其研究重点是药物利用所引起的医药的、社会的、经济的后果以及各种药物和非药物的因素对药物利用的影响。此外，美国的一些学者也提出过较为狭义的注释：药物利用研究就是对药物处方、调剂及其摄入的研究。无论其广义或狭义的定义都表明，药物利用研究范围甚广，涉及药事管理学、药剂学和药理学等多学科领域。

药物流行病学对药物利用研究的作用，主要有以下几个方面：

1. 提示药物消费的基本状况，了解药物临床应用的实际消费水平，对促进形成适合我国国情的药品消费结构有重要价值。

2. 提示药物应用的模式，通过对给药方式、药物剂量、使用频率、使用成本、治疗进展的研究，确定药物治疗的安全性、有效性和经济性。

3. 提示药物消费结构与疾病谱的关系，预测药品的需求量和需求结构，为制订药品的生产、引进、销售计划提供依据。

4. 反映国家人口素质和健康状况，从侧面反映国家的社会、经济和文化等方面的情况。

5. 可以对某些药物的滥用进行监测，成为药物滥用监测的重要手段之一，如通过调查研究反映麻醉药、精神药品等的使用现状。

（三）药物警戒

药物警戒（pharmacovigilance）于 1974 年由法国学者提出，是药事管理活动的重要内容之一。药品上市许可持有人和获准开展药物临床试验的药品注册申请人应当根据药品安全性特征开展药物警戒活动，最大限度地降低药品安全风险，保护和促进公众健康。持有人和申办者应当建立药物警戒体系，通过体系的有效运行和维护，监测、识别、评估和控制药品不良反应及其他与用药有关的有害反应。此外，持有人和申办者还应当与医疗机构、药品生产经营企业、临床试验机构等协同开展药物警戒工作。鼓励持有人与科研院所、行业协会等相关方合作，推动药物警戒活动深入开展。

WHO 于 2002 年将药物警戒定义为：发现、评估、理解和预防药品不良反应或其他与药物相关问题的科学活动。药物警戒活动是指对药品不良反应及其他与用药有关的有害反应的监测、识别、评估和控制的所有活动。可见，药物警戒涉及药物的不良反应，还涉及与药物安全性相关的其他问题，如假劣药品、用药错误、无科学依据的超适应证范围用药、药物滥用、药物和食品的不良相互作用等。药物流行病学以大范围人群药品应用为研究对象，其所研究的药品效应实际上包括药品的有利作用和不良作用两个方面。药物警戒研究中涉及的对药物不良反应的研究是药物流行病学研究的重要内容。

第四节　循证医学与药事管理

一、循证医学概述

（一）循证医学的概念

循证医学（evidence based medicine，EBM）的核心思想是通过慎重、准确和明智地获取与评价最佳研究证据，结合个人专业技能和专家的多年临床经验，充分考虑患者的权利、价值和愿望，选择最佳治疗方案，最大限度地避免临床用药的随意性、盲目性，很好地克服了传统医学的局限性。

循证医学在药学领域延伸便产生了循证药学，其核心内容是为临床如何正确用药寻找证据（搜集和利用文献），分析证据（判断研究报告中可能存在的偏倚），运用证据（使用科学的评价方法，以做出科学合理的用药决策）。

药事管理是医院医疗质量工作的重要组成部分，而循证药学是贯穿药学研究和实践的决策方法之一，在药事管理诸多方面发挥着重要指导作用。

（二）循证医学的研究方法

循证医学的研究方法包括原始研究、二次研究和转化研究三方面，分别涉及随机对照研究（randomized controlled trial，RCT）、系统评价（systematic review，SR）、临床指南（clinical guideline）等。下面重点介绍 RCT 和系统评价及其中的 Meta 分析（meta analysis）方法。

1. RCT　随机对照研究按随机对照的原则把研究对象分到试验组和对照组，然后分别接受相应的处理（治疗），在一致的条件及环境里同步地进行研究和观察处理效应，按客观标准对结果进行评价，最后依据专业知识对试验结果进行统计分析和评价并得出结论。RCT 的最大特点在于通过随机分组的方法，使已知的和未知的可能影响结论可靠性的因素在各组间均衡分布，可排除研究对象分组时选择性偏倚的干扰。随机对照研究的另一大特点是试验的同步性和一致性。试验组和对照组是在同一时期内比较，不是历史性对照，而且试验研究的条件和环境都保持一致，这样可增强研究结果的可比性，并可以排除可能存在的混杂因素的干扰。

随机对照研究之所以日益受到重视，在于它能够排除病例选择和分配中的偏性，能够平衡试验组和对照组已知的或未知的预后因素或其他影响因素，也能够保证统计检验的有效性。由于这些优点，使临床随机对照研究能有效地确定试验组和对照组间的获益，增加了结果交流的可信度。循证医学的随机对照研究不同于基础医学的随机对照研究，影响临床随机研究过程的因素特别多，其中一个主要原因是研究主体和研究客体是处在一个平等的位置上，研究客体随时可提出退出研究项目的要求并付诸行动，研究主体不可能也没有权利来阻止这一行动。另外，研究客体可能自作主张地增加或减少某些干预措施，这导致了资料分析的偏倚，从统计学角度看，这称为研究对象的依从性问题。同时，研究客体是人，因此，在研究方案中绝不能出现无效甚至有害的研究步骤。

医学界肯定的临床随机对照研究是大规模的多中心临床试验，是指由多个医疗中心参加的大样本（一般为千例以上）的临床试验。大规模的多中心临床试验包括了新药临床试验和为评估某种治疗措施对患者生存率及重要临床事件的影响而进行的大样本随机临床试验。

2. 系统评价与 Meta 分析　系统评价是一种全新的文献综合方法，针对某一具体医学及相关问题（如临床、卫生决策、基础医学、医学教育等），系统、全面地收集现有已发表或未发表的临床研究，采用临床流行病学的原则和方法，筛选出符合质量标准的文献，进行定性或定量分析，获得科学可靠的综合结论。同时，随着新研究结果的出现进行及时更新，以便随时提供最新的知识和信息，为临床医疗实践和宏观医疗卫生决策提供重要的决策依据。

系统评价分类，如按照研究领域划分，可以应用于基础研究、临床研究、医学教育、方法学研究和政策研究等领域；按照不同的研究问题，可应用于病因、诊断、治疗、预后和卫生经济学评价等方面；按照研究纳入的原始文献的类型不同，可分为基于临床试验或者基于观察性研究的系统评价；若考虑到纳入的原始研究的研究方向，还可以划分为前瞻性、回顾性以及累积性系统评价；按照资料分析时是否采用了定量合成的统计方法（如 Meta 分析），还可以划分为定性系统评价和定量系统评价。

Meta 分析是系统评价中将多个相似研究结果进行定量综合分析的一种方法。在临床决策过程中，由于时间的局限性而无法开展新的大规模的临床试验时，通常会通过 Meta 分析对其疗效和安全性做出判断。目前，Meta 分析也是被大家认可的高等级证据，是医药研究者的重要研究和分析方法。其分析步骤包括提出问题、检索相关文献、评价并选择文献、描述基本信息、定量综合分析资料、评价偏倚风险、结果报告等。在进行 Meta 分析过程中，如果没有明确、科学的方法去收集、选择和评价临床研究资料，而仅单纯采用统计方法将多个临床研究进行定量综合分析则难以保证结论的真实性和可靠性。

系统评价和 Meta 分析方法在循证医学中是产生高质量证据的重要方法，已被广泛应用。

二、循证医学在药事管理中的运用

目前，循证医学在药事管理方面主要应用于开展药物应用评价与药学实践、指导药物遴选及新药准入、提高临床处方点评质量等。

（一）开展药物应用评价与药学实践

药物应用评价（medication use evaluation，MUE）主要目的是评价药物治疗效果，促进药物治疗的优化，防止发生与药物相关的问题，改善患者的安全性，最大限度地降低药物治疗的费用，从而使药物应用达到高效、安全、经济这一合理用药标准。循证医学强调要使用当前最佳的临床证据，应用循证医学有助于揭示药物治疗效益和风险的真实性。实施步骤：①根据临床需求，提出药物治疗问题。②寻找药物治疗证据，包括病例报告、队列研究、病例对照研究、回顾性研究、RCT、系统评价和 Meta 分析等研究提供的证据。③评估证据质量，包括对一项试验的设计、步骤、分析和解释的详细评判。④应用循证结果，进行临床抉择。

应用循证药学的方法开展药物应用评价与药学实践包括识别和归纳形成一个临床迫切需要解决的问题，查找证据，严格分析并评价证据，运用最佳证据评价药物，并将其用于指导药物治疗决策和临床实践。在这些工作中，需要具有扎实的临床专长和病理生理学知识，同时必须考虑患者的情况、价值和偏好等，只有这样，才能做出遵循最佳证据的循证临床实践。

（二）指导药物遴选和新药准入

药物遴选和新药准入是重要的药事工作。循证评价强调系统、全面地检索证据，科学、客观地评价证据以及合理地使用证据，基于循证的科学方法，可为医疗机构引进安全、有效、经济的新药提供相对客观公正的手段。国家药品监督管理局药品评价中心在 2002 年基本药物调整工作中进行了循证评价的试点。此后，采取多种办法深入开展药物品种循证评价研究，并逐步探索出一套相对完善的药品循证技术规范，从而在编写药物目录的同时，实现基本药物与标准治疗指南相结合。目前一些发达国家均以循证医学为指导，制定医疗保险法规、疾病治疗指南，使广大患者享受到疗效优、价格合理的卫生服务。

（三）提高临床处方点评质量

处方点评是医院持续改进医疗质量和药品临床应用管理的重要组成部分，是提高临床药物治疗学水平的重要手段。各级医院应当建立健全系统化、标准化和持续改进的处方点评制度，开展处方点评工作，并在实践工作中不断完善。

基于循证医学的理论和科学方法，采用描述性分析方法，阐述建立处方点评，以不断提高临床处方点评质量。

【课后案例】

医药企业生产经营的持续合规要求

新修订的《药品管理法》自 2019 年 12 月 1 日起实施。国家药品监督管理局发出公告：自 2019 年 12 月 1 日起取消药品 GMP、GSP 认证，不再受理 GMP、GSP 认证申请，不再发放药品 GMP、GSP 证书。各级药品监管部门要坚决贯彻药品安全"四个最严"（最严谨的标准、最严格的监管、最严厉的处罚、最严肃的问责）要求，加强新修订的《药品管理法》的宣传贯彻工作，进一步加大监督检查力度，督促企业生产经营行为持续合规，依法严厉查处各类违法违规行为，切实维护广大人民群众用药安全。

取消 GMP、GSP 认证后，药品监督管理部门为了督促企业生产经营行为持续合规，加大药品监管力度，强化抽检和飞行检查，做到全生命周期安全监管，此举将会彻底改变医药企业原来通过认证后便可"高枕无忧"的状态，以后医药企业面临的将是更为严格的监管，同时，标志着我国药品生产经营监管开始进入新的阶段。

【思考】

1. 医药企业生产经营行为持续合规的含义及重要性。
2. "四个最严"在药品监管中有哪些具体表现？

【思考题】

1. 简述管理的主要职能，并从管理的主要职能角度分析我国的药事管理工作。
2. 试分析科学管理思想在《中国药典》修订工作中的体现。
3. 药事管理的基础、核心、依据是什么，为什么？
4. 管理学理论和知识在药事管理过程中如何运用？

5. 循证医学中的方法如何在药事管理中运用？

6. 简述流行病学在药事管理中的运用。

扫一扫，查阅本章数字资源，含PPT、音视频、图片等

【学习目标】

1. 掌握：药事行政监管体制及药事技术监管体制的构成，国家药事行政监管部门及国家药事技术监管机构的主要职责；药事行政监管及技术监管的主要措施。

2. 熟悉：药事行政监管的分类、执法依据及法律责任。

3. 了解：我国药事监管体制的变革。

【引导案例】

国外药事监管组织体制

1. 美国的药品监督管理体制　目前，美国的药品监督管理体制主要由以下机构组成：①美国食品与药物管理局（U.S. Food and Drug Administration，FDA），是由联邦法律授权、专门从事食品和药品管理的国家执法机关，隶属于美国卫生与公众服务部（U.S. Department of Health and Human Services，HHS）。FDA总部设在华盛顿特区，机构庞大，由六个中心和两大办公室组成。FDA在美国中部、东北部、东南部、西南部及太平洋地区设有5个地区办公室及13个药品检验所。地区办公室之下设置辖区办公室，辖区办公室下设监督检查站。通过"总部—地区所—辖区所—监督站"的垂直领导模式，上下层级分明，分工明确。②各州政府卫生局的药政机构，根据各州的具体情况而设置，主要负责药师资格的认可、社会药房和医院药房的监督管理、麻醉药品和精神药品的监督管理等。③美国药典委员会（The United States Pharmacopieial Convention，USPC），是独立的非政府机构，负责制定药品的标准。④美国药学会（American Pharmaceutical Association，APA），是美国药事职业、行业的社会团体。下设若干协会和委员会，国家或州法律授予其药品监督管理的权利，如制定并监督实施有关管理规范、行为规范，协助FDA编撰美国药典和美国国家处方集，规范药剂师的行为，提供药学服务等。

2. 日本的药事管理体制　日本于1943年颁布实施了《药事法》，授权厚生劳动省主管全国的药品管理工作。中央政府厚生劳动省是权力机构，地方政府为政策的贯彻执行部门。日本的药事管理体制共分三级，即中央级、都道府县级（省级）和市、町、村级（类似我国县级）。

3. 世界卫生组织（World Health Organization，WHO） WHO 是 1948 年 6 月成立的联合国的卫生机构，属国际性组织。总部设在瑞士日内瓦，下设 3 个主要机构，即世界卫生大会、执行委员会和秘书处。根据世界卫生组织章程规定，世界卫生大会是世界卫生组织的工作机构，由会员国代表组成，每年举行一次例会，必要时举行特别会议。世界卫生大会闭会期间，由执行委员会代行其职权。

4. 欧洲药品管理局（European Medicines Agency，EMA） 1993 年，欧盟委员会建立了欧洲药品评价局（European Medicines Evaluation Agency，EMEA），总部设在英国伦敦。EMEA 于 1995 年 1 月 1 日正式开始运作，其职能是负责协调提交到委员会的药品科学评价意见，在欧盟内监督药品使用的安全性和有效性，协调、监督、检查 GMP、GLP、GCP，并在欧盟内部促进科学技术的发展和交流。作为欧盟医药产品的审评机构，其工作重点在于促进药物的创新与开发，使患者更快获得安全、有效的药品。且负责欧盟成员国的公共健康问题，确保药物的安全性、有效性以及高质量。2004 年 4 月 30 日，EMEA 正式更名为 EMA，并沿用至今。

【思考】

国外药事监管组织体制对我国药事监管的启示有哪些？

第一节　药事监管体制

药事监督管理体制是指在一定社会制度下药事监督管理系统的机构设置、职责划分及其相应关系的制度，即采取怎样的组织形式以及如何将这些组织形式结合成为一个合理的有机系统，并以怎样的手段、方法来实现监督管理的任务和目的。具体来说，药事监督管理体制是规定中央、地方、部门在各自方面的管理范围、职责权限、利益及其相互关系的准则。我国药事监督管理体制主要由药事行政监督管理体制和药事技术监督管理体制组成。

一、药事行政监管体制

药事行政监管体制包括各级药事行政监管部门及药事行政监管。药事行政监管部门是依照法律法规的授权和相关规定，承担药品研制、生产、流通和使用环节行政监督管理职责的组织机构。药事行政监管是药事行政监管部门依照相关法律法规对药事活动进行行政监督管理的过程。

（一）药事行政监管部门

药事行政监督管理部门由药品监督管理部门及承担药品管理工作的相关部门组成。

1. 药品监督管理部门

（1）国家药品监督管理局（National Medical Products Administration，NMPA） 现在的国家药品监督管理局于 2018 年组建，由国家市场监督管理总局管理，主要职责是负责药品、化妆品、医疗器械的注册并实施监督管理。

（2）地方药品监督管理部门 各省（自治区、直辖市）按照中央要求，结合各地实际，组建了各省（自治区、直辖市）药品监督管理局。各省（自治区、直辖市）药品监督管理局负责本行政区域内的药品监督管理工作。设区的市级、县级人民政府承担药品监督管理职责的部门负责本行政区域内的药品监督管理工作。县级以上地方人民政府有关部门在各自职责范围内负责与药品有关的监督管理工作。药品经营销售等行为的执法，由市县市场监管综合执法队伍统一承担。

2. 药品管理工作相关部门 根据现行法律法规和国务院办公厅印发相关部委的主要职责、内设机构和人员编制规定，药品管理工作涉及多个政府职能部门。除药品监督管理部门以外还涉及以下行政管理部门，包括卫生健康部门、中医药管理部门、发展和改革宏观调控部门、人力资源与社会保障部门、工业和信息化管理部门、商务管理部门、海关、公安部门、国家互联网信息办公室、新闻出版广电部门、监察部门、医疗保障局等。

（二）药事行政监管

根据法律法规的规定，药事行政监督管理部门行使以下行政监督管理职权：

1. 监督检查 各级药品监督管理部门有权按照法律法规的规定，对药品的研制、生产、流通、使用等全过程进行监督检查，接受监督检查的单位不得拒绝和隐瞒，应当主动配合，应当向药品监督管理部门提供真实情况，如研制资料、原始记录、生产记录、购销记录、处方登记等。

药品监督管理部门除了一般性监督检查外，还应当对药品生产企业、药品经营企业进行GMP、GSP 检查，动态监督管理企业贯彻执行 GMP、GSP 的情况。

2. 发布药品质量公告 发布药品质量公告是药品监督管理中的一项重要内容。从保障人民用药安全有效、对药品实行严格规范管理的角度出发，药品质量公告的重点是公告不符合国家药品质量标准的药品。2003 年 2 月，国家食品药品监督管理局发布了《药品质量监督抽验管理规定》，就药品质量公告做了以下规定：药品质量公告由国家和省（自治区、直辖市）药品监督管理部门定期发布。国家药品质量公告每年至少 4 期，每季度至少 1 期。省（自治区、直辖市）药品质量公告每年至少 2 期，每半年至少 1 期。国家药品质量公告公布国家药品质量监督抽验结果。省（自治区、直辖市）药品质量公告公布本省（自治区、直辖市）药品质量监督抽验结果。各省（自治区、直辖市）药品质量公告，应当及时通过国家药品监督管理部门网站向社会公布，并在发布后 5 个工作日内报国家药品监督管理部门备案。公告不当的，必须在原公告范围内予以更正。

3. 采取行政强制措施与实施行政处罚 行政强制措施包括限制公民人身自由，查封场所、设施或者财产，扣押财物，冻结存款、汇款以及其他行政强制措施。行政处罚包括警告，罚款，没收违法所得、没收非法财物，责令停产停业，暂扣或者吊销许可证或执照，行政拘留以及法律、行政法规规定的其他行政处罚。行政强制措施是对紧急情况的控制，目的在于防止可能存在质量问题的药品在社会上扩散，防止能够证明可能存在违法行为的证据转移和灭失，不带有惩罚性，不属于行政处罚。药品监督管理部门对有证据证明可能危害公众健康的药品及有关材料可以采取查封、扣押的行政强制措施，并在 7 日内做出行政处理决定；药品需要检验的，必须自检验报告书发出之日起 15 日内做出行政处理决定。

药品监督管理部门实施查封、扣押的行政强制措施以后，有两种可能的结果，一种是经过进一步的调查，证明先前怀疑的药品和有关材料不存在危险或违法行为，应当及时解除行政强制措施，恢复正常的药品生产、经营秩序和药品使用秩序；另一种是经过进一步的调查，证明确实存在危害人体健康的药品和违法行为，依法做出正式的行政处罚决定或行政处理决定。依法实施行政处罚是药品监督管理部门的法定职责之一。实施处罚时，要遵守《行政处罚法》规定的依法处罚原则，在其法定的职权范围内，以法律法规为依据，依照法定程序，在法定的处罚种类和处罚幅度内合理裁量和实施处罚。并且坚持处罚与教育相结合的原则，教育公众、法人或其他组织自觉遵守药事管理法律法规。公众、法人或其他组织享有陈述权、申辩权，对处罚不服的，有权依法申请行政复议或者提起行政诉讼。药品监督管理部门不得因陈述和申辩加重处罚。

4. 对药品不良反应危害采取必要的控制措施 药品监督管理部门应当组织药品不良反应的监测和上市后的药品再评价工作，对疗效不确切、不良反应大或者其他原因危害人体健康的药品，国家和省级药品监督管理部门可以采取停止生产、销售、使用的紧急控制措施，并应当于 5 日内组织鉴定，自鉴定结论做出之日起 15 日内依法做出行政处理决定。对已确认发生严重不良反应的药品应采取停止生产、销售和使用的紧急控制措施，防止该药品使用范围和损害继续扩大；同时，药品监督管理部门在采取紧急控制措施期间，可以组织有关专家进行鉴定，以便进一步做出行政处理决定。

行政处理决定包括以下两种情况：①经过权衡利弊，以最大可能保证用药者安全为前提，在可控制的条件下继续使用该药品。例如，采取修改说明书、调整用法用量、增加注意事项和给予特别警示等措施后，即可撤销对该药品的紧急控制措施。②经过鉴定后认为继续使用该药品不能保证用药者安全的，或者有其他更安全的同类药品可以替代的，由国家药品监督管理部门依法撤销该药品的注册批准文号或者进口药品注册证书；已经生产或进口的药品，由当地药品监督管理部门监督销毁或处理。

二、药事技术监管体制

药事技术监管体制包括药事技术监管组织机构及药事技术监管。药事技术监管组织机构是依照相关法律法规的授权和相关规定，承担药品研制、生产、流通和使用环节技术监督管理职责的组织机构。药事技术监管是药事技术监管组织机构依照相关法律法规对药事活动进行技术监督管理的过程。

（一）药事技术监管组织机构

药事技术监管组织机构是药事监管组织体制的重要组成部分，为药事行政监管提供技术支撑与保障。

1. 国家药品监督管理体系中与药事技术监管相关的组织机构 包括中国食品药品检定研究院（国家药品监督管理局医疗器械标准管理中心，中国药品检验总所）、国家药典委员会、国家药品监督管理局药品审评中心、国家药品监督管理局食品药品审核查验中心、国家药品监督管理局药品评价中心（国家药品不良反应监测中心）、国家中药品种保护审评委员会、国家药品监督管理局执业药师资格认证中心等。

2. 国家级、地方各级药品检验机构 根据《药品管理法》及其他有关规定，各级药品检验机构是执行国家对药品监督检验的法定性专业机构。国家依法设置的药品检验机构分为四级：①中国食品药品检定研究院；②省（自治区、直辖市）药品检验研究院（所）；③地市级药品检验所；④县市级药品检验所。省（自治区、直辖市）及以下各级药品检验机构受同级药品监督管理部门领导，业务技术接受上一级药品检验机构指导。

（二）药事技术监管

药事技术监督管理包括药品质量监督检验，药品法典的编撰，药品研制、生产、流通和使用环节的技术规范、标准的制定，药品不良反应、医疗器械不良事件检测与评价等相关技术工作。本节重点讨论药品质量监督检验，药事技术监督管理的其他内容见本教材其他章节。

药品质量监督检验是国家药品检验机构按照国家药品标准，对需要进行质量监督的药品进行抽样、检查、验证并发出相关质量结果报告的药品技术监督过程，是药品监督管理的重要组成部分。药品质量监督必须采用检验手段，检验的目的是监督，因此，开展药品质量监督检验的技术必须是可靠的，数据必须是真实的。

1. 药品质量监督检验的性质　药品质量监督检验与药品生产检验、药品验收检验的性质不同。药品质量监督检验具有以下性质：①公正性：药品质量监督检验属于第三方检验，不涉及买卖双方的经济利益，不以营利为目的，因此具有公正性。②权威性：药品质量监督检验是代表国家对研制、生产、经营和使用的药品质量进行检验，具有比生产企业的生产检验或经营企业等的验收检验更高的权威性。③仲裁性：药品质量监督检验是根据国家相关的药事法律、法规的规定进行的检验，检验结果具有法定意义，在法律上具有仲裁性。

2. 药品质量监督检验的类型　药品质量监督检验根据其目的和处理方法不同，可分为抽查检验、注册检验、指定检验、复验等类型。

（1）抽查检验　抽查检验简称药品抽验，是国家依法对生产、经营和使用的药品质量进行有目的的调查和检查的过程，是药品监督管理部门通过技术方法对药品质量合格与否做出判断的一种重要手段。根据《药品质量监督抽验管理规定》（国食药监市〔2006〕379号），抽查检验分为评价性抽验和监督抽验。评价性抽验是药品监督管理部门为掌握、了解辖区内药品质量总体水平与状态而进行的抽查检验工作，它是以科学理论为基础，以数理统计为手段的药品质量评价抽检方式，可以准确客观地评价一类或一种药品的质量状况；监督抽验是药品监督管理部门，为保证人民群众用药安全而对监督检查中发现的质量可疑药品所进行的有针对性的抽检。评价性抽验的抽样工作由药品检验机构承担；监督抽验的抽样工作由药品监督管理部门承担，然后送达所属区划的药品检验机构检验。

药品抽查抽验分为国家和省（自治区、直辖市）两级。国家药品抽验以评价性抽验为主，省级药品抽验以监督抽验为主。抽验结果由国家和省级药品监督管理部门定期发布在药品质量公告上。抽查检验是一种强制性检验，不收取费用，所需费用由财政列支。

（2）注册检验　注册检验包括样品检验和药品标准复核。样品检验是指药品检验所按照申请人申报和国务院药品监督管理部门核定的药品标准对样品进行的检验；药品标准复核是指药品检验所对申报的药品标准中检验方法的可行性和科学性，设定的项目和指标能否控制药品质量等进行的实验室检验和审核工作。药品注册检验由中国食品药品检定研究院或省级药品检验机构承担。进口药品的注册检验由中国食品药品检定研究院组织实施。

（3）指定检验　指定检验是指国家法律或药品监督管理部门规定的某些药品在销售前或者进口时，必须经过指定的药品检验机构检验，检验合格的，才准予销售的强制性药品检验。《药品管理法》规定下列药品在销售前或者进口时，应当指定药品检验机构进行检验，未经检验或者检验不合格的，不得销售或者进口：①首次在中国境内销售的药品；②国务院药品监督管理部门规定的生物制品；③国务院规定的其他药品。

（4）复验　复验是指药品抽验当事人对药品检验机构的检验结果有异议而向药品检验机构提出要求复核的检验。根据规定，当事人对检验结果有异议的，可以自收到药品检验结果7日内，向原药品检验机构或者上一级药品监督管理部门设置或确定的药品检验机构申请复验，也可以直接向中国食品药品检定研究院申请复验。除此以外的其他药品检验机构不得受理复验申请。复验的样品必须是原药品检验机构的同一药品的留样，除此之外的同品种、同批次的产品不得作为复验的样品。

三、我国药事监督管理组织体制变革

新中国成立后，药品管理工作开始起步。1950 年卫生部成立了第一届中国药典编撰委员会，组织编印了第一部《中国药典》（1953 年）。1963 年颁布了综合性药政管理行政法规《关于药政管理的若干意见》，对药厂进行了第一次全国范围的大整顿。改革开放以后，医药购销政策全面放开，生产流通体制逐步完善，外资进入医药领域，医药产业迅猛发展，我国政府职能也不断转变，先后进行了三次行政管理体制改革，组建了国家医药管理局等专业管理部门，出台了《药品管理法》等法律法规，逐步规范药品管理。

1998 年，我国进行了第四次行政管理体制改革，此次改革的重要措施之一是将原卫生部下属的药政管理局和原国家经贸委管理的医药管理局合并，组建国家药品监督管理局，为国务院直属机构，划入国家质量技术监督局承担的中西药质量监督管理职能，划入国家中医药管理局的中药流通监管职能，负责对药品（含医疗器械）研究、生产、流通、使用全过程的监督管理，药品集中统一监管体制正式建立。

2000 年，国务院批转药品监督管理体制改革方案，明确省级以下药品监督管理机构实行垂直管理，省（自治区、直辖市）药品监督管理局领导省级以下药品监督管理机构，履行法定的药品监督管理职能。

2003 年，继续围绕转变政府职能这一主题，我国进行了第五次行政体制改革，在国家药品监督管理局基础上组建国家食品药品监督管理局，为国务院直属机构，主要职责是继续行使药品监督管理职能，并负责对食品、保健食品、化妆品安全管理的综合监督和组织协调，依法组织开展重大事故的查处。

2008 年第十一届全国人民代表大会第一次会议审议通过的《关于国务院机构改革方案的说明》指出，食品药品直接关系人民群众的身体健康和生命安全，为进一步落实食品安全综合监督责任，理顺医疗管理和药品管理的关系，明确由卫生部承担食品安全综合协调、组织查处食品重大事故的责任，同时将国家食品药品监督管理局改由卫生部管理，相应对食品安全监管队伍进行整合，并要求将食品药品监督管理机构省级以下垂直管理改为由地方政府分级管理，业务接受上级主管部门和同级卫生部门的组织指导和监督。

2013 年，根据十二届全国人民代表大会第一次会议通过的《国务院机构改革和职能转变方案》和《国务院关于机构设置的通知》（国发〔2013〕14 号），将国务院食品安全委员会办公室职能、国家食品药品监督管理局职能、国家质量监督检验检疫总局中的生产环节食品安全监督管理职能、国家工商行政管理总局中的流通环节食品安全监督管理职能整合到一起，组建国家食品药品监督管理总局（简称 CFDA），并加挂国务院食品安全委员会办公室铭牌，为国务院直属机构。

2018 年，根据中国共产党十九届三中全会审议通过的《中共中央关于深化党和国家机构改革的决定》《深化党和国家机构改革方案》和第十三届全国人民代表大会第一次会议审议批准的《国务院机构改革方案》、《国务院关于机构设置的通知》（国发〔2018〕6 号）、《国务院关于部委管理的国家局设置的通知》（国发〔2018〕7 号），组建国家市场监督管理总局，作为国务院直属机构。同时，组建国家药品监督管理局，由国家市场监督管理总局管理。

第二节 药事监管组织职责

一、药品监督管理部门职责

1. 国家药品监督管理局的药事监管职责 根据《国家药品监督管理局职能配置、内设机构和人员编制规定》，国家药品监督管理局贯彻落实党中央关于药品监督管理工作的方针政策和决策部署，在履行职责过程中坚持和加强党对药品监督管理工作的集中统一领导。主要职责如下：

（1）负责药品（含中药、民族药，下同）、医疗器械和化妆品安全监督管理：拟定监督管理政策规划，组织起草法律法规草案，拟定部门规章，并监督实施。研究拟定鼓励药品、医疗器械和化妆品新技术新产品的管理与服务政策。

（2）负责药品、医疗器械和化妆品标准管理：组织制定、公布国家药典等药品、医疗器械标准，组织拟定化妆品标准，组织制定分类管理制度，并监督实施。参与制定国家基本药物目录，配合实施国家基本药物制度。

（3）负责药品、医疗器械和化妆品注册管理：制定注册管理制度，严格上市审评审批，完善审评审批服务便利化措施，并组织实施。

（4）负责药品、医疗器械和化妆品质量管理：制定研制质量管理规范并监督实施。制定生产质量管理规范并依职责监督实施。制定经营、使用质量管理规范并指导实施。

（5）负责药品、医疗器械和化妆品上市后风险管理：组织开展药品不良反应、医疗器械不良事件和化妆品不良反应的监测、评价和处置工作。依法承担药品、医疗器械和化妆品安全应急管理工作。

（6）负责执业药师资格准入管理：制定执业药师资格准入制度，指导监督执业药师注册工作。

（7）负责组织指导药品、医疗器械和化妆品监督检查：制定检查制度，依法查处药品、医疗器械和化妆品注册环节的违法行为，依职责组织指导查处生产环节的违法行为。

（8）负责药品、医疗器械和化妆品监督管理领域对外交流与合作，参与相关国际监管规则和标准的制定。

（9）负责指导省、自治区、直辖市药品监督管理部门工作。

（10）完成党中央、国务院交办的其他任务。

2. 地方药品监督管理部门的药事监管职责 2018年，按照中央要求，并结合各地实际，各省（自治区、直辖市）药品监督管理局相继组建，负责本行政区域内的药品（含中药、民族药，下同）、医疗器械和化妆品安全监督管理，同时负责组织指导药品、医疗器械和化妆品监督检查。设区的市级、县级人民政府承担药品监督管理职责的部门负责本行政区域内的药品监督管理工作。县级以上地方人民政府有关部门在各自职责范围内负责与药品有关的监督管理工作。

二、国务院药品管理工作相关部门职责

1. 国务院卫生健康管理部门 负责起草卫生健康事业发展的法律法规草案，拟定政策规划，制定部门规章、标准及技术规范；负责组织推进公立医院改革，建立公益性为导向的绩效考核和评价运行机制，建设和谐医患关系，提出医疗服务和药品价格政策的建议；负责组织制定国家药物政策和国家基本药物制度，组织制定国家基本药物目录，拟定国家基本药物采购、配送、使用

的管理制度，会同有关部门提出国家基本药物目录内药品生产的鼓励扶持政策建议；参与制定药品法典；配合国家药品监督管理部门建立重大药品不良反应、医疗器械不良事件相互通报机制和联合处置机制。

2. 国务院中医药管理部门　负责拟定中医药和民族药事业发展规划、政策和相关标准；负责指导民族药物的发掘、整理、总结和提高工作；负责中药资源普查，促进中药资源的保护、开发和合理应用；参与国家基本药物制度建设。

3. 国务院发展与改革宏观调控部门　负责监测和管理药品宏观经济，制定医药行业发展规划等工作。

4. 国务院人力资源与社会保障部门　负责拟定人力资源和社会保障事业发展政策、规划，起草相关法律法规草案，制定部门规章并组织实施。统筹推进建立覆盖城乡的多层次社会保障体系。

5. 国家医疗保障局　负责拟定医疗保险、生育保险、医疗救助等医疗保障制度的法律法规草案、政策、规划和标准；组织制定并实施医疗保障基金监督管理办法；组织制定医疗保障筹资和待遇政策，制定医保目录准入谈判规则并组织实施；制定定点医药机构协议和支付管理办法并组织实施。国家医疗保障局应完善统一的城乡居民基本医疗保险制度和大病保险制度，建立健全覆盖全民城乡统筹的多层次医疗保障体系，不断提高医疗保障水平，确保医保资金合理使用、安全可控，推进医疗、医保、医药"三医联动"改革，更好保障人民群众就医需求、减轻医药费用负担。

6. 国务院工业和信息化管理部门　负责拟定和实施生物医药产业的规划、政策和标准；承担医药行业管理工作；承担中药材生产扶持项目管理和国家药品储备管理工作。同时配合药品监督管理部门承担对互联网药品信息服务、互联网药品交易和互联网药品广告的监管与整治。

7. 商务管理部门　负责研究拟定药品流通行业发展的规划、政策和相关标准，配合实施国家基本药物制度，提高行业组织化程度和现代化水平，逐步建立药品流通行业统计制度，推行行业信用体系建设，指导行业协会实行行业自律，开展行业培训，加强国际合作与交流。

8. 海关　负责药品进出口口岸的设置，药品进口与出口的监管、统计与分析。

9. 公安部门　负责组织指导食品药品犯罪案件侦查工作。与国家药品监督管理局建立行政执法和刑事司法工作衔接机制。

10. 国家互联网信息办公室　配合相关部门进一步加强互联网药品广告管理，大力整治网上虚假违法违规信息，严厉查处发布虚假违法广告信息的网站平台，营造风清气正的网络空间。

11. 新闻出版广电部门　负责加强药品安全新闻宣传和舆论引导工作。新闻出版广电部门负责督促指导媒体单位履行药品广告发布审查职责，严格规范广告发布行为。强化指导，提升药品广告内容的艺术格调。清理查处违规媒体和广告，及时受理群众对药品虚假违法广告的投诉举报。

12. 监察部门　负责调查处理药品监督管理人员违反行政纪律的行为。依法加强监督，对拒不执行国家法律法规，违法违规审批，以及制售假劣药品和医疗器械问题严重的地区和部门，严肃追究有关领导和人员的责任。

三、药品技术监督管理组织机构职责

1. 中国食品药品检定研究院　中国食品药品检定研究院是国家检验药品、医疗器械、化妆品、保健食品、餐饮服务食品等质量的法定机构。主要承担食品、药品、医疗器械、化妆品及有

关药用辅料、包装材料与容器（以下统称为食品药品）的检验检测工作；组织开展药品、医疗器械、化妆品抽验和质量分析工作；负责相关复验、技术仲裁；承担药品、医疗器械、化妆品质量标准、技术规范、技术要求、检验检测方法的制修订以及技术复核工作；组织开展检验检测新技术新方法新标准研究；负责医疗器械标准管理、生物制品批签发、化妆品安全技术评价相关工作；组织开展有关国家标准物质的规划、计划、研究、制备、标定、分发和管理工作；负责生产用菌毒种、细胞株的检定工作；承担医用标准菌毒种、细胞株的收集、鉴定、保存、分发和管理工作；承担实验动物饲育、保种、供应和实验动物及相关产品的质量检测工作；承担食品药品检验检测机构实验室间比对以及能力验证、考核与评价等技术工作；负责研究生教育培养工作；组织开展对食品药品相关单位质量检验检测工作的培训和技术指导。

2. 国家药典委员会 主要承担《中华人民共和国药典》（以下简称《中国药典》）及其增补本的编制与修订工作；组织制定修订国家药品标准；参与拟定有关药品标准管理制度和工作机制；组织《中国药典》收载品种的医学和药学遴选工作；负责药品通用名称命名；组织评估《中国药典》和国家药品标准执行情况；开展药品标准发展战略、管理政策和技术法规研究。承担药品标准信息化建设工作；开展药品标准国际（地区）协调和技术交流，参与国际（地区）间药品标准适用性认证合作工作等。

3. 国家药品监督管理局药品审评中心 主要负责药物临床试验、药品上市许可申请的受理和技术审评；负责仿制药质量和疗效一致性评价的技术审评；承担再生医学与组织工程等新兴医疗产品涉及药品的技术审评；参与拟定药品注册管理相关法律法规和规范性文件，组织拟定药品审评规范和技术指导原则并组织实施；协调药品审评相关检查、检验等工作；开展药品审评相关理论、技术、发展趋势及法律问题研究；组织开展相关业务咨询服务及学术交流，开展药品审评相关的国际（地区）交流与合作；承担国家药品监督管理局国际人用药品注册技术协调会议（ICH）相关技术工作等。

4. 国家药品监督管理局食品药品审核查验中心 主要负责组织制定修订药品、医疗器械、化妆品检查制度规范和技术文件；承担药物临床试验、非临床研究机构资格认定（认证）和研制现场检查。承担药品注册现场检查。承担药品生产环节的有因检查；承担药品境外检查。承担医疗器械临床试验监督抽查和生产环节的有因检查；承担医疗器械境外检查。承担化妆品研制、生产环节的有因检查；承担化妆品境外检查。承担国家级检查员考核、使用等管理工作；开展检查理论、技术和发展趋势研究、学术交流及技术咨询；承担药品、医疗器械、化妆品检查的国际（地区）交流与合作以及国家市场监督管理总局委托的食品检查工作等。

5. 国家药品监督管理局药品评价中心（国家药品不良反应监测中心） 主要负责组织制定修订药品不良反应、医疗器械不良事件、化妆品不良反应监测与上市后安全性评价以及药物滥用监测的技术标准和规范；组织开展药品不良反应、医疗器械不良事件、化妆品不良反应、药物滥用监测工作；开展药品、医疗器械、化妆品的上市后安全性评价工作；指导地方相关监测与上市后安全性评价工作。组织开展相关监测与上市后安全性评价的方法研究、技术咨询和国际（地区）交流合作；参与拟定、调整国家基本药物目录；参与拟定、调整非处方药目录。

6. 国家药品监督管理局执业药师资格认证中心 主要开展执业药师资格准入制度及执业药师队伍发展战略研究，参与拟定完善执业药师资格准入标准并组织实施；承担执业药师资格考试相关工作。组织开展执业药师资格考试命审题工作，编写考试大纲和考试指南。负责执业药师资格考试命审题专家库、考试题库的建设和管理；组织制定执业药师认证注册工作标准和规范并监督实施。承担执业药师认证注册管理工作；组织制定执业药师认证注册与继续教育衔接标准。拟定执业药师执业标准和业务规范，协助开展执业药师配备使用政策研究和相关执业监督工作；承担全国执业药师管理信息系统的建设、管理和维护工作，收集报告相关信息；指导地方执业药师资格认证相关工作；开展执业药师资格认证国际（地区）交流与合作；协助实施执业药师能力与学历提升工程等。

第三节　药事行政执法

一、药事行政执法的执法依据

《药品管理法》是药事管理法律法规中主要的法律文件。《药品管理法》总则部分对立法目的、法律效力及监督管理的执法主体进行了界定。

（一）执法主体

药事监管组织和药事监管组织委托执法的机构是经法律法规授权进行药事监督管理执法的执法主体。

（二）行政执法

行政执法是药事监管组织依法对药事活动进行监督管理的主要形式。行政执法是药事管理组织执行法律的行为，此处的执法依据包括宪法、法律、行政法规、地方性法规、自治条例、单行条例、行政规章、法律解释和国际条约等。

药事监管组织行政执法的类别主要包括行政许可、行政处罚、行政强制、行政监督检查等。

1. 行政许可　行政机关根据公民、法人或者其他组织的申请，经依法审查，准予其从事特定活动的行为。如药品监督管理部门依法颁布《药品生产许可证》《药品经营许可证》《执业药师注册证》等。

2. 行政处罚　具有行政处罚权的行政机关、法律法规授权组织和行政机关依法委托的组织对公民、法人或者其他组织违反行政管理秩序的行为给予行政制裁的具体行政行为。行政处罚的种类：①警告；②罚款；③没收违法所得；④没收非法财物；⑤责令停产停业；⑥暂扣或者吊销许可证；⑦暂扣或者吊销执照；⑧行政拘留；⑨法律、行政法规规定的其他行政处罚。

3. 行政强制　行政强制包括行政强制措施和行政强制执行。

行政强制措施是指行政机关在实施行政管理的过程中，依法对公民人身自由进行暂时性限制，或者对公民、法人或者其他组织的财产实施暂时性控制的措施。行政强制措施的方式主要包括对公民人身自由的暂时性限制，对场所、设施或者财物的查封，对财物的扣押，对存款、汇款、有价证券等的冻结，强行进入住宅，法律规定的其他强制措施。

行政强制执行是指行政机关或者由行政机关申请人民法院，对不履行发生法律效力的行政决定的公民、法人或者其他组织，依法强制其履行义务的行为。行政强制执行的方式主要包括排除妨碍、恢复原状等义务的代履行，加处罚款或者滞纳金的执行罚，划拨存款、汇款及兑现有价证券，将查封、扣押的财物拍卖或者依法处理，法律规定的其他强制执行方式。如对专门生产、销售假劣药的原辅材料、包装材料、生产设备予以没收。

4. 行政监督检查　行政机关依照法定职权，对相对人遵守法律、法规和规章的情况进行检查、了解、监督的行政行为。

二、药事监管的法律责任

法律责任是指行为人对自身违法行为所应承担的带有强制性的否定性后果，包括民事责任、行政责任、刑事责任。法律责任的构成有两个部分：①法律责任的前提是行为人的违法行为，包括侵权行为、不履行义务行为等。②法律责任的内容是否定性的法律后果，包括法律制裁、法律负担、强制性法律义务、法律不予承认或撤销、宣布行为无效等。法律责任必须由司法机关或者法律授权的国家机关予以追究。

药事监管组织及其人员违反药品监管的法律法规，依照《行政处罚法》《药品管理法》《药品管理法实施条例》等法律法规的有关规定，追究其法律责任，主要包括行政责任和刑事责任。

（一）行政责任

1. 药品检验机构出具虚假检验报告的法律责任　根据《药品管理法》第138条的规定，药品检验机构出具虚假检验报告的，责令改正，给予警告，对单位并处二十万元以上一百万元以下的罚款；对直接负责的主管人员和其他直接责任人员依法给予降级、撤职、开除处分，没收违法所得，并处五万元以下的罚款；情节严重的，撤销其检验资格。药品检验机构出具的检验结果不实，造成损失的，应当承担相应的赔偿责任。

2. 参与药品生产经营活动的法律责任　根据《药品管理法》第145条的规定，药品监督管理部门或者其设置、指定的药品专业技术机构参与药品生产经营活动的，由其上级主管机关责令改正，没收违法收入；情节严重的，对直接负责的主管人员和其他直接责任人员依法给予处分。药品监督管理部门或者其设置、指定的药品专业技术机构的工作人员参与药品生产经营活动的，依法给予处分。

3. 违法收取检验费用的法律责任　根据《药品管理法》第146条的规定，药品监督管理部门或者其设置、指定的药品检验机构在药品监督检验中违法收取检验费用的，由政府有关部门责令退还，对直接负责的主管人员和其他直接责任人员依法给予处分；情节严重的，撤销其检验资格。

4. 违法批准临床试验、颁发证书和许可证的法律职责　根据《药品管理法》第147条的规定，药品监督管理部门有下列行为之一的，应当撤销相关许可，对直接负责的主管人员和其他直接责任人员依法给予处分：①不符合条件而批准进行药物临床试验；②对不符合条件的药品颁发药品注册证书；③对不符合条件的单位颁发药品生产许可证、药品经营许可证或者医疗机构制剂许可证。

5. 不履行法定职责和滥用职权等行为的法律责任　根据《药品管理法》第148条的规定，县级以上地方人民政府有下列行为之一的，对直接负责的主管人员和其他直接责任人员给予记过或者记大过处分；情节严重的，给予降级、撤职或者开除处分：①瞒报、谎报、缓报、漏报药品安全事件；②未及时消除区域性重大药品安全隐患，造成本行政区域内发生特别重大药品安全事件，或者连续发生重大药品安全事件；③履行职责不力，造成严重不良影响或者重大损失。

根据《药品管理法》第149条的规定，药品监督管理部门有下列行为之一的，对直接负责的主管人员和其他直接责任人员给予记过或者记大过处分；情节较重的，给予降级或者撤职处分；情节严重的，给予开除处分：①瞒报、谎报、缓报、漏报药品安全事件；②对发现的药品安全违法行为未及时查处；③未及时发现药品安全系统性风险，或者未及时消除监督管理区域内药品安全隐患，造成严重影响；④其他不履行药品监督管理职责，造成严重不良影响或者重大损失。

根据《药品管理法》第 150 条的规定，药品监督管理人员滥用职权、徇私舞弊、玩忽职守的，依法给予处分。查处假药、劣药违法行为有失职、渎职行为的，对药品监督管理部门直接负责的主管人员和其他直接责任人员依法从重给予处分。

（二）刑事责任

根据《药品管理法》第 114 条的规定，违反《药品管理法》规定，构成犯罪的，依法追究刑事责任。

【课后案例】

药品监管机关人员渎职犯罪

在 2006 年发生的"齐二药"假药案中，黑龙江省某制药有限公司作为国家批准生产的合法企业，并且经过 GMP 认证，仍然出现了采购人员将有毒的化工原料"二甘醇"当作药用辅料"丙二醇"购入，从而导致 11 名用药患者死亡的重大后果。后来，12 名责任人被处理，10 人被移交司法机关，"有关药品监管及工商部门还被认定监管不力，工作严重失职"，但是没有人因涉嫌药品监管渎职犯罪被检察机关立案侦查。根据光明网记者的调查，早在 2004 年 3 月，湖南某药业公司就曾向国家药品监督管理局举报"齐二药"生产假药。该企业是当时国内唯一生产销售氨甲环酸原料的企业，其在市场上发现有 12 家企业生产氨甲环酸时，原料来源不明。后经查证，上海某企业以化工产品名义，进口湖南这家药业公司出口到中国香港的某种型号的氨甲环酸原料，再经过有医药经营权的医药公司倒手销售到上述 12 家药厂。此过程中，上海某企业无进口许可证、质检报告单，并存在伪造湖南这家药业公司的中文报告单、供货合同等文件。这 12 家药厂就包括"齐二药"。根据《药品管理法》，使用来源不明的原料就应该按照假药查处。该企业在举报后，上海、江苏等地都对生产企业进行了查处，但是"齐二药"并没有因此事受到应有的处理。而 2005 年，湖南省新化县药品监督管理局经调查取证，查处一起以药物化学冒名药品通用名的劣药案，药品生产单位就是"齐二药"。新化县药品监督管理局与黑龙江省药品监督管理局和国家药典委员会取得联系后，根据《药品管理法》的规定，将该药按劣药查处。但是在黑龙江，"齐二药"仍然是 GMP 认证药品生产企业。不能不说，药品监督管理部门的严重失职为 2006 年的"齐二药"假药案埋下了祸根。

【思考】

1. 针对"齐二药"毒害事件，产生药品监管机关渎职现象的原因是什么？

2. 如何加大对药品监管渎职犯罪现象的查处？

【思考题】

1. 我国药事监管组织体制如何运作，要提高其效率应该如何规制？

2. 简述国务院药品管理工作相关部门的设置及其联动机制。

3. 如何监督药事监管组织和药事监管人员的行为？

4. 试解读 2019 年 12 月 1 日起施行的《药品管理法》中涉及药事监管法律责任的相关修订内容。

5. 我国药品技术监管体制由哪些部门组成?

6. 我国药品监管过程中行政执法的分类分别是什么?

第四章
药品管理立法

【学习目标】

1. 掌握：药品管理法的概念、社会作用与主要内容，药品管理行政执法的概念、特点与分类，假药与劣药的概念，药品上市许可持有人的相关规定。

2. 熟悉：药品管理法律体系，药品管理法律关系，药品管理法的立法程序与立法原则，药品生产和经营的相关规定，医疗机构药事管理相关规定，药品上市后管理的相关规定。

3. 了解：药品管理立法沿革，违反《药品管理法》的法律责任。

【引导案例】

药品污染致人死亡案

2008年10月5日，A省某市人民医院使用B省某药业股份有限公司（以下简称某药业公司）生产的某注射液后，患者发生严重不良反应。经查，2008年7月1日，A省某市特大暴雨造成某药业公司库存于此的某注射液被雨水浸泡。某药业公司销售人员张某从某药业公司调来包装标签，更换后继续销售。中国药品生物制品检定所、A省食品药品检验所在被雨水浸泡药品的部分样品中检出多种细菌。此外，某药业公司包装标签管理存在严重缺陷，管理人员质量意识淡薄，包装标签管理不严，提供包装标签说明书给销售人员在厂外重新贴签包装。至2008年10月6日，国家食品药品监督管理局接到A省食品药品监督管理局报告，A省某市6名患者使用了标示为某药业公司生产的两批某注射液（批号：2007122721、2007121511，规格：100毫升/瓶）出现严重不良反应，其中有3名患者死亡。

【思考】

1. 该案中违法主体是谁？其有什么违法行为？
2. 案例中的某注射液应如何定性？
3. 根据《药品管理法》的规定，分析违法主体应承担的法律责任。

第一节　药品管理立法概述

一、药品管理立法的相关概念

（一）药品管理立法的概念

药品管理立法，又称为药品管理立法的制定，是指由特定的国家机关依照法定的权限和程序，制定、认可、修改、补充、废止或解释药品管理法律规范的活动。

药品管理立法是一种立法活动，包括"过程"和"结果"两方面内容。从过程看，药品管理立法强调的是立法的法定程序，也意味着药品管理立法是一个动态过程；从结果看，药品管理立法则体现为立法活动的结果，因此药品管理立法也可泛指药品管理法律法规的总称，与广义的药品管理法一致。

（二）药品管理法的概念

药品管理法有广义和狭义之分。广义的药品管理法是指调整药品研制、生产、流通、使用和监督管理，保证药品质量和用药安全，维护人体健康活动中产生的各种社会关系的法律规范的总称；狭义的药品管理法则仅指 1984 年 9 月 20 日第六届全国人大常委会第七次会议通过的《中华人民共和国药品管理法》（以下简称《药品管理法》），该法于 2001 年 2 月 28 日和 2019 年 8 月 26 日进行了两次修订，于 2013 年 12 月 28 日和 2015 年 4 月 24 日进行了两次修正。

本教材中的药品管理法泛指广义药品管理法，《药品管理法》专指《中华人民共和国药品管理法》。

二、药品管理立法的作用

1. 依法管理药学事业，建立和保护药事管理秩序　药学事业对提高公众的健康水平具有至关重要的作用，在卫生事业中占有举足轻重的地位，因此必须纳入国家的统一管理。药品管理法把复杂又庞大的药事管理工作纳入调整范围，从而建立起药事活动的正常秩序，使各药事部门的活动有法可依，逐步走上法治轨道，也为药品监督管理工作提供法律依据。

2. 保护公民的生命安全与健康，制裁违法行为　药品管理法的宗旨与核心目的就是通过保证药品质量来保障人体用药安全，维护人民身体健康。一方面，药品管理法把药事工作中的很多技术规范上升为法律规范，形成良好的药学工作秩序，使公民的药品需求能够得到满足，从而使公民的生命健康权得到保障；另一方面，药品管理法也通过制裁各种违法行为，来保障公民的生命安全与健康。

3. 推动和规范药学科学的进步与发展　药品管理法的制定与实施是促进药学科学发展的重要手段。药品管理法使药学事业从行政管理上升为法制管理，从一般技术规范和道德规范提高到法律规范，这就为药学科学的进步和发展提供法律保障。同时，药学科学技术的发展，也给药品管理立法提出了一系列新的问题，如新的药品品种的出现，特殊药品的管理和使用等，都需要通过立法做出明确规定，以有效防止某些药品对社会发展潜在的负面影响，从而使药学科学技术朝着有利于人类生存发展和进步的方向发展。所以，现代药学科学发展离不开药品管理法的规范和调整，药品管理法则是促进药学科学发展的法律手段。

4.促进医药经济发展和国际交流与合作　药品管理法通过对药事活动的规范，特别是通过各种技术质量规范，规范药事行为，提高药品质量，推动药品生产和经营企业改进技术、加强管理，进而促使我国医药企业的产品质量提高，从而在国际市场上形成一定的竞争能力，使我国医药产业走上可持续发展的道路。同时，我国药品管理法特别是药品生产质量管理规范、经营质量管理规范等逐渐与国际接轨，并与我国所加入或缔结的国际公约、条约如《1961年麻醉品单一公约》《1971年精神药物公约》等相协调，这也对我国医药产业参与国际间药品交流与合作起到了积极的促进和推动作用。

三、我国药品管理立法沿革

我国是世界上最早采用法律手段对药品进行管理的国家之一。早在封建时代，就有对药品管理的规定，如《唐律疏议》中关于"诸合和御药，误不如本方及封题误者，送绞"等方面的规定。而我国现代意义上的药品管理立法，则始于1911年辛亥革命之后，一百多年的发展变迁大体经历了三个阶段。

1.药品管理立法的萌芽（1912～1949年）　辛亥革命胜利后，1912年成立的中华民国政府，在内务部下设卫生司（1928年改设卫生部），主管全国卫生工作，其下属第四科主办药政工作，并开始了药品管理方面的立法。至1949年，中华民国政府先后发布《药师暂行条例》（1929年1月）、《管理药商规则》（1929年8月）、《麻醉药品管理条例》（1929年11月）、《购用麻醉药品暂行办法》（1935年8月）、《管理成药规则》（1930年4月）、《细菌学免疫学制品管理规则》（1937年5月）和《药师法》（1943年9月）等药品管理法律，形成了我国最早的药品管理立法的框架。但由于刚刚起步，这些药品管理法律立法水平比较低，加之当时政治、经济等因素的影响，多流于纸上，在实践中未得到有效施行。

2.药品管理立法的初创（1949～1978年）　1949年新中国成立后，一方面，为配合戒烟禁毒工作和清理旧社会遗留下来的伪劣药品充斥市场的问题，卫生部制定了《关于严禁鸦片烟毒的通令》《关于管理麻醉药品暂行条例的公布令》《关于麻醉药品临时登记处理办法的通令》《关于抗疲劳素药品管理的通知》《关于由资本主义国家进口西药检验管理问题的指示》等一系列行政规范性文件；另一方面，1958～1965年随着我国制药工业的发展，国家有关部委制定了《关于综合医院药剂科工作制度和各级人员职责》《食用合成染料管理暂行办法》《关于加强药政管理的若干规定》《管理毒药限制性剧药暂行规定》《关于药品宣传工作的几点意见》《管理中药的暂行管理办法》等一系列加强药品生产、经营、使用管理的规章，奠定了我国药品管理法的基础，并在实践中取得了一定的成效。但在此之后的十年"文革"期间，药品管理工作受到严重破坏，相关药品管理立法工作也基本停滞。

3.药品管理立法的发展（1979年至今）　1978年十一届三中全会后，国家提出建设社会主义法治国家的目标，开始了法治国家建设的探索与实践。在药品管理立法领域，1978年国务院颁布了新时期第一个纲领性药品管理文件——《药政管理条例（试行）》，卫生部和其他有关部门也颁布了一系列配套行政法规和部门规章，包括《麻醉药品管理条例》《新药管理办法（试行）》《卫生部关于医疗用毒药、限制性剧药管理规定》等。这些法规和规章，对于保证药品质量，维护人体用药安全有效，发挥了极大的作用。但同时也存在着执法主体、法律责任不明确等问题，其效力的发挥受到限制。

4.《药品管理法》立法　鉴于我国医药卫生事业发展迅速与药品管理立法相对滞后的矛盾，第六届全国人大常委会从20世纪80年代初开始酝酿起草我国药品管理法，几经审议，1984年9

月 20 日第六届全国人大常委会第七次会议审议通过了《药品管理法》，自 1985 年 7 月 1 日起施行。《药品管理法》是我国第一部全面的、综合性的药品管理法律，是我国药品管理立法历史上的一个里程碑，标志着我国药品管理进入法制化管理阶段。其后，在《药品管理法》实施十几年间，以《药品管理法》为依据，国家又先后出台多部配套行政法规和部门规章，药品管理立法取得突破性进展。但随着我国政治、经济和社会生活的发展变化，在药品管理方面也出现了许多新情况和新问题，使原《药品管理法》的有些规定难以适应现实需要，如药品管理法的执法主体发生变化，对有些违法行为处罚过轻，实践中已经改变的药品监管制度需要修改有关法律条文等。为此，20 世纪 90 年代末，《药品管理法》的修订工作被提上日程。至 2001 年 2 月 28 日，第九届全国人大常委会第二十次会议审议通过了修订后的《药品管理法》，并于 2001 年 12 月 1 日起施行。2002 年 8 月 14 日，国务院颁布《中华人民共和国药品管理法实施条例》（以下简称《实施条例》），于 2002 年 9 月 15 日起施行。《药品管理法》的修订和《实施条例》的颁布，是我国药品管理立法又一重大进展，也奠定了加入世界贸易组织（World Trade Organization，WTO）后我国医药产业发展的法律基础。2013 年 12 月 28 日，第十二届全国人大常委会第六次会议对《药品管理法》第 13 条进行了修改，将药品委托生产的审批权下放到省级药品监督管理部门。2015 年 4 月 24 日，第十二届全国人大常委会第十四次会议通过关于修改《药品管理法》的决定。2015 年《药品管理法》的修订主要是减少《药品生产许可证》和《药品经营许可证》在工商行政管理部门注册、变更和注销环节，取消不必要的审批手续，减少了对企业的限制；消绝大部分药品政府定价，药品实际交易价格主要由市场竞争形成。

5.《药品管理法》完善 党的十八大以来，习近平总书记对全面加强药品监管工作提出了一系列新要求，这些要求概括起来就是药品安全"四个最严"，即最严谨的标准、最严格的监管、最严厉的处罚和最严肃的问责。2019 年 8 月 26 日第十三届全国人大常委会第十二次会议第二次修订《药品管理法》，并于 2019 年 12 月 1 日起施行。再次修订的《药品管理法》在实施药品上市许可持有人制度，改革药品审批制度，完善药品全过程监管制度，明晰药品监管职责、完善监管措施，加大对违法行为的处罚力度，解决违法成本低、处罚力度弱等方面进行完善，我国药品管理立法得到了全面提高。

同时，这一时期我国药品管理法律专门立法也取得重大进展，一是 2016 年 12 月 25 日第十二届全国人大常委会第二十五次会议通过了《中华人民共和国中医药法》（以下简称《中医药法》），于 2017 年 7 月 1 日起施行。《中医药法》是我国首部依据中医药特点制定的药事法律，第一次从法律层面确定中医药的地位，为继承、弘扬中医药，促进中医药事业的发展提供了法律保障。二是为加强疫苗管理，保证疫苗质量和供应，规范预防接种，促进疫苗行业发展，保障公众健康，维护公共卫生安全，2019 年 6 月 29 日第十三届全国人大常委会第十一次会议通过了《中华人民共和国疫苗管理法》（以下简称《疫苗管理法》），自 2019 年 12 月 1 日起施行。两部专门法律的通过不仅完善了我国药品管理法律体系，也使我国药品管理立法水平大幅度提高。

另外，为保证《药品管理法》的有效实施，国务院也先后制定颁布了《医疗用毒性药品管理办法》《放射性药品管理办法》《麻醉药品和精神药品管理条例》等行政法规，卫生部（现国家卫生健康委员会）和国家药品监督管理部门也先后发布 GMP、GSP、《药品注册管理办法》等诸多部门规章。同时，各省、自治区、直辖市也相应制定了一系列有关药品管理的地方性法规和规章，使我国药品管理法在不断发展过程中逐渐形成了具有中国特色的药品管理法律体系。

四、药品管理法律体系

（一）药品管理法的渊源

药品管理法的渊源，是指药品管理法律规范的具体表现形式，即某种药品法律规范是由何种国家机关制定或认可，具有何种表现形式或效力等级。我国药品管理法的渊源主要包括以下几种形式。

1.宪法 宪法是国家的根本大法，规定国家的根本制度和根本任务，具有最高的法律效力，是其他法律规范的基础。宪法由我国最高权力机关——全国人民代表大会制定和修改。我国《宪法》二十一条规定："国家发展医疗卫生事业，发展现代医药和我国传统医药，鼓励和支持农村集体经济组织、国家企业事业组织和街道组织举办各种医疗卫生设施，开展群众性的卫生活动，保护人民健康。"这是药品管理法律体系中最根本的法律规范。

2.药品管理法律 药品管理法律是指由全国人大及其常委会制定的药品管理规范性文件，其地位和效力仅次于宪法。专门的药品管理法律包括《药品管理法》《中医药法》《疫苗管理法》，与药品管理有关的其他法律有《中华人民共和国刑法》《中华人民共和国广告法》《中华人民共和国价格法》等。

3.药品管理行政法规 药品管理行政法规是由最高行政机关——国务院依法制定、修改并发布的药品管理规范性文件，一般以"条例、规定、办法"三种名称发布，其效力低于宪法、法律。与药品管理活动相关的行政法规主要有《中华人民共和国药品管理法实施条例》《麻醉药品和精神药品管理条例》《中药品种保护条例》《野生药材资源保护管理条例》等。

4.药品管理地方性法规 药品管理地方性法规是由各省、自治区、直辖市和设区的市、自治州人民代表大会及其常委会依法制定的药品管理法律规范，其效力低于宪法、法律且不超出本行政区域，如黑龙江省人大颁布的《黑龙江省野生药材资源保护条例》。

5.药品管理规章 药品管理规章分为部门规章和地方政府规章两种。部门规章是由国务院所属各部委和直属机构在本部门权限内发布的药品管理规范性文件，其地位低于宪法、法律、行政法规，主要为国家药品监督部门制定、修订并发布的行政规章，其规定的是执行药品管理法律或者药品管理行政法规、决定、命令的事项，如《药品注册管理办法》《处方药与非处方药分类管理办法（试行）》《药品生产监督管理办法》《药品经营监督管理办法》《药品不良反应报告和监测管理办法》《药品召回管理办法》《药品流通监督管理办法》等。地方政府规章是指各省、自治区、直辖市和设区的市、自治州的人民政府制定的药品管理规范性文件，其效力低于宪法、法律、行政法规、上级和同级地方性法规，如浙江省人民政府颁布的《浙江省医疗机构药品和医疗器械管理办法》。

6.民族自治地方药品管理法规 民族自治地方药品管理法规即民族自治地方人民代表大会及其常委会根据宪法、民族区域自治法和其他法律的规定，制定的自治条例、单行条例、变通规定和补充规定中的药品管理规范，在民族自治地方具有法律效力，如《玉树藏族自治州藏医药管理条例》《阿坝藏族羌族自治州野生中药材、菌类植物资源保护条例》等。

7.我国政府承认或加入的药品管理国际条约 国际条约一般属于国际法范畴，但经我国政府缔结的双边或多边协议、条约和公约等，在我国也具有约束力，如1985年我国加入《1961年麻醉药品单一公约》和《1971年精神药物公约》。

8.法律解释 法律解释是指有权力的国家机关，在药品管理法律实施过程中，对法律的含义以及在实践中如何应用所做的解释，包括全国人大及其常委会对《药品管理法》等涉药法律所做的立法解释，国家行政机关在执行法律中对药品管理法律、法规和规章所做的行政解释以及司法机关对药品管理法律适用问题所做的司法解释。

9. 药品技术性规范　药品技术性规范包括国家药典、药品标准、工艺规程、炮制规范、药品生产质量管理规范、药品经营质量规范等，都是被我国赋予法律效力的广义法律，是有关单位和个人应遵循的技术标准和准则，也是执法部门进行药品监督管理的标准，是我国药品管理法律体系的组成部分。其法律效力虽然不及法律、法规，但在具体的执法过程中却有着非常重要的地位。因为药品管理法律、法规是对药品管理中的一些问题做原则性的规定，但要对某种行为进行具体的控制，则需要依靠具体的标准、技术规范和操作规程。

（二）我国药品管理法律体系

药品管理法律体系是指以宪法为依据，以《药品管理法》为基本法，由数量众多的药品管理法律、法规、规章及其他规范性文件，按照一定的原则和结构组成的相互协调与制约的法律规范体系。

按照具体药品法律规范所调整的领域不同，药品管理法律体系可分为药品监督管理法律规范、药物研制与药品注册法律规范、药品生产法律规范、药品流通法律规范、医疗机构药事管理法律规范、药品不良反应追踪相关法律规范、药品信息管理法律规范、中药管理法律规范、特殊药品管理法律规范、药品知识产权保护法律规范及执业药师管理法律规范等几个主要组成部分。

1. 药品监督管理法律规范　药品监督是指药品监督管理部门依照法定职权和程序，对药品研制、生产、流通、使用的单位和个人遵守药品管理法律规范的情况进行监督检查的活动。

2. 药物研制与药品注册法律规范　从狭义上讲，药物研制与药品注册阶段主要包括药物的非临床研究、临床试验和药品上市注册三个阶段。这是药品质量的确定阶段，直接关系到上市后药品的质量和公众的用药安全。在我国，药物研制与药品注册阶段的法律规范主要包括以下几种，见表4-1。

表4-1　药物研制与药品注册主要法律规范

规范	主要内容	施行日期	颁布机关
药物非临床研究质量管理规范（GLP）	药物非临床安全性评价研究的组织机构和人员、设施、仪器设备和实验材料、标准操作规程、研究工作的实施、质量保证、资料档案、委托方等方面的规定	2017年9月1日	国家食品药品监督管理总局
药物临床试验质量管理规范（GCP）	伦理委员会、研究者、申办者、试验方案、研究者手册、必备文件管理等方面的规定	2020年7月1日	国家药品监督管理局、国家卫生健康委员会
药物临床试验机构资格认定办法（试行）	申请药物临床试验机构资格应具备的条件、申请与受理、现场检查、审核与公告、监督管理等方面的规定	2004年3月1日	国家食品药品监督管理局
药品注册管理办法	药品注册的基本制度，药品上市注册，药品加快上市注册程序，药品上市后变更和再注册，受理、撤回申请、审批决定和争议解决，工作时限，监督管理和法律责任的规定	2020年7月1日	国家市场监督管理总局
药品注册现场核查管理规定	药品研究和生产现场核查的行政主体、工作流程、文书和表格形式及核查要点	2008年5月23日	国家食品药品监督管理局

续表

规范	主要内容	施行日期	颁布机关
中药注册管理补充规定	中药研制、注册申请、补充申请、临床试验的补充规定	2008 年 1 月 7 日	国家食品药品监督管理局
新药注册特殊审批管理规定	符合规定的新药注册申请的特殊审批规定	2009 年 1 月 7 日	国家食品药品监督管理局
药品技术转让注册管理规定	药品技术转让注册申请的申报、审评、审批和监督管理	2009 年 8 月 19 日	国家食品药品监督管理局

3. 药品生产法律规范　药品生产阶段是药品质量的形成阶段，是决定药品质量的关键阶段，药品生产管理的规范程度直接影响产出药品的质量。因此，药品生产阶段的法律规范至关重要，在我国主要包括以下几种，见表 4-2。

表 4-2　药品生产主要法律规范

规范	主要内容	施行日期	颁布机关
药品生产质量管理规范（GMP）	药品生产的质量风险管理、机构与人员、厂房设施及设备、洁净区级别、物料与产品、文件管理、生产管理、质量控制与质量保证、无菌药品灭菌方式、药品批次划分等方面的标准化规范	2011 年 3 月 1 日	卫生部
药品生产监督管理办法	药品生产许可、药品生产管理、监督检查、法律责任等方面的规定	2020 年 7 月 1 日	国家市场监督管理总局
直接接触药品的包装材料和容器管理办法	直接接触药品的包装材料和容器的生产、进口、使用注册管理等方面的规定	2004 年 7 月 20 日	国家食品药品监督管理局

4. 药品流通法律规范　药品流通一般是指药品从生产者转移到消费者的中间过程，流通阶段的环节众多，涉及储存、运输、经营等多方面主体，存在很多影响药品质量的因素，因此针对这一阶段的法律规范种类多而庞杂，主要包括以下几种，见表 4-3。

表 4-3　药品流通主要法律规范

规范	主要内容	施行日期	颁布机关
药品经营质量管理规范（GSP）	药品批发和药品零售的质量管理体系、药品经营活动等的规定	2016 年 7 月 13 日	国家食品药品监督管理总局
药品流通监督管理办法	生产、经营企业购销药品和医疗机构购进、储存药品的规定	2007 年 5 月 1 日	国家食品药品监督管理局
药品经营许可证管理办法	《药品经营许可证》的申领条件和程序、变更与换发、监督检查的规定	2004 年 4 月 1 日（2017 年 11 月 7 日修正）	国家食品药品监督管理局
药品进口管理办法	药品进口备案、报关、口岸检验及监督管理的规定	2004 年 1 月 1 日（2012 年 8 月 24 日修正）	国家食品药品监督管理局、海关总署

续表

规范	主要内容	施行日期	颁布机关
互联网药品交易服务审批暂行规定	互联网药品交易的定义、类别与审批部门、各类别企业应具备的条件、申报审批程序和法律责任等规定	2005 年 12 月 1 日	国家食品药品监督管理局
处方药与非处方药分类管理办法（试行）	处方药与非处方药的概念，非处方药的遴选、标签和说明书、销售等方面的规定	2000 年 1 月 1 日	国家药品监督管理局
处方药与非处方药流通管理暂行规定	生产、批发企业的销售药品，零售药店零售与医疗机构处方和使用药品，普通商业企业零售药品的规定	2000 年 1 月 1 日	国家药品监督管理局
进口药材管理办法	首次进口药材申请与审批、备案、口岸检验、监督管理、法律责任的规定	2020 年 1 月 1 日	国家市场监督管理总局

5. 医疗机构药事管理法律规范　医疗机构药事管理包括两方面重点，一是完善医疗机构的临床合理用药，改善治疗效果；二是对医疗机构配制制剂加强监管，主要包括以下法律规范，见表4-4。

表 4-4　医疗机构药事管理主要法律规范

规范	主要内容	施行日期	颁布机关
医疗机构药事管理规定	医疗机构的药事管理组织、药学部门的设置，药品供应、制剂、调剂和研究管理以及医疗机构药学人员管理的规定	2011 年 3 月 1 日	卫生部、国家中医药管理局、总后卫生部
医疗机构制剂注册管理办法（试行）	医疗机构制剂的配制、调剂使用，以及进行相关的审批、检验和监督管理活动的规定	2005 年 8 月 1 日	国家食品药品监督管理局
医疗机构制剂配制质量管理规范（试行）	医疗机构制剂室的人员、机构、房屋和设施设备、物料、卫生、文件、配制管理、质量管理与自检、使用管理等方面规定	2001 年 3 月 13 日	国家药品监督管理局
医疗机构制剂配制监督管理办法（试行）	医疗机构制剂室设立、许可证管理、委托配制、监督检查等方面的规定	2005 年 6 月 1 日	国家食品药品监督管理局
医疗机构药品监督管理办法（试行）	医疗机构药品购进、验收、储存、养护、调配和使用的规定	2011 年 10 月 11 日	国家食品药品监督管理局
处方管理办法	处方的开具、调剂、保管等相关方面的监督管理规定	2007 年 2 月 14 日	卫生部
抗菌药物临床应用管理办法	抗菌药物临床应用管理的组织机构和职责、临床应用管理及监督、法律责任等方面的规定	2012 年 4 月 24 日	卫生部

6. 药品不良反应追踪相关法律规范　药品不良反应追踪主要是针对上市药品进行再评价，控制药品危害，及时淘汰不良反应大、疗效不确切的已上市药品，以保证公众用药的安全、有效、经济、合理，主要法律规范有以下几种，见表4-5。

表4-5 药品不良反应追踪主要相关法律规范

规范	主要内容	施行日期	颁布机关
药品不良反应报告和监测管理办法	不良反应相关概念，药品生产企业、药品经营企业、医疗卫生机构应报告所发现的药品不良反应的责任，不良反应的评价与控制，相关责任主体的违法处罚等方面的规定	2011年7月1日	卫生部
药品召回管理办法	药品召回的概念与分类、召回程序与责任主体、法律责任等方面的规定	2007年12月10日	国家食品药品监督管理局
药品安全"黑名单"管理规定（试行）	纳入药品安全"黑名单"的情形、处罚措施等规定	2012年10月1日	国家食品药品监督管理局

7. 药品信息管理法律规范 药品信息管理主要是针对药品标签和说明书、药品广告、互联网药品信息服务等方面进行监管，以保证传递给消费者有关的药品信息准确、客观，主要法律规范有以下几种，见表4-6。

表4-6 药品信息管理主要法律规范

规范	主要内容	施行日期	颁布机关
药品说明书和标签管理规定	药品说明书和标签管理的原则，药品说明书和标签内容、格式和书写印制等方面的要求	2006年6月1日	国家食品药品监督管理局
互联网药品信息服务管理办法	互联网药品信息服务的定义与分类、申请条件与审批程序、服务要求、法律责任等规定	2004年7月8日（2017年11月7日修正）	国家食品药品监督管理局
药品广告审查发布标准	药品广告审查的对象、依据和审查机关，药品广告审查的内容及程序，以及对虚假违法药品广告的处理等规定	2007年5月1日	国家工商总局、国家食品药品监督管理局
药品广告审查办法	药品广告审查的对象、依据和审查机关，药品广告审查的内容及程序，以及对虚假违法药品广告的处理	2007年5月1日	国家食品药品监督管理局、国家工商总局

8. 中药管理法律规范 中药管理主要是针对我国传统医药的特点采取相关的管理措施，主要法律规范有以下几种，见表4-7。

表4-7 中药管理主要法律规范

规范	主要内容	施行日期	颁布机关
中华人民共和国中医药法	中医药概念、中医药服务、中医药人才培养、中医药科学研究、中医药传承与文化传播、保障措施、法律责任的规定	2017年7月1日	全国人大常委会
野生药材资源保护管理条例	重点野生药材保护分级及品种、保护管理办法等方面的规定	1987年12月1日	国务院
中药品种保护条例	中药保护品种的范围和登记划分、申请保护程序、保护措施等方面的规定	1993年1月1日	国务院
中药材生产质量管理规范（试行）（GAP）	中药材产地、栽培、药用动物养殖、采收与加工、包装运输与贮藏、人员设备、文件管理等方面的规定	2002年6月1日	国家药品监督管理局

中医药法是在继承和弘扬中医药、保障和促进中医药事业发展、保护人民健康的相关活动中法律规范的总称。2016年12月25日，第十二届全国人大常委会第二十五次会议审议通过了《中华人民共和国中医药法》（以下简称《中医药法》），这是我国第一部全面、系统体现中医药特点的综合性法律，是中医药单独立法、单独管理的开端。《中医药法》将中医药作为独特的卫生资源、潜力巨大的经济资源、具有原创优势的科技资源、优秀的文化资源、重要的生态资源五种资源，从发挥中医药"五种资源"优势出发，遵循中医药发展规律，按照"六位一体"的布局，将中医药的医疗、保健、教育、科研、产业、文化及国际交流等纳入法律框架下，反映了近年来中医药发展实践中一些成熟的经验。

9. 特殊药品管理法律规范 疫苗、血液制品、麻醉药品、精神药品、医疗用毒性药品、放射性药品和药品类易制毒化学品在我国属于特殊管理的药品，除此之外，在实践中，易制毒化学品、兴奋剂、部分有特殊要求的生物制品也采取特殊管理措施。由于这些药品具有独特的毒副作用，药品本身风险巨大，若管理不当，滥用或流入非法渠道，将极大危害公众的健康和社会的稳定，因此国家颁布了专门的法律规范严加管理，主要包括以下几种，见表4-8。

表4-8 特殊药品管理主要法律规范

规范	主要内容	施行日期	颁布机关
中华人民共和国疫苗管理法	疫苗管理相关制度、疫苗研制和注册、疫苗生产和批签发、疫苗流通、预防接种、异常反应监测和处理、疫苗上市后管理、保障措施、监督管理、法律责任的规定	2019年12月1日	全国人大常委会
麻醉药品和精神药品管理条例	麻醉药品和精神药品的种植、实验研究和生产、经营、使用、储存、运输、审批程序、监督管理和法律责任等方面的规定	2005年11月1日	国务院
医疗用毒性药品管理办法	医疗用毒性药品的概念和品种、生产管理、经营和使用管理、法律责任等方面的规定	1988年12月27日	国务院
放射性药品管理办法	放射性新药的研制、临床研究和审批，生产、经营和进出口，包装、运输和使用，以及放射性药品的标准和检验等方面的规定	1989年1月13日	国务院
反兴奋剂条例	兴奋剂的生产、销售、进出口等方面的规定	2004年3月1日	国务院
药品类易制毒化学品管理办法	药品类易制毒化学品生产、经营、购买许可的范围、条件、程序、资料要求和审批时限，药品类易制毒化学品原料药、单方制剂和小包装麻黄素的购销渠道，生产、经营企业和有关使用单位的安全管理制度、条件要求	2010年5月11日	卫生部
生物制品批签发管理办法	生物制品批签发的概念，批签发机构确定，批签发的申请，审核、检验、检查与签发，复审，信息公开，法律责任的规定	2021年3月1日	国家市场监督管理总局
蛋白同化制剂和肽类激素进出口管理办法	蛋白同化制剂、肽类激素的进出口管理的规定	2014年9月28日（2017年11月17日修正）	国家食品药品监督管理总局、海关总署与体育总局

疫苗是特殊管理的药品，疫苗不仅关系着人民群众的生命健康，也关系到公共卫生安全和国家安全。为了将分散在多部法律法规中的疫苗研制、生产、流通、预防接种、异常反应监测、保

障措施、监督管理、法律责任等规定进行全链条统筹整合，经系统谋划思考，提升法律层级，强化法律措施，增强疫苗立法的针对性、实效性和可操作性，2019 年 6 月 29 日，十三届全国人大常委会第十一次会议表决通过了《中华人民共和国疫苗管理法》（以下简称《疫苗管理法》)，并于 2019 年 12 月 1 日起正式实施。

10. 药品知识产权保护法律规范　药品知识产权保护主要是针对药品领域的智力劳动成果，主要法律规范有以下几种，见表 4-9。

表 4-9　药品知识产权保护主要法律规范

规范	主要内容	施行日期	颁布机关
专利法	药品专利权、商标权、著作权的获得与条件、保护等方面的规定	1985 年 4 月 1 日（2020 年 10 月 17 日第四次修正）	全国人大常委会
商标法		1983 年 3 月 1 日（2019 年 4 月 23 日第四次修正）	全国人大常委会
著作权法		1991 年 6 月 1 日（2020 年 11 月 11 日第三次修正）	全国人大常委会
知识产权海关保护条例	知识产权的备案、扣留侵权嫌疑货物的申请及其处理等方面的规定	2009 年 7 月 1 日（2010 年 3 月 24 日修订）	国务院

11. 执业药师管理法律规范　执业药师管理主要是针对执业药师资格考试、注册、继续教育等方面进行监督，主要法律规范有以下几种，见表 4-10。

表 4-10　执业药师管理主要法律规范

规范	主要内容	施行日期	颁布机关
执业药师职业资格制度规定	执业药师职业资格考试、注册、职责、监督管理的规定	2019 年 3 月 5 日	国家药品监督管理局
执业药师职业资格考试实施办法	执业药师职业资格考试类别、科目、周期、考务工作的规定	2019 年 3 月 5 日	国家药品监督管理局
执业药师注册管理暂行办法	执业注册申请、注册管理、不予注册、注销注册、再次注册、变更注册的规定	2000 年 4 月 14 日	人事部、国家药品监督管理局
执业药师继续教育管理试行办法	执业药师继续教育组织管理、内容和形式、学分管理的规定	2016 年 1 月 1 日	中国药师协会

第二节　药品管理法的制定和实施

一、药品管理法的制定

药品管理法的制定有广义和狭义之分。狭义的药品管理法的制定，专指全国人大及其常委会制定药品管理法律的活动；广义的药品管理法的制定，则包括所有具有立法权的国家机关依法定职权和程序制定药品管理法的专门性活动，不仅包括全国人民代表大会及其常务委员会，还包括国务院以及省、自治区、直辖市和设区的市、自治州人民代表大会或人民政府制定药品管理法的活动。

（一）药品管理立法体制

立法体制，又称法的制定权限的划分，是指国家机关在制定法律规范过程中权限的划分。这种权限的划分在不同的国家或同一国家的不同时期是不同的，它取决于国家的性质、形式、国家机构和历史传统等因素。我国的立法体制实行中央集中统一领导下的、中央和地方两级、多层次的形式，即"一元、两级、多层次"的立法体制。

根据《中华人民共和国宪法》和《中华人民共和国立法法》规定，全国人民代表大会和全国人民代表大会常务委员会行使国家立法权，制定药品管理法律；国务院根据宪法和法律，制定药品管理行政法规；省、自治区、直辖市和设区的市、自治州人民代表大会及其常务委员会在不同宪法、法律、行政法规相抵触的前提下，制定药品管理地方性法规；民族自治地方的人民代表大会有权依照当地民族的政治、经济和文化的特点，制定药品管理自治条例和单行条例；国务院组成部门和具有行政管理职能的直属机构，根据法律和国务院的行政法规，制定药品管理部门规章；省、自治区、直辖市人民政府和设区的市、自治州人民政府，可以根据法律、行政法规和本省、自治区、直辖市的地方性法规，制定药品管理地方政府规章。

（二）药品管理法制定的依据

1. 法律依据 宪法是国家的根本大法，具有最高法律效力，是其他法律、法规的制定依据。宪法中有关国家发展医药卫生事业、保护人民健康的规定，是药品管理法制定的来源和法律依据。药品管理立法必须以宪法的规定为法律依据，同时药品管理立法也是对宪法相关规定的具体化。

2. 思想依据 健康是人类生存与发展的基本条件，是人全面发展的基础。药品管理法必须要把保护人体健康作为其立法的思想依据、立法工作的出发点和落脚点，无论其以什么形式表现出来，也无论其调整的是哪一特定方面的社会关系，都必须坚持保护人体健康这一思想依据。

3. 自然科学依据 以保护人体健康为核心思想的药品管理法，必然要涉及与人的生命、健康相关的自然科学。因此，药品管理立法工作在遵循法律科学的基础上，还必须遵循药品管理工作的客观规律，即必须把药学、医学、生物学等自然科学的基本规律作为药品管理法制定的科学依据，遵循人与自然环境、社会环境及人的生理、心理环境相协调的规律，使法学和医药卫生科学紧密联系在一起，科学立法，促进药学科学进步和药品管理事业发展。只有这样才能达到有效保护人体健康的立法目的。

4. 物质依据 社会经济条件是药品管理法制定的重要物质基础。改革开放以来，我国综合国力不断增强，社会经济水平有了很大提高，为我国药品管理立法工作提供了坚实的物质依据。药品管理法的制定必须着眼于我国的实际，正确处理好药品管理立法与现实条件、经济发展之间的关系，达到满足人民群众不断增长的多层次的药品需求、保护人体健康的同时保障经济和社会可持续发展的目的。

5. 政策依据 卫生方针、卫生政策是党和国家在一定历史阶段提出的卫生事业、卫生工作的特定任务与行为准则，是药品管理法制定的政策依据。党的十九大报告提出健康中国战略，强调人民健康是民族昌盛和国家富强的重要标志。因此要坚持为人民健康服务的方向，坚持预防为主，以农村为重点，中西医并重，中西药并用，按照保基本、强基层、建机制的要求，重点推进医疗保障、医疗服务、公共药品管理、药品供应、监管体制综合改革，巩固基本药物制度，扶持中医药和民族医药事业发展，改革和完善食品药品安全监管体制机制。药品管理立法应以上述药品管理政策为指导，要体现党的政策的精神和内容。

（三）药品管理法制定的基本原则

1. 民主立法原则 民主立法，就是在整个立法过程中，使社会公众参与和监督立法的全过程，建立充分反映民意、广泛集中民智的立法机制，推进法制建设的科学化、民主化，使法律真正体现和表达人民的意志，反映广大人民群众的根本利益和长远利益。因此，药品管理立法要坚持群众路线，广泛听取人民群众的意见，集思广益，在民主的基础上集中。

2. 维护社会主义法制统一和尊严原则 维护法制统一和尊严原则，是指我国药品管理法律法规的制定要从国家的整体利益出发，立足全局，各项法律法规之间及药品管理法律法规与其他法律之间应相互衔接，协调一致，避免规定的重复和矛盾。同时注重地区之间、不同人群之间有关药品方面的利益协调，形成我国科学和谐的药品管理法律体系，并注意防止出现部门利益保护、地方保护主义的倾向。

3. 借鉴国外先进经验与从中国实际出发相结合原则 我国药品管理法的制定起步较晚，经验较少，而国际社会中药品管理法的立法成果、立法技术有较为成熟的经验，我国药品管理法的制定应与国际接轨，并符合国际药品管理公约、条约和惯例的要求。但在借鉴别国经验的同时，还必须根据我国的经济社会发展、公民健康状况、医药卫生改革和发展现状等基本国情，充分考量中国特色，保证药品管理法的制定从实际出发，具有可行性。

4. 原则性与灵活性相结合原则 原则性是指在药品管理立法中必须坚持药品管理法的性质、根本任务、方向以及有关药品管理法体系的科学性与和谐性统一的系列原则；灵活性是指在原则允许的限度内，在特定情况和条件下允许在一定范围和程度上，做出有一定弹性幅度的或者是灵活变通的规定。原则性是药品管理立法的主导和前提，灵活性是实现原则性的措施和保障，两者是目的和手段的关系。我国药品管理立法必须坚持原则性与灵活性相结合的原则。

原则性要求药品管理立法中把我国药品管理工作中一些带根本性、全局性的问题确定下来，如药品管理工作的性质、地位，基本指导思想和方针，药品管理的原则和制度，药品管理行政机关的职权、职责和活动原则等，对这些问题做出原则性规定，不仅有利于在全国范围内形成共识，保证我国药品管理工作顺利发展，而且有利于我国药品管理法制的统一与协调。但是我国幅员辽阔，民族众多，各地药品管理事业的发展很不平衡，又处在政治经济和医药药品管理体制改革时期，这一切又决定了在制定药品管理法时对各项内容的规定不能太具体，应根据各地在各个时期的实际情况做出灵活变通的规定，这样才能既保证药品管理法的稳定性又能充分发挥药品管理法调整社会关系的实际作用。

（四）药品管理立法的程序

药品管理法的制定程序，是指有权的国家机关制定药品管理法所必须遵循的时限、方式、步骤、顺序等的总和。程序是立法质量的重要保证，是民主立法的保障，药品管理法的制定必须依照法定程序进行。以药品管理法律的制定程序为例，我国药品管理法制定程序一般包括以下几个阶段。

1. 药品管理法律案的提出 根据《中华人民共和国立法法》的规定，全国人民代表大会主席团、全国人民代表大会常务委员会或10名以上全国人大常委、国务院、中央军事委员会、最高人民法院、最高人民检察院、全国人民代表大会各专门委员会、一个代表团或30名以上的代表联名可以向全国人民代表大会或全国人大常委会提出药品管理法律案，由主席团决定或先交有关专门委员会审议，提出意见后再决定是否列入会议议程。在全国人民代表大会闭会期间，也可以向全国人民代表大会常务委员会提出法律案，由全国人民代表大会常务委员会依法审议后，决定提请全国人民代表大会审议。

2. 药品管理法律草案的审议　药品管理法律议案列入日程以后，有权机关或者有权机关委托专家起草药品管理法律草案。药品管理法律草案要经过常委会会议审议或全国人大教科文卫委员会、法律委员会等审议。列入常委会会议议程的药品管理法律草案，全国人大教科文卫委员会、法律委员会和常委会工作机构应当听取各方面的意见。对于重要的药品管理法律草案，经委员长会议决定，可以将药品管理法律草案公布，向社会征求意见。

3. 药品管理法律案的表决、通过　药品管理法律案提请全国人大常委会 3 次审议后，由常委会全体会议投票表决，以全体组成人员的过半数通过。

4. 药品管理法律的公布　获全国人大常委会通过的药品管理法律，由国家主席以主席令的形式公布，使社会各界周知。药品管理法律的公布是药品管理立法的最后一步，是药品管理法律生效的前提。法律通过后，凡是未经公布的，均不发生法律效力。

二、药品管理法的实施

（一）药品管理法实施的概念

药品管理法的实施，是指通过一定的方式使药品管理法在社会生活中得以实际贯彻与实现的活动，是把药品管理法的规定转化为主体行为的过程。

药品管理法实施的方式主要有两种，即药品管理法的遵守和药品管理法的适用。

（二）药品管理法实施的内容

1. 药品管理法的遵守　药品管理法的遵守，是指一切国家机关和武装力量、各政党和社会团体、企事业单位和公民个人都要按照药品管理法的规定，行使权利和履行义务，依法办事，不得违反。遵守药品管理法是现代法治社会的必然要求，是药品管理法实施的重要方式，也是每个公民的基本义务。

（1）药品管理法遵守的主体　既包括一切国家机关、社会组织和全体中国公民，也包括在中国领域内活动的国际组织、外国组织、外国公民和无国籍人。

（2）药品管理法遵守的范围　主要包括宪法、药品管理法律、药品管理行政法规、药品管理地方性法规、药品管理自治条例和单行条例、药品管理规章、技术规范、我国参加的世界药品管理组织的章程、我国参与缔结或加入的国际药品管理条约与协定等。对于药品管理法适用过程中，有关国家机关依法做出的、具有法律效力的决定书，如人民法院的判决书、调解书，药品管理行政部门的药品管理许可证、药品管理行政处罚决定书等非规范性文件，也是药品管理法遵守的范围。

（3）药品管理法遵守的内容　药品管理法的遵守不是消极、被动的，它既要求国家机关、社会组织和公民依法承担和履行义务（职责），更包含国家机关、社会组织和公民依法享有权利、行使权利，即其内容包括依法行使权利和履行义务两个方面。

2. 药品管理法的适用　药品管理法的适用有广义和狭义之分。广义的药品管理法的适用，是指国家机关和法律、法规授权的组织依照法定的职权和程序，行使国家权力，将药品管理法律规范创造性地运用到具体人或组织，用来解决具体问题的一种专门活动。它包括药品行政管理部门以及法律、法规授权的组织依法进行的药品管理执法活动和司法机关依法处理有关药品管理违法和犯罪案件的司法活动。狭义的药品管理法的适用，仅指司法活动。本章所讲药品管理法的适用是指广义的药品管理法的适用。

作为药品管理法的实施方式之一，药品管理法的适用具有国家强制性、权威性、程序性、要式性等特点，而在适用过程中应当遵循以下原则。

（1）**合法性原则**　即药品管理法的适用必须依照法律规定，在法律授权范围内行事，这是药品管理法适用的最基本原则，包括药品管理法适用的主体、内容及程序都必须有法律依据，遵循相关的程序制度等。

（2）**合理性原则**　即药品管理法的适用既要体现法律的基本精神，又要符合公共秩序和风俗习惯，并符合药学科学的规律。在适用过程中，事实应清楚，证据要确定，定性要准确，处理要适当，做到适宜、适当、合情、公正，行使自由裁量权应坚持法律原则和法律精神，不得超越法律规定的幅度；对不适当不合理的处理应依法及时纠正。合理性原则是现代法治社会的必然要求。

（3）**效率原则**　即在依法、合理的前提下，药品管理法的适用应取得最大的效益，如应当在法定期限内办理案件等。这就要求药品管理法适用的主体在依法行政的前提下，应做好必要的成本效益分析和可行性分析，使其行为具有最大的合理性，并尽可能以最低成本取得最大效益。

（三）药品管理法的效力范围及效力冲突的解决

1. 药品管理法的效力范围　药品管理法的效力范围是指药品管理法的生效或适用的范围，即药品管理法律法规在什么时间、什么地点、对什么人具有法律效力，这是药品管理法规适用的前提，包括时间效力、空间效力和对人的效力三个方面。

（1）**药品管理法的时间效力**　指药品管理法何时生效、何时失效以及对药品管理法生效前所发生的行为和事件是否具有溯及力的问题。

1）药品管理法的生效通常有下列情形：

①在药品管理法律文件中明确规定从法律文件颁布之日起施行，如2007年12月10日国家食品药品监督管理局公布《药品召回管理办法》，自公布之日起施行。

②在药品管理法律文件中明确规定在其颁布后的某一具体时间生效，如2001年2月25日第九届全国人大常委会第二十次会议通过《药品管理法》，自2001年12月1日起施行。

③药品管理法律公布后先予以试行或者暂行，而后由立法机关加以补充修改，再通过为正式法律，公布施行，在试行期间也具有法律效力，如2005年6月22日国家食品药品监督管理局公布的《医疗机构制剂注册管理办法（试行）》规定，自2005年8月1日起施行。

④在药品管理法规、规章中没有规定其生效时间，但实践中，均以该法公布的时间为其生效的时间。

2）药品管理法的失效通常有下列情形：

①从新法颁布施行之日起，相应的旧法即自行废止，如《医疗机构药事管理规定》自2011年3月1日生效后，2002年发布的《医疗机构药事管理暂行规定》自行失效。

②新法代替了内容基本相同的旧法，在新法中明文宣布旧法废止，如国家市场监督管理总局2020年1月22日颁布的《药品注册管理办法》规定，本办法自2020年7月1日起施行，2007年7月10日国家食品药品监督管理局令28号公布的《药品注册管理办法》同时废止。

③由于形势发展变化，原来的某项法律已因调整的社会关系不复存在或完成了历史任务而失

去了存在的条件自行失效，或有的法律规定了生效期限，期满该法即终止效力。

④有关国家机关发布专门的决议、命令，宣布废止其制定的某些法，而导致该法失效。

药品管理法的溯及力，亦称药品管理法溯及既往的效力，是指新法颁布施行后，对它生效以前所发生的事件和行为是否适用的问题。如果适用，该药品管理法就有溯及力；如果不适用，该药品管理法就不具有溯及力。我国药品管理法一般不溯及既往，但为了更好地保护公民、法人和其他组织的权利和利益而做的特别规定除外。

（2）**药品管理法的空间效力**　指药品管理法生效的地域范围，即药品管理法在哪些地方具有拘束力。药品管理法适用的地域范围，因立法机关不同而有区别。

药品管理法的空间效力有以下几种情况：

①全国人大及其常委会制定的药品管理法律，国务院及其各部门发布的药品管理行政法规、规章等规范性文件，在全国范围内有效。

②地方人大及其常委会、民族自治机关颁布的地方性药品管理法规、自治条例、单行条例，以及地方人民政府制定的政府药品管理规章，只在其行政管辖区域范围内有效。

③中央国家机关制定的药品管理法律、法规，明确规定了特定的适用范围的，即在其规定的范围内有效。

④某些药品管理法律、法规还有域外效力。

（3）**药品管理法对人的效力**　指药品管理法对哪些人具有拘束力。药品管理法对人的效力有以下几种情况：

①我国公民在我国领域内，一律适用我国药品管理法。

②外国人、无国籍人在我国领域内，也都适用我国药品管理法，一律不享有药品管理特权或豁免权。

③我国公民在我国领域以外，原则上适用我国药品管理法，法律有特别规定的按法律规定。

④外国人、无国籍人在我国领域外，如果侵害了我国国家或公民、法人的权益，或者与我国公民、法人形成药品管理法律关系，也可以适用我国药品管理法。

2. 药品管理法效力冲突的解决

（1）**药品管理法的适用规则**　指药品管理法律规范之间发生冲突时如何选择适用药品管理法律规范的问题。药品管理法的适用规则主要有以下5项。

①上位法优于下位法：即不同位阶的药品管理法律规范发生冲突时，应当选择适用位阶高的药品管理法律规范。

②同位阶的药品管理法律规范具有同等法律效力：如药品管理部门规章之间、药品管理部门规章与地方政府药品管理规章之间具有同等效力，在各自的权限范围内施行。

③特别规定优于一般规定：也称"特别法优于一般法"，即同一机关制定的药品管理法律、药品管理行政法规、药品管理地方性法规、药品管理自治条例和单行条例、药品管理规章，特别规定与一般规定不一致的，适用特别规定。

④新的规定优于旧的规定：也称"新法优于旧法"，即同一机关制定的药品管理法律、药品管理行政法规、药品管理地方性法规、药品管理自治条例和单行条例、药品管理规章，新的规定与旧的规定不一致的，适用新的规定。适用这条规则的前提是新旧规定都是现行有效的，采取从新原则。

⑤不溯及既往原则：即一般情况下药品管理法律规范都没有溯及既往的效力，但为了更好地保护公民、法人和其他组织的权利和利益而做的特别规定除外。

（2）药品管理法效力冲突的裁决制度　如果药品管理法律规范之间发生冲突，又不能适用上述规则进行选择适用时，应通过以下裁决方式解决。

①药品管理法律之间对同一事项的新的一般规定与旧的特别规定不一致，不能确定如何适用时，由全国人大常委会裁决。

②药品管理行政法规之间对同一事项的新的一般规定与旧的特别规定不一致，不能确定如何适用时，由国务院裁决。

③药品管理地方性法规、药品管理规章之间不一致时，由有关机关依照下列规定的权限进行裁决：同一机关制定的新的一般规定与旧的特别规定不一致时，由制定机关裁决；药品管理地方性法规与药品管理部门规章之间对同一事项的规定不一致，不能确定如何适用时，由国务院提出意见，国务院认为应当适用药品管理地方性法规的，应当决定在该地方适用药品管理地方性法规的规定，认为应当适用药品管理部门规章的，应当提请全国人大常委会裁决；药品管理部门规章之间、药品管理部门规章与地方政府药品管理规章之间对同一事项的规定不一致时，由国务院裁决；根据授权制定的药品管理法规与药品管理法律规定不一致，不能确定如何适用时，由全国人大常委会裁决。

第三节 《药品管理法》的主要内容

一、总则

（一）立法宗旨和适用范围

我国《药品管理法》的立法宗旨在于加强药品管理，保证药品质量，保障公众用药安全和合法权益，保护和促进公众健康。

在中华人民共和国境内从事药品研制、生产、经营、使用和监督管理活动，适用本法。在地域上，《药品管理法》不在中国香港、中国澳门地区施行，而按照其特别行政区基本法的规定执行；在"使用"上，仅指医疗机构对患者使用药品，不包括患者个人使用药品。

（二）基本原则

药品管理应当以人民健康为中心，坚持风险管理、全程管控、社会共治的原则，建立科学、严格的监督管理制度，全面提升药品质量，保障药品的安全、有效、可及。国家发展现代药和传统药，充分发挥其在预防、医疗和保健中的作用。国家保护野生药材资源和中药品种，鼓励培育道地中药材。国家鼓励研究和创制新药，保护公民、法人和其他组织研究、开发新药的合法权益。

（三）制度体系

国家对药品管理实行药品上市许可持有人制度。药品上市许可持有人依法对药品研制、生产、经营、使用全过程中药品的安全性、有效性和质量可控性负责。国家建立健全药品追溯制度。国务院药品监督管理部门应当制定统一的药品追溯标准和规范，推进药品追溯信息互通互享，实现药品可追溯。国家建立药物警戒制度，对药品不良反应及其他与用药有关的有害反应进行监测、识别、评估和控制。

二、药品研制和注册

（一）政策导向

国家支持以临床价值为导向、对人的疾病具有明确或者特殊疗效的药物创新，鼓励具有新的治疗机理、治疗严重危及生命的疾病或者罕见病、对人体具有多靶向系统性调节干预功能等的新药研制，推动药品技术进步。国家鼓励运用现代科学技术和传统中药研究方法开展中药科学技术研究和药物开发，建立和完善符合中药特点的技术评价体系，促进中药传承创新。国家采取有效措施，鼓励儿童用药品的研制和创新，支持开发符合儿童生理特征的儿童用药品新品种、剂型和规格，对儿童用药品予以优先审评审批。

（二）药物非临床研究

从事药品研制活动，应当遵守药物非临床研究质量管理规范，保证药品研制全过程持续符合法定要求。开展药物非临床研究，应当符合国家有关规定，有与研究项目相适应的人员、场地、设备、仪器和管理制度，保证有关数据、资料和样品的真实性。

（三）药物临床试验研究

开展药物临床试验，应当按照国务院药品监督管理部门的规定如实报送研制方法、质量指标、药理及毒理试验结果等有关数据、资料和样品，经国务院药品监督管理部门批准。开展生物等效性试验的，报国务院药品监督管理部门备案。开展药物临床试验，应当在具备相应条件的临床试验机构进行。药物临床试验机构实行备案管理。

（四）药品注册和审批

1. 注册要求　在中国境内上市的药品，应当经国务院药品监督管理部门批准，取得药品注册证书；但是，未实施审批管理的中药材和中药饮片除外。实施审批管理的中药材、中药饮片品种目录由国务院药品监督管理部门会同国务院中医药主管部门制定。申请药品注册，应当提供真实、充分、可靠的数据、资料和样品，证明药品的安全性、有效性和质量可控性。

2. 关联审批　国务院药品监督管理部门在审批药品时，对化学原料药一并审评审批，对相关辅料、直接接触药品的包装材料和容器一并审评，对药品的质量标准、生产工艺、标签和说明书一并核准。

3. 附条件审批　对治疗严重危及生命且尚无有效治疗手段的疾病以及公共卫生方面急需的药品，药物临床试验已有数据显示疗效并能预测其临床价值的，可以附条件批准，并在药品注册证书中载明相关事项。

（五）药品标准与名称

药品应当符合国家药品标准。经国务院药品监督管理部门核准的药品质量标准高于国家药品标准的，按照经核准的药品质量标准执行；没有国家药品标准的，应当符合经核准的药品质量标准。国务院药品监督管理部门颁布的《中华人民共和国药典》和药品标准为国家药品标准。国务院药品监督管理部门设置或者指定的药品检验机构负责标定国家药品标准品、对照品。

列入国家药品标准的药品名称为药品通用名称。已经作为药品通用名称的，该名称不得作为药品商标使用。

三、药品上市许可持有人

（一）定义和基本要求

药品上市许可持有人是指取得药品注册证书的企业或者药品研制机构等。药品上市许可持有人应当依照《药品管理法》规定，对药品的非临床研究、临床试验、生产经营、上市后研究、不良反应监测及报告与处理等承担责任。其他从事药品研制、生产、经营、储存、运输、使用等活动的单位和个人依法承担相应责任。药品上市许可持有人的法定代表人、主要负责人对药品质量全面负责。

药品上市许可持有人应当建立药品质量保证体系，配备专门人员独立负责药品质量管理。药品上市许可持有人应当对受托药品生产企业、药品经营企业的质量管理体系进行定期审核，监督其持续具备质量保证和控制能力。

（二）药品生产管理规定

药品上市许可持有人可以自行生产药品，也可以委托药品生产企业生产。药品上市许可持有人自行生产药品的，应当依照本法规定取得药品生产许可证；委托生产的，应当委托符合条件的药品生产企业。药品上市许可持有人和受托生产企业应当签订委托协议和质量协议，并严格履行协议约定的义务。血液制品、麻醉药品、精神药品、医疗用毒性药品、药品类易制毒化学品不得委托生产；但是，国务院药品监督管理部门另有规定的除外。药品上市许可持有人应当建立药品上市放行规程，对药品生产企业出厂放行的药品进行审核，经质量受权人签字后方可放行。不符合国家药品标准的，不得放行。

（三）药品销售管理规定

药品上市许可持有人可以自行销售其取得药品注册证书的药品，也可以委托药品经营企业销售。药品上市许可持有人从事药品零售活动的，应当取得药品经营许可证，同时符合《药品管理法》中所规定的从事药品经营活动应当具备的条件。药品上市许可持有人、药品生产企业、药品经营企业委托储存、运输药品的，应当对受托方的质量保证能力和风险管理能力进行评估，与其签订委托协议，约定药品质量责任、操作规程等内容，并对受托方进行监督。

（四）其他规定

药品上市许可持有人、药品生产企业、药品经营企业和医疗机构应当建立并实施药品追溯制度，按照规定提供追溯信息，保证药品可追溯。药品上市许可持有人应当建立年度报告制度，每年将药品生产销售、上市后研究、风险管理等情况按照规定向省、自治区、直辖市人民政府药品监督管理部门报告。药品上市许可持有人为境外企业的，应当由其指定的在中国境内的企业法人履行药品上市许可持有人义务，与药品上市许可持有人承担连带责任。中药饮片生产企业履行药品上市许可持有人的相关义务，对中药饮片生产、销售实行全过程管理，建立中药饮片追溯体系，保证中药饮片安全、有效、可追溯。经国务院药品监督管理部门批准，药品上市许可持有人可以转让药品上市许可。

四、药品生产

（一）药品生产审批和应具备的条件

从事药品生产活动，应当经所在地省、自治区、直辖市人民政府药品监督管理部门批准，取得药品生产许可证。从事药品生产活动，应当具备以下条件：

1. 人员条件 有依法经过资格认定的药学技术人员、工程技术人员及相应的技术工人。

2. 设施与环境条件 有与其药品生产相适应的厂房、设施和卫生环境。

3. 质量控制条件 有能对所生产药品进行质量管理和质量检验的机构、人员以及必要的仪器设备。

4. 规章制度条件 有保证药品质量的规章制度，并符合国务院药品监督管理部门依据本法制定的药品生产质量管理规范（good manufacturing practice，GMP）要求。

（二）药品生产应遵守的规定

从事药品生产活动，应当遵守药品生产质量管理规范，建立健全药品生产质量管理体系，保证药品生产全过程持续符合法定要求。药品应当按照国家药品标准和经药品监督管理部门核准的生产工艺进行生产。中药饮片应当按照国家药品标准炮制；国家药品标准没有规定的，应当按照省、自治区、直辖市人民政府药品监督管理部门制定的炮制规范炮制。生产药品所需的原料、辅料，应当符合药用要求、药品生产质量管理规范的有关要求。直接接触药品的包装材料和容器，应当符合药用要求，符合保障人体健康、安全的标准。药品上市许可持有人、药品生产企业、药品经营企业和医疗机构中直接接触药品的工作人员，应当每年进行健康检查。患有传染病或者其他可能污染药品的疾病的，不得从事直接接触药品的工作。

（三）药品生产中的质量控制要求

药品生产企业应当对药品进行质量检验。药品生产企业应当建立药品出厂放行规程，明确出厂放行的标准、条件。符合标准、条件的，经质量受权人签字后方可放行。药品包装应当适合药品质量的要求，方便储存、运输和医疗使用。

（四）药品生产中的信息管理规定

发运中药材应当有包装。药品包装应当按照规定印有或者贴有标签并附有说明书。标签或者说明书应当注明药品的通用名称、成分、规格、上市许可持有人及其地址、生产企业及其地址、批准文号、产品批号、生产日期、有效期、适应证或者功能主治、用法、用量、禁忌、不良反应和注意事项。标签、说明书中的文字应当清晰，生产日期、有效期等事项应当显著标注，容易辨识。麻醉药品、精神药品、医疗用毒性药品、放射性药品、外用药品和非处方药的标签、说明书，应当印有规定的标志。

五、药品经营

（一）药品经营审批和应具备的条件

从事药品批发活动，应当经所在地省、自治区、直辖市人民政府药品监督管理部门批准，取得药品经营许可证。从事药品零售活动，应当经所在地县级以上地方人民政府药品监督管理部门批准，取得药品经营许可证。从事药品经营活动应当具备以下条件：

1. 有依法经过资格认定的药师或者其他药学技术人员。
2. 有与所经营药品相适应的营业场所、设备、仓储设施和卫生环境。
3. 有与所经营药品相适应的质量管理机构或者人员。
4. 有保证药品质量的规章制度，并符合国务院药品监督管理部门依据本法制定的药品经营质量管理规范要求。

（二）药品经营应遵守的规定

从事药品经营活动，应当遵守药品经营质量管理规范，建立健全药品经营质量管理体系，保证药品经营全过程持续符合法定要求。国家鼓励、引导药品零售连锁经营。国家对药品实行处方药与非处方药分类管理制度。药品上市许可持有人、药品生产企业、药品经营企业和医疗机构应当从药品上市许可持有人或者具有药品生产、经营资格的企业购进药品；但是，购进未实施审批管理的中药材除外。药品经营企业购进药品，应当建立并执行进货检查验收制度，验明药品合格证明和其他标识。药品经营企业购销药品，应当有真实、完整的购销记录。药品经营企业零售药品应当准确无误，并正确说明用法、用量和注意事项；调配处方应当经过核对，对处方所列药品不得擅自更改或者代用。对有配伍禁忌或者超剂量的处方，应当拒绝调配；必要时，经处方医师更正或者重新签字，方可调配。药品经营企业销售中药材，应当标明产地。药品经营企业应当制定和执行药品保管制度，采取必要的冷藏、防冻、防潮、防虫、防鼠等措施，保证药品质量。药品入库和出库应当执行检查制度。城乡集市贸易市场可以出售中药材，国务院另有规定的除外。

（三）药品网络销售规定

药品上市许可持有人、药品经营企业通过网络销售药品，应当遵守《药品管理法》药品经营的有关规定。疫苗、血液制品、麻醉药品、精神药品、医疗用毒性药品、放射性药品、药品类易制毒化学品等国家实行特殊管理的药品不得在网络上销售。药品网络交易第三方平台提供者应当按照国务院药品监督管理部门的规定，向所在地省、自治区、直辖市人民政府药品监督管理部门备案。

（四）药品进出口规定

新发现和从境外引种的药材，经国务院药品监督管理部门批准后，方可销售。药品应当从允许药品进口的口岸进口，并由进口药品的企业向口岸所在地药品监督管理部门备案。海关凭药品监督管理部门出具的进口药品通关单办理通关手续。无进口药品通关单的，海关不得放行。医疗机构因临床急需进口少量药品的，经国务院药品监督管理部门或者国务院授权的省、自治区、直辖市人民政府批准，可以进口。进口的药品应当在指定医疗机构内用于特定医疗目的。个人自用携带入境少量药品，按照国家有关规定办理。进口、出口麻醉药品和国家规定范围内的精神药品，应当持有国务院药品监督管理部门颁发的进口准许证、出口准许证。禁止进口疗效不确切、不良反应大或者因其他原因危害人体健康的药品。

（五）药品经营中指定检验规定

国务院药品监督管理部门对下列药品在销售前或者进口时，应当指定药品检验机构进行检验；未经检验或者检验不合格的，不得销售或者进口。

1. 首次在中国境内销售的药品。

2. 国务院药品监督管理部门规定的生物制品。

3. 国务院规定的其他药品。

六、医疗机构药事管理

（一）药学专业技术人员配备规定

医疗机构应当配备依法经过资格认定的药师或者其他药学技术人员，负责本单位的药品管理、处方审核和调配、合理用药指导等工作。非药学技术人员不得直接从事药剂技术工作。

（二）药品购进、保管规定

医疗机构购进药品，应当建立并执行进货检查验收制度，验明药品合格证明和其他标识；不符合规定要求的，不得购进和使用。医疗机构应当有与所使用药品相适应的场所、设备、仓储设施和卫生环境，制定和执行药品保管制度，采取必要的冷藏、防冻、防潮、防虫、防鼠等措施，保证药品质量。

（三）用药原则

医疗机构应当坚持安全有效、经济合理的用药原则，遵循药品临床应用指导原则、临床诊疗指南和药品说明书等合理用药，对医师处方、用药医嘱的适宜性进行审核。医疗机构以外的其他药品使用单位，应当遵守本法有关医疗机构使用药品的规定。

（四）处方调配规定

依法经过资格认定的药师或者其他药学技术人员调配处方，应当进行核对，对处方所列药品不得擅自更改或者代用。对有配伍禁忌或者超剂量的处方，应当拒绝调配；必要时，经处方医师更正或者重新签字，方可调配。

（五）医疗机构制剂管理

医疗机构配制的制剂，应当是本单位临床需要而市场上没有供应的品种，并应当经所在地省、自治区、直辖市人民政府药品监督管理部门批准；但是，法律对配制中药制剂另有规定的除外。医疗机构配制制剂，应当经所在地省、自治区、直辖市人民政府药品监督管理部门批准，取得医疗机构制剂许可证。医疗机构配制制剂，应当有能够保证制剂质量的设施、管理制度、检验仪器和卫生环境。医疗机构配制的制剂应当凭医师处方在本单位使用。经国务院药品监督管理部门或者省、自治区、直辖市人民政府药品监督管理部门批准，医疗机构配制的制剂可以在指定的医疗机构之间调剂使用。医疗机构配制的制剂不得在市场上销售。

七、药品上市后管理

（一）基本要求

药品上市许可持有人应当制订药品上市后风险管理计划，主动开展药品上市后研究，对药品的安全性、有效性和质量可控性进行进一步确证，加强对已上市药品的持续管理。

对附条件批准的药品，药品上市许可持有人应当采取相应风险管理措施，并在规定期限内按照要求完成相关研究；逾期未按照要求完成研究或者不能证明其获益大于风险的，国务院药品监督管理部门应当依法处理，直至注销药品注册证书。

（二）药品生产过程变更管理

对药品生产过程中的变更，按照其对药品安全性、有效性和质量可控性的风险和产生影响的程度，实行分类管理。属于重大变更的，应当经国务院药品监督管理部门批准，其他变更应当按照国务院药品监督管理部门的规定备案或者报告。药品上市许可持有人应当按照国务院药品监督管理部门的规定，全面评估、验证变更事项对药品安全性、有效性和质量可控性的影响。

（三）药品不良反应监测

药品上市许可持有人应当开展药品上市后不良反应监测，主动收集、跟踪分析疑似药品不良反应信息，对已识别风险的药品及时采取风险控制措施。药品上市许可持有人、药品生产企业、药品经营企业和医疗机构应当经常考察本单位所生产、经营、使用的药品质量、疗效和不良反应。发现疑似不良反应的，应当及时向药品监督管理部门和卫生健康主管部门报告。对已确认发生严重不良反应的药品，由国务院药品监督管理部门或者省、自治区、直辖市人民政府药品监督管理部门根据实际情况采取停止生产、销售、使用等紧急控制措施，并应当在五日内组织鉴定，自鉴定结论做出之日起十五日内依法做出行政处理决定。

（四）药品召回

药品存在质量问题或者其他安全隐患的，药品上市许可持有人应当立即停止销售，告知相关药品经营企业和医疗机构停止销售和使用，召回已销售的药品，及时公开召回信息，必要时应当立即停止生产，并将药品召回和处理情况向省、自治区、直辖市人民政府药品监督管理部门和卫生健康主管部门报告。药品上市许可持有人依法应当召回药品而未召回的，省、自治区、直辖市人民政府药品监督管理部门应当责令其召回。

（五）药品上市后再评价

药品上市许可持有人应当对已上市药品的安全性、有效性和质量可控性定期开展上市后评价。必要时，国务院药品监督管理部门可以责令药品上市许可持有人开展上市后评价或者直接组织开展上市后评价。

八、药品价格和广告

（一）药品价格管理

国家完善药品采购管理制度，对药品价格进行监测，开展成本价格调查，加强药品价格监督检查，依法查处价格垄断、哄抬价格等药品价格违法行为，维护药品价格秩序。依法实行市场调节价的药品，药品上市许可持有人、药品生产企业、药品经营企业和医疗机构应当按照公平、合理和诚实信用、质价相符的原则制定价格，为用药者提供价格合理的药品。

（二）药品购销中的禁止性规定

禁止药品上市许可持有人、药品生产企业、药品经营企业和医疗机构在药品购销中给予、收受回扣或者其他不正当利益。

（三）药品广告管理

药品广告应当经广告主所在地省、自治区、直辖市人民政府确定的广告审查机关批准；未经批准的，不得发布。药品广告的内容应当真实、合法，以国务院药品监督管理部门核准的药品说明书为准，不得含有虚假的内容。药品广告不得含有表示功效、安全性的断言或者保证；不得利用国家机关、科研单位、学术机构、行业协会或者专家、学者、医师、药师、患者等的名义或者形象作推荐、证明。非药品广告不得有涉及药品的宣传。

九、药品储备和供应

国家实行药品储备制度，建立中央和地方两级药品储备。发生重大灾情、疫情或者其他突发事件时，依照《中华人民共和国突发事件应对法》的规定，可以紧急调用药品。

国家实行基本药物制度，遴选适当数量的基本药物品种，加强组织生产和储备，提高基本药物的供给能力，满足疾病防治基本用药需求。国家建立药品供求监测体系，及时收集和汇总分析短缺药品供求信息，对短缺药品实行预警，采取应对措施。

国家实行短缺药品清单管理制度。国家鼓励短缺药品的研制和生产，对临床急需的短缺药品、防治重大传染病和罕见病等疾病的新药予以优先审评审批。对短缺药品，国务院可以限制或者禁止出口。必要时，国务院有关部门可以采取组织生产、价格干预和扩大进口等措施，保障药品供应。

十、监督管理

（一）禁止生产（配制）、销售、使用假药和劣药

假药和劣药的定义见表4-11。

表4-11 假药与劣药的定义与比较

假药	劣药
有下列情形之一的，为假药： （1）药品所含成分与国家药品标准规定的成分不符 （2）以非药品冒充药品或者以他种药品冒充此种药品 （3）变质的药品 （4）药品所标明的适应证或者功能主治超出规定范围的	有下列情形之一的，为劣药： （1）药品成分的含量不符合国家药品标准的 （2）被污染的药品 （3）未标明或者更改有效期的药品 （4）未注明或者更改产品批号的药品 （5）超过有效期的药品 （6）擅自添加防腐剂、辅料的药品 （7）其他不符合药品标准规定的药品

（二）药品监督管理部门职责

药品监督管理部门应当依照法律、法规的规定对药品研制、生产、经营和药品使用单位使用

药品等活动进行监督检查，必要时可以对为药品研制、生产、经营、使用提供产品或者服务的单位和个人进行延伸检查，有关单位和个人应当予以配合，不得拒绝和隐瞒。

药品监督管理部门应当对药品上市许可持有人、药品生产企业、药品经营企业和药物非临床安全性评价研究机构、药物临床试验机构等遵守药品生产质量管理规范、药品经营质量管理规范、药物非临床研究质量管理规范、药物临床试验质量管理规范等情况进行检查，监督其持续符合法定要求。

（三）药品复验规定

当事人对药品检验结果有异议的，可以自收到药品检验结果之日起七日内向原药品检验机构或者上一级药品监督管理部门设置或者指定的药品检验机构申请复验，也可以直接向国务院药品监督管理部门设置或者指定的药品检验机构申请复验。受理复验的药品检验机构应当在国务院药品监督管理部门规定的时间内做出复验结论。

（四）构建药品行业诚信体系

国家建立职业化、专业化药品检查员队伍。检查员应当熟悉药品法律法规，具备药品专业知识。

药品监督管理部门建立药品上市许可持有人、药品生产企业、药品经营企业、药物非临床安全性评价研究机构、药物临床试验机构和医疗机构药品安全信用档案，记录许可颁发、日常监督检查结果、违法行为查处等情况，依法向社会公布并及时更新；对有不良信用记录的，增加监督检查频次，并可以按照国家规定实施联合惩戒。

（五）药品安全信息统一公布制度

国家实行药品安全信息统一公布制度。国家药品安全总体情况、药品安全风险警示信息、重大药品安全事件及其调查处理信息和国务院确定需要统一公布的其他信息由国务院药品监督管理部门统一公布。药品安全风险警示信息和重大药品安全事件及其调查处理信息的影响限于特定区域的，也可以由有关省、自治区、直辖市人民政府药品监督管理部门公布。未经授权不得发布上述信息。

（六）药品监督管理中的禁止性规定

地方人民政府及其药品监督管理部门不得以要求实施药品检验、审批等手段限制或者排斥非本地区药品上市许可持有人、药品生产企业生产的药品进入本地区。药品监督管理部门及其设置或者指定的药品专业技术机构不得参与药品生产经营活动，不得以其名义推荐或者监制、监销药品。药品监督管理部门及其设置或者指定的药品专业技术机构的工作人员不得参与药品生产经营活动。

（七）特殊管理药品管理

国务院对麻醉药品、精神药品、医疗用毒性药品、放射性药品、药品类易制毒化学品等有其他特殊管理规定的，依照其规定。

十一、法律责任

（一）法律责任的概念与分类

法律责任，是指行为人由于自己违法行为、违约行为或者由于法律规定而应承担的某种强制性、否定性的法律后果。法律责任是补偿受到侵害的合法权益的一种手段。

根据行为人违反法律规范的性质和社会危害程度，法律责任分为民事责任、行政责任和刑事责任三种。

民事责任是指民事主体违反合同义务或者法定民事义务而应承担的法律后果。

行政责任是指行政法律关系主体因违反行政法律规范而应当承担的、由专门国家机关确认的、行政法上的否定性的法律后果。

刑事责任是指犯罪人因其实施犯罪行为而应当承担的国家司法机关依照刑事法律对其犯罪行为及其本人所做的否定性评价和谴责。

（二）违反《药品管理法》的法律责任

1. 违反有关许可证、药品批准证明文件规定的法律责任 《药品管理法》中规定的许可证、药品批准证明文件包括《药品生产许可证》、《药品经营许可证》、《医疗机构制剂许可证》、药品批准文号及其他批件等。违反有关许可证、药品批准证明文件的规定，行为人要承担罚款、吊销许可证、没收违法所得等行政责任；如构成犯罪，还要依法追究刑事责任，具体见表4-12。

表4-12 违反有关许可证、药品批准证明文件规定的法律责任

法律条款	违法行为人及违法行为	法律责任
《药品管理法》第115条	单位或个人没有许可证生产、经营药品或配制制剂	①责令关闭 ②没收药品、没收违法所得 ③并处罚款：违法生产和销售的药品货值金额15～30倍 ④货值金额不足十万元的，按十万元计算
《药品管理法》第122条	单位或个人伪造、变造、非法买卖、出租、出借许可证或药品批准证明文件	①没收违法所得 ②并处罚款：违法所得1～5倍 ③情节严重的并处违法所得5～15倍罚款，吊销许可证或药品批准证明文件 ④法定代表人、主要负责人及其他责任人处2万～20万元罚款，十年内禁止从事药品生产经营活动，并可以由公安机关处5～15日拘留 ⑤违法所得不足十万元的，按十万元计算
《药品管理法》第123条	以虚假材料或者欺骗手段取得许可证或者药品批准证明文件	①撤销相关许可，十年内不受理其相应申请 ②并处罚款：50万～500万元 ③情节严重的，法定代表人、主要负责人、直接负责的主管人员和其他责任人处2万～20万元罚款，十年内禁止从事药品生产经营活动，并可以由公安机关处5～15日拘留
《药品管理法》第129条	药品上市许可持有人、药品生产企业、药品经营企业或者医疗机构未从药品上市许可持有人或者具有药品生产、经营资格的企业购进药品的	①责令改正，没收违法购进的药品及违法所得 ②并处罚款：违法购进药品货值金额2～10倍 ③情节严重的并处货值金额10～30倍罚款，吊销许可证 ④货值金额不足5万元的，按5万元计算

2. 生产、销售、使用假药、劣药的法律责任 生产（包括配制）、销售假药、劣药的，以及知道或应当知道属于假劣药品而为其提供运输、保管、仓储等便利条件的，行为人要承担行政责任，如没收违法所得、罚款、吊销许可证等；构成犯罪，还要依法追究刑事责任，具体见表 4-13。

表 4-13　生产、销售、使用假药、劣药的法律责任

法律条款	违法行为人及违法行为	法律责任
《药品管理法》第 116 条	生产、销售假药的	①没收假药和违法所得 ②并处罚款：违法生产、销售的药品货值金额 15～30 倍，货值金额不足十万元，按十万元计算 ③并责令停产、停业整顿 ④吊销药品批准证明文件 ⑤情节严重的吊销药品生产许可证、药品经营许可证或者医疗机构制剂许可证，十年内不受理其相应申请 ⑥药品上市许可持有人为境外企业的，十年内禁止其药品进口
《药品管理法》第 117 条	生产、销售劣药的	①没收劣药和违法所得 ②并处罚款：违法生产、销售的药品货值金额 10～20 倍。违法生产、批发的药品货值金额不足十万元的，按十万元计算；违法零售的药品货值金额不足一万元的，按一万元计算 ③情节严重的，责令停产、停业整顿直至吊销药品批准证明文件和药品生产许可证、药品经营许可证或者医疗机构制剂许可证 ④生产、销售的中药饮片不符合药品标准，尚不影响安全性、有效性的，责令限期改正，给予警告；可处 10 万～50 万元罚款
《药品管理法》第 118 条	生产、销售假药或生产、销售劣药情节严重的	①法定代表人、主要负责人、直接负责的主管人员和其他责任人员，没收违法行为发生期间自本单位所获收入，并处所获收入 30%～300% 罚款，终身禁止从事药品生产、经营活动，并可以由公安机关处 5～15 日拘留 ②对生产者专门用于生产假、劣药的原辅料、包装材料、生产设备予以没收
《药品管理法》第 119 条	药品使用单位使用假药、劣药的	①按照销售假药、零售劣药的规定处罚 ②情节严重的，法定代表人、主要负责人、直接负责的主管人员和其他责任人员有医疗卫生人员执业证书的，还应当吊销执业证书
《药品管理法》第 120 条	为假、劣药提供运输、保管、仓储等便利条件的	①没收全部储存、运输收入 ②并处罚款：违法收入的 1～5 倍 ③情节严重的，并处违法收入 5～15 倍罚款 ④违法收入不足 5 万元的，按 5 万元计算

3. 违反其他有关规定的法律责任 有关单位和个人违反其他有关规定应当承担的法律责任，具体见表 4-14。

表 4-14　违反其他有关规定的法律责任

法律条款	违法行为人及违法行为	法律责任
《药品管理法》第 126 条	药品上市许可持有人、药品生产企业、药品经营企业、药物非临床安全性评价研究机构、药物临床试验机构未遵守 GMP、GSP、GLP、GCP 实施相应的质量管理规范	①责令限期改正，给予警告 ②逾期不改正的，处罚款 10 万～50 万元 ③情节严重的，处 50 万～200 万元的罚款，责令停产停业整顿直至吊销药品批准证明文件、药品生产许可证、药品经营许可证等，药物非临床安全性评价研究机构、药物临床试验机构五年内不得开展药物非临床安全性评价研究、药物临床试验 ④对法定代表人、主要负责人、直接负责的主管人员和其他责任人员，没收违法行为发生期间自本单位所获收入，并处所获收入 10%～50% 的罚款，十年直至终身禁止从事药品生产经营等活动

法律条款	违法行为人及违法行为	法律责任
《药品管理法》第132条	药品进口者没有向允许药品进口的口岸所在地药品监督管理部门备案	①警告、限期改正 ②逾期不改正的，吊销药品注册证书
《药品管理法》第133条	医疗机构将其配制的制剂在市场上销售	①责令改正 ②没收制剂、没收违法所得 ③并处罚款：制剂货值金额2～5倍 ④情节严重的，并处货值金额5～15倍的罚款；货值金额不足五万元的，按五万元计算
《药品管理法》第130条	药品经营企业购销记录不真实或不完整，或销售药品、调配处方、销售中药材不符合《药品管理法》第19条规定	①责令改正，警告 ②情节严重的，吊销药品经营许可证
《药品管理法》第128条	除依法按假、劣药论处的外，单位或者个人所生产或经营的药品标识不符合规定	①责令改正，警告 ②情节严重的，吊销药品注册证书
《药品管理法》第141条	药品上市许可持有人、药品生产企业、药品经营企业及医疗机构在药品购销中给予、收受回扣、其他利益	①没收违法所得 ②罚款30万～300万元 ③情节严重的吊销许可证及营业执照 ④构成犯罪的，依法追究刑事责任
《药品管理法》第141条	药品上市许可持有人、药品生产企业、药品经营企业在药品研制、生产、经营中向国家工作人员行贿的	对法定代表人、主要负责人、直接负责的主管人员和其他责任人员终身禁止从事药品生产经营活动
《药品管理法》第142条	药品上市许可持有人、药品生产企业、药品经营企业或其代理人在药品购销活动中受贿	①没收违法所得，依法给予处罚 ②情节严重的，五年内禁止从事药品生产经营活动
《药品管理法》第142条	医疗机构的负责人、采购人员、医师收受财物、其他利益	①给予处分 ②没收违法所得 ③情节严重的，吊销其执业证书 ④构成犯罪的，依法追究刑事责任
《药品管理法》第144条	药品上市许可持有人、药品生产企业、药品经营企业、医疗机构给药品使用者造成损害的	依法承担赔偿责任

4. 药品监督管理部门、药品检验机构违法的法律责任 药品监督管理部门是《药品管理法》的行政执法主体，药品检验机构是法定技术机构，药品监督管理行政部门和技术机构违反《药品管理法》的规定，也要承担相应的法律责任，主要形式是行政处罚和行政处分；构成犯罪的，依法追究刑事责任，具体见表4-15。

表4-15 药品监督管理部门、药品检验机构违法的法律责任

法律条款	违法行为人及违法行为	法律责任
《药品管理法》第138条	药品检验机构和个人（指直接负责的主管人员和其他直接责任人员）出具虚假检验报告	①责令改正，给予警告 ②单位：对单位并处20万～100万元罚款 ③个人：降级、撤职、开除、罚款5万元以下 ④没收违法所得 ⑤情节严重的撤销其检验资格

续表

法律条款	违法行为人及违法行为	法律责任
《药品管理法》第145条	药品监督管理部门或者其设置、指定的药品专业技术机构及其工作人员参与药品生产、经营活动	①责令改正 ②没收违法所得 ③个人给予处分
《药品管理法》第146条	药品监督管理部门或者其设置、指定的药品检验机构在药品监督检验中违法收费	①责令退还 ②个人给予处分 ③情节严重的，撤销其检验资格
《药品管理法》第148条	县级以上地方人民政府违反《药品管理法》的行政行为	责任人员给予处分
《药品管理法》第149条	药品监督管理等部门违反《药品管理法》的行政行为	责任人员给予处分
《药品管理法》第150条	药品监督管理人员滥用职权、徇私舞弊、玩忽职守	依法给予处分

5. 从重处罚的违法行为　违反《药品管理法》的规定，有下列行为之一的，由药品监督管理部门在《药品管理法》规定的处罚幅度内从重处罚：①以麻醉药品、精神药品、医疗用毒性药品、放射性药品、药品类易制毒化学品冒充其他药品，或者以其他药品冒充上述药品。②生产、销售以孕产妇、儿童为主要使用对象的假药、劣药。③生产、销售的生物制品属于假药、劣药。④生产、销售假药、劣药，造成人身伤害后果。⑤生产、销售假药、劣药，经处理后再犯。⑥拒绝、逃避监督检查，伪造、销毁、隐匿有关证据材料，或者擅自动用查封、扣押物品。

【课后案例】

药品销售地方保护案

A地某药品连锁经营企业为了扩大市场，决定开拓B地市场。该药品连锁经营企业委派了相关人员到B地，开始筹建工作。当该药品连锁经营企业到B地药品监督管理部门办理相关手续时，B地药品监督管理部门明确表明"本地区药品零售企业已经很多了，暂缓办理"；后又提出"本地区未开始对外地申请的受理，不予办理"；经交涉，B地药品监督管理部门同意为该企业办理相关手续，但要求该企业必须首先花巨款办理准销证，方可在B地申请从事药品经营活动。

【思考】

1. 本案的违法主体是谁？其违法行为如何定性？

2. 违法主体应承担何种法律责任？

【思考题】

1. 从整体上看，我国药品管理法律体系有哪些需要进一步完善的方面？

2. 未来应从哪些方面进一步加强药品管理行政执法？

3. 2019年修订的《药品管理法》有哪些重大变化，这些变化将对我国医药事业的发展产生什么影响？

4. 在我国药品管理法律体系中，各法律间的关系如何？

5. 为更好地应对公共卫生事件，如何在应急状态下开展受法律法规约束的药品研发生产经营使用？

6. 法律滞后于现实需要，药品与人民群众健康息息相关，药品管理立法的及时性尤为重要，如何在药品管理立法程序中加以改进？

【学习目标】

1. 掌握：药品注册的相关概念、分类，各类药品的概念及申报与审批程序；药品加快注册程序的主要内容。

2. 熟悉：药品注册管理机构；药物研究的质量管理；药品注册管理的其他规定和法律责任；药品注册检验的规定。

3. 了解：国内外药品注册管理的发展。

【引导案例】

国家药品监督管理局批准中药新药桑枝总生物碱片上市

2020年，国家药品监督管理局批准了桑枝总生物碱片的上市注册申请。该药的主要成分为桑枝中提取到的总生物碱，配合饮食控制及运动，用于2型糖尿病。北京五和博澳药业有限公司为该品种的药品上市许可持有人。

该药品按照优先审评程序开展技术审评，临床试验结果显示与安慰剂对照组间比较有统计学差异，可有效降低2型糖尿病受试者糖化血红蛋白（HbA1c）水平。该中药新药上市，为2型糖尿病患者提供了一种新的治疗选择。

【思考】

中国药品审评审批制度改革在鼓励中药新药创新方面有哪些重大举措？

第一节 药品注册管理概述

一、药品注册的相关概念

（一）药品注册

药品注册是指药品注册申请人依照法定程序和相关要求提出药物临床试验、药品上市许可、再注册等申请以及补充申请，药品监督管理部门基于法律法规和现有科学认知进行安全性、有效性和质量可控性等审查，决定是否同意其申请的活动。

《药品注册管理办法》第一章总则第二条规定"在中华人民共和国境内以药品上市为目的，从事药品研制、注册及监督管理活动，适用本办法。"新颁布的《药品注册管理办法》适用范围更加明确，审批环节划分与国际接轨。

（二）药品注册申请

根据药品注册的定义，药品注册按照管理类别可以分为药物临床试验申请、药品上市许可申请、再注册申请及补充申请。

1. 药物临床试验申请　药物临床试验是指以药品上市注册为目的，为确定药物安全性与有效性而在人体开展的药物研究。

药品须按照国家相关规定完成非临床研究方可提交临床试验申请。

2. 药品上市许可申请　在完成支持药品上市注册的药学、药理毒理学和药物临床试验等研究，确定质量标准，完成商业规模生产工艺验证，并做好接受药品注册检查检验的准备后，可提出药品上市许可申请。

以下三种情况均属于药品上市许可申请。

（1）仿制药申请　指仿制与原研药品质量和疗效一致的药品的注册申请。

（2）境外生产药品注册申请　指境外生产药品在中国境内上市销售的注册申请。

（3）非处方药品申请　指已上市处方药转换为非处方药的注册申请。

3. 再注册申请　指药品注册证书有效期满后，拟继续生产的注册申请。

4. 补充申请　指药品注册申请经批准后，改变、增加或取消原批准事项或者内容的注册申请。

（三）药品注册申请人

药品注册申请人是指提出药品注册申请并承担相应法律责任的机构。境内申请人应当是在中国境内合法登记并能独立承担民事责任的机构，境外申请人应当是境外合法制药厂商。

境外申请人办理境外生产药品注册，应当指定中国境内的企业法人办理相关药品注册事项。境外生产药品的注册申请，按照药品的细化分类和相应的申报资料要求执行。

二、药品注册管理机构

（一）国家药品监督管理部门

1. 国家药品监督管理局主管全国药品注册管理工作，负责建立药品注册管理工作体系和制度，制定药品注册管理规范，依法组织药品注册审评审批以及相关的监督管理工作。

2. 国家药品监督管理局药品审评中心负责药物临床试验申请、药品上市许可申请、补充申请和境外生产药品再注册申请等的审评。

3. 中国食品药品检定研究院、国家药典委员会、国家药品监督管理局食品药品审核查验中心、国家药品监督管理局药品评价中心、国家药品监督管理局行政事项受理服务和投诉举报中心、国家药品监督管理局信息中心等药品专业技术机构，承担依法实施药品注册管理所需的药品注册检验、通用名称核准、核查、监测与评价、制证送达以及相应的信息化建设与管理等相关工作。

（二）省级药品监督管理部门

省、自治区、直辖市药品监督管理部门负责本行政区域内以下药品注册相关管理工作。

1.境内生产药品再注册申请的受理、审查和审批。

2.药品上市后变更的备案、报告事项管理。

3.组织对药物非临床安全性评价研究机构、药物临床试验机构的日常监管及违法行为的查处。

4.参与国家药品监督管理局组织的药品注册核查、检验等工作。

5.国家药品监督管理局委托实施的药品注册相关事项。

6.省、自治区、直辖市药品监督管理部门设置或者指定的药品专业技术机构，承担依法实施药品监督管理所需的审评、检验、核查、监测与评价等工作。

三、国内外药品注册管理的发展

由于受1961年"反应停"事件的影响，1962年，美国FDA强化药品上市前安全性审查，各国对药品注册安全性管理日趋加强，考虑到新药研究巨大的费用投入，近年国际药品注册管理也出现一些新的变化。

（一）国外药品注册管理的发展

1.美国药品注册管理　美国的新药申请一般分为三大类型，即创新药物及其制剂的申请、专利过期的处方药的申请和非处方药的申请。美国的药品审批及管理机构是美国食品药品监督管理局（FDA），基于美国《联邦食品、药品和化妆品法案（FDCA）》进行药品注册管理，其药品注册管理分为新药临床研究（investigational new drug，IND）阶段和新药上市申请（new drug application，NDA）阶段。

（1）新药临床研究　新药当决定进入临床试验时，则要向FDA提交新药临床研究的申请，同时报送所有确认药物安全性和其他研究资料。FDA在收到IND申请以后，在一个月内必须给予答复。因美国IND仅是一个建议，申请者在得到FDA答复后，即可开始临床试验研究。

（2）新药上市申请　通常情况，新药在三期临床试验结束后，申请人就可以向FDA进行新药上市申请，FDA将根据IND数据进行审批，以决定该药品是否可以上市，审批内容包括药物化学数据、药物生产数据、临床前研究数据和临床研究数据。新药上市申请的审评程序包括申请书的受理、新药技术审评、现场考察、通知审评结果、双方的交流（中期会议、审评终结会议和其他会议）等。

考虑到受众广泛和程序，IND申请与NDA相比较，新药上市申请是一个漫长的过程。

2.欧盟药品注册管理　欧盟负责药品技术审查和批准上市的机构是欧洲药品审评局（European Medicines Agency，EMA），主要任务是为药品研发部门提供技术建议，对申请集中审批的药品进行科学的评估，对未达成相互认可程序的产品进行仲裁，协助药物监察，协助各国进行药品的GLP、GCP、GMP的审查。欧盟的药品注册分为集中审批程序和非集中审批程序两个类型。

集中审批程序（centralized procedure，CP）是欧盟各国均认可的新药上市程序。申请确认后，即启动集中审批程序。在审评中，不仅对集中审批的上市许可申请提供评估及建议，还对欧盟各成员国的药品监督和检查行动进行协调。

非集中审批程序分为成员国审批程序（independent national procedure，INP）、分权审批（decentralized procedure，DP）和相互认可程序（mutual recognized procedure，MRP）。INP 也称成员国独立审批程序，指欧盟成员国根据自身的药品注册管理法规和技术要求，批准新药上市的程序，经该程序批准上市的药品，仅限该成员国上市许可；DP 是指 EMA 规定不进行集中审批的品种，可经由两个以上成员国批准上市许可；MRP 即药品上市申请首先在某成员国获得批准许可，其后其他成员国予以承认的审批程序。

3. 东盟药品注册协调化行动 考虑到新药上市审批所消耗的巨大资源，东盟十国宣布东盟通用技术文件（ASEAN common technical Dossier，ACTD）作为制药公司提出药品批准申请的唯一格式。其目标是：创建透明的监管程序；标准化监管要求；消除为满足各种监管规定进行的重复研究，以便药品企业可将更多时间及资源用于新药研发。

从 2012 年开始，制药产品在东盟成员国强制实施 ACTD。标准的统一将有助于成员国降低成本、改善本地区的药品质量及供应。对进口药品制定管理规定，以确保药品质量，产品在某个国家被拒绝或警告将在所有成员国适用。

（二）我国药品注册管理的发展及现况

我国药品注册管理经历了药品新产品开发管理、新药委员会审评和药品审评中心集中审评三个发展阶段。

1. 药品新产品开发管理 1965 年，卫生部、化工部发布《药品新产品管理办法（试行）》，标志我国第一部药品注册管理法规实施。1978 年国务院发布《药政管理条例（试行）》，1979 年卫生部发布《新药管理办法（试行）》，对新药定义、分类、研究、临床、鉴定、审批进行明确规范。

这一时期的药品注册实现分级管理制度，卫生部药政局负责特殊管理药品等药品的注册审批，地方卫生厅药政处负责其他药品的注册审批。

2. 新药委员会审评 1998 年，国家药品监督管理局成立，2001 年修订的《药品管理法》和随后的《药品审批办法》等一系列新药注册管理法规出台，原国家食品药品监督管理局取消地方新药审批的权力，实行集中的统一注册审批。

这一时期，原国家食品药品监督管理局以《国家药品审评专家管理办法》为中心，发布了《药物非临床研究质量管理规范》《药物临床实验质量管理规范》《进口药品管理办法》等一系列法规，制定了 20 多个类别的药物研究技术指南，建立了一批临床试验基地和药品审评委员会。

3. 药品审评中心集中审评 2007 年，国家药品监督管理部门修订《药品注册管理办法》，将境内申请药物临床试验、药品生产和药品进口的注册集中管理，明确实行药品注册主审集体负责制、相关人员公示制和回避制、责任追究制，将药品注册受理、检验、审评、审批、送达等环节公开、透明，并置于社会监督之下。原国家食品药品监督管理局药品审评中心全面负责药品注册申请的技术审评工作，并在其网站或申请受理场所公布以下内容：

①药品注册申请事项、程序、收费标准和依据、时限，需要提交的全部材料目录和申请书示范文本。

②药品注册受理、检查、检验、审评、审批各环节人员名单和相关信息。

③已批准的药品目录等综合信息。

2015 年 8 月 18 日国务院发布《国务院关于改革药品医疗器械审评审批制度的意见》（国发〔2015〕44 号）提出以下重要改革：

①提高药品审批标准。

②将仿制药由现行的"仿已有国家标准的药品"调整为"仿与原研药品质量和疗效一致的药品"。

③提高仿制药质量。

④开展药品上市许可持有人制度试点。

⑤落实申请人主体责任。

⑥及时发布药品供求和注册申请信息。

⑦简化药品审批程序，完善药品再注册制度。

⑧加快创新药审评审批。

2017 年 10 月 8 日，中共中央办公厅、国务院办公厅印发布《关于深化审评审批制度改革鼓励药品医疗器械创新的意见》提出以下意见：

①改革临床试验管理。

②加快上市审评审批。

③促进药品创新和仿制药发展。

④加强药品医疗器械全生命周期管理。

⑤提升技术支撑能力。

⑥加强组织实施。

2020 年 7 月 1 日施行的《药品注册管理办法》（国家市场监督管理总局令第 27 号）包括总则、基本制度和要求、药品上市注册、药品加快上市注册程序、药品上市后变更和再注册、受理、撤回申请、审批决定和争议解决、工作时限、监督管理、法律责任、附则等内容。新版《药品注册管理办法》修改的主要内容包括全面落实药品上市许可持有人制度；优化审评审批工作流程；落实全生命周期管理要求；强化责任追究。

第二节　药物研究的质量管理

药物研究分为非临床研究和临床试验两个阶段。

一、药物非临床研究与质量管理

（一）药物非临床研究内容

药物非临床研究也称为药物临床前研究。主要包括选题立项、药学研究和药理毒理学研究。

1. 选题立项　在查阅有关文献资料及充分调研的基础上，根据国家有关政策，研发企业产品结构、研发技术水平及财务状况，产品的市场前景及患者需求等因素综合考虑确定药物研发的方向和选题。

2. 药学研究　以注册为目的的药学研究主要包括以下研究内容：药物的合成工艺、提取方法、理化性质及纯度、剂型选择、处方筛选、制备工艺、检验方法、质量指标、稳定性研究等。中药制剂还包括原药材的来源、加工及炮制等的研究；生物制品还包括菌毒种、细胞株、生物组织等起始原材料的来源、质量标准、保存条件、生物学特征、遗传稳定性及免疫学的研究等。

3. 药理毒理学研究　药理毒理学研究包括药理学和毒理学研究。

（1）药理学研究　药理学研究一般分为两个阶段：第一阶段是药理作用的筛选，包括应用体内和体外的方法测定药物的药理活性；第二个阶段是全面的药理研究，包括主要药效学及药代动力学研究。

主要药效学：研究药物对机体的作用，包括量效关系、药物作用时间及作用机制等。

药代动力学：研究主要研究机体对药物的作用，包括药物在体内的吸收、分布、代谢和排泄。

（2）毒理学研究　一般也称为药物非临床安全性评价。毒理学研究包括急性毒性试验、长期毒性试验、致癌试验、生殖毒性试验等。

①急性毒性试验：观察一次给药后动物产生的毒性反应，并测定其半数致死量 LD_{50}。

②长期毒性试验：观察动物因连续用药而产生的毒性反应。观察动物中毒时首先出现的症状及停药后组织和功能损害、发展和恢复的情况。

③致癌试验：考察药物在动物体内的潜在致癌作用，从而评价和预测其可能对人体造成的危害。国际上，对于预期长期使用的药物已经要求进行啮齿类动物致癌试验。

④生殖毒性试验：包括一般生殖毒性试验、致畸试验和围产期毒性试验等。

《药品注册管理办法》第十条规定：药物非临床安全性评价研究应当在经过药物非临床研究质量管理规范认证的机构开展，并遵守药物非临床研究质量管理规范。

（二）药物非临床研究质量管理规范

药物非临床研究质量管理规范的英文是 good laboratory practice，简称 GLP。

1. GLP 的由来和发展　自 20 世纪 60 年代发生"反应停"等多起药害事件以后，人们对新药的安全性日益重视，世界各国都广泛开展药物毒理学研究。大家从药害事件惨痛的教训中认识到，药物毒性试验的质量是保证新药安全性的关键。

GLP 的发展始于 20 世纪 70 年代。最早颁布实施相关法规的国家是新西兰。新西兰于 1972 年颁布实施了《实验室登记法》，该法涉及实验室工作人员登记、实验步骤和仪器设备，并且成立实验室登记委员会专门负责在实验室中执行《实验室登记法》的内容。1973 年 3 月丹麦颁布实施了《实验室条例（草案）》，力图保证对安全性评价的质量控制。但是世界上第一个真正实行 GLP 的国家是美国，1976 年美国食品药品监督管理局（FDA）制定了药品 GLP 规范草案，并于 1978 年定稿，1979 年正式实施。1978 年经济合作与发展组织成立了 GLP 专家组，1981 年颁布实施化学品 GLP，并于 1995 年由成立的新专家组进行修订，1996 年完成修订，1997 年理事会通过并实施。目前，世界各国都相继建立了自己国家的《药物非临床研究质量管理规范》。

我国原国家食品药品监督管理局对原试行《药物非临床研究质量管理规范》（1999 年 11 月 1 日起试行）进行修订，于 2003 年颁布了《药物非临床研究质量管理规范》。2017 年 9 月，国家食品药品监督管理总局审议通过了新修订的《药物非临床研究质量管理规范》并于 2017 年 9 月 1 日施行。

2. 我国 GLP 的主要内容

（1）总则　对我国 GLP 制定的依据、目的和适用范围进行了界定。

（2）术语及其定义　对非临床研究质量管理规范、非临床安全性评价研究、非临床安全性评价研究机构、多场所研究、机构负责人、专题负责人、主要研究者、委托方、质量保证部门、标准操作规程、主计划表、试验方案、试验方案变更/偏离、实验系统、受试物、供试品、对照品、溶媒、批号、原始数据、标本、研究开始日期、研究完成日期、计算机化系统、验证、电子数据、电子签名、稽查轨迹、同行评议等术语进行了解释说明。

（3）组织机构和人员　研究机构应当建立完善的组织管理体系，配备机构负责人、质量保证部门和相应的工作人员。

（4）设施　研究机构应当根据所从事的非临床安全性评价研究的需要建立相应的设施，并确保设施的环境条件满足工作的需要。

（5）仪器设备和实验材料　研究机构应当根据研究工作的需要配备相应的仪器设备，其性能应当满足使用目的，放置地点合理，并定期进行清洁、保养、测试、校准、确认或者验证等，以确保其性能符合要求。受试物和对照品的使用和管理应当符合相关要求。

（6）实验系统　实验动物的管理应当符合相关要求。

（7）标准操作规程　研究机构应当制定与其业务相适应的标准操作规程，以确保数据的可靠性。

（8）研究工作的实施　每个试验均应当有名称或者代号，并在研究相关的文件资料及试验记录中统一使用该名称或者代号。

（9）质量保证　研究机构应当确保质量保证工作的独立性。质量保证人员不能参与具体研究的实施，或者承担可能影响其质量保证工作独立性的其他工作。

（10）资料档案　课题负责人应当确保研究所有的资料，包括试验方案的原件、原始数据、标本、相关检测报告、留样受试物和对照品、总结报告的原件以及研究有关的各种文件，在研究实施过程中或者研究完成后及时归档，最长不超过两周，按标准操作规程的要求整理后，作为研究档案予以保存。

（11）委托方　委托方作为研究工作的发起者和研究结果的申报者，对用于申报注册的研究资料负责。

二、药物临床试验与质量管理

药物的临床试验（包括药物的生物等效性试验）必须经过国家药品监督管理部门审批，且必须执行《药物临床试验质量管理规范》。

（一）药物临床试验的基本要求

1. 药物临床试验的申请

（1）药物临床试验应当经批准，其中生物等效性试验应当备案。

（2）药物临床试验应当在批准后三年内实施。药物临床试验申请自获准之日起，三年内未有受试者签署知情同意书的，该药物临床试验许可自行失效。仍需实施药物临床试验的，应当重新申请。

2. 药物临床试验的默示许可

对药物临床试验申请应当自受理之日起六十日内决定是否同意开展，并通过药品审评中心网站通知申请人审批结果；逾期未通知的，视为同意，申请人可以按照提交的方案开展药物临床试验。

3. 药物临床试验的开展

（1）开展药物临床试验，应当经伦理委员会审查同意。

（2）药物临床试验应当在具备相应条件并按规定备案的药物临床试验机构开展，并遵守药物临床试验质量管理规范。

（3）药物临床试验期间，发生药物临床试验方案变更、非临床或者药学的变化或者有新发现的，申办者应当按照规定，参照相关技术指导原则，充分评估对受试者安全的影响。

4. 药物临床试验方案的调整、暂停或终止

（1）对于药物临床试验期间出现的可疑且非预期严重不良反应和其他潜在的严重安全性风险信息，申办者应当按照相关要求及时向药品审评中心报告。根据安全性风险严重程度，可以要求申办者采取调整药物临床试验方案、知情同意书、研究者手册等加强风险控制的措施，必要时可以要求申办者暂停或者终止药物临床试验。

（2）有下列情形之一的，可以要求申办者调整药物临床试验方案、暂停或者终止药物临床试验：

①伦理委员会未履行职责的。

②不能有效保证受试者安全的。

③申办者未按照要求提交研发期间安全性更新报告的。

④申办者未及时处置并报告可疑且非预期严重不良反应的。

⑤有证据证明研究药物无效的。

⑥临床试验用药品出现质量问题的。

⑦药物临床试验过程中弄虚作假的。

⑧其他违反药物临床试验质量管理规范的情形。

（3）药物临床试验中出现大范围、非预期的严重不良反应，或者有证据证明临床试验用药品存在严重质量问题时，申办者和药物临床试验机构应当立即停止药物临床试验。药品监督管理部门依职责可以责令调整临床试验方案、暂停或者终止药物临床试验。

（4）药物临床试验被责令暂停后，申办者拟继续开展药物临床试验的，应当在完成整改后提出恢复药物临床试验的补充申请，经审查同意后方可继续开展药物临床试验。药物临床试验暂停时间满三年且未申请并获准恢复药物临床试验的，该药物临床试验许可自行失效。

药物临床试验终止后，拟继续开展药物临床试验的，应当重新提出药物临床试验申请。

（二）药物临床试验分期与生物等效性试验

1. 临床试验分期与病例数要求　临床试验是指任何在人体（患者或健康志愿者）进行药物的系统性研究，以证实或揭示试验药物的作用、不良反应及／或试验药物的吸收、分布、代谢和排泄，目的是确定试验药物的疗效与安全性。临床试验分为Ⅰ、Ⅱ、Ⅲ、Ⅳ期。

（1）Ⅰ期临床试验　初步的临床药理学及人体安全性评价试验。观察人体对于新药的耐受程度和药代动力学，为制订给药方案提供依据。要求病例数 20 ～ 30 例。

（2）Ⅱ期临床试验　治疗作用初步评价阶段。其目的是初步评价药物对目标适应证患者的治疗作用和安全性，也包括为Ⅲ期临床试验研究设计和给药剂量方案的确定提供依据。此阶段的研究设计可以根据具体的研究目的，采用多种形式，包括随机盲法对照临床试验。要求病例数 100 例。

（3）Ⅲ期临床试验　治疗作用确证阶段。其目的是进一步验证药物对目标适应证患者的治疗作用和安全性，评价利益与风险关系，最终为药物注册申请的审查提供充分的依据。试验一般应为具有足够样本量的随机盲法对照试验。要求病例数 300 例。

（4）Ⅳ期临床试验　新药上市后应用研究阶段。其目的是考察在广泛使用条件下的药物的疗效和不良反应，评价在普通或者特殊人群中使用的利益与风险关系以及改进给药剂量等。要求病例数 2000 例。

其中，预防用生物制品的临床试验的最低病例数要求为Ⅰ期临床试验 20 例、Ⅱ期临床试验

300 例、Ⅲ 期临床试验 500 例。

2. 生物等效性试验　指用生物利用度研究的方法，以药代动力学参数为指标，比较同一种药物的相同或者不同剂型的制剂，在相同的试验条件下，其活性成分吸收程度和速度有无统计学差异的人体试验。

生物等效性试验病例数为 18 ～ 24 例。

（三）药物临床试验质量管理规范

药物临床试验质量管理规范的英文是 good clinical practice，简称 GCP。

1. GCP 的由来和发展　20 世纪初，青霉素、天花疫苗、维生素等新药的发现，在拯救生命的同时因对有些药物的安全性和有效性认识不够，而致使许多人受到了无法挽回的损害乃至失去了生命。这些药害事件使人们对必须加强药物临床试验有了进一步的认识。

世界药物临床试验管理发展史大致分为三个时期。第一个时期：20 世纪初至 60 年代，是药物从无管理状态到药物临床试验管理体系逐步形成的时期；第二个时期：20 世纪 70 年代至 80 年代，是各国药物临床试验规范化和法制化管理逐步形成的时期；第三个时期：20 世纪 90 年代至今，是药物临床试验管理国际统一标准逐步形成的时期。

我国 GCP 自 1998 年颁布试行规范以来，历经 1999 年、2003 年和 2020 年三次修订。目前执行的《药物临床试验质量管理规范》是国家药品监督管理局会同国家卫生健康委员会于 2020 年 4 月 26 日共同发布的《药物临床试验质量管理规范》并自 2020 年 7 月 1 日起施行。

2. 我国 GCP 的主要内容

（1）总则　对我国 GCP 制定的依据、目的和主要内容进行了说明。

（2）术语及其定义　对临床试验、临床试验的依从性、非临床研究、独立的数据监查委员会、伦理委员会、研究者、申办者、合同研究组织、受试者、弱势受试者、知情同意、公正见证人、监查、监查计划、监查报告、稽查、稽查报告、检查、直接查阅、试验方案、研究者手册、病例报告表、标准操作规程、试验用药品、对照药品、不良事件、严重不良事件、药物不良反应、可疑且非预期严重不良反应、受试者鉴认代码、源文件、源数据、必备文件、核证副本、质量保证、质量控制、试验现场、设盲、计算机化系统验证、稽查轨迹等定义进行了解释说明。

（3）伦理委员会　职责是保护受试者的权益和安全，应当特别关注弱势受试者。

（4）研究者　对研究者和临床试验机构应当具备的资格和要求进行了说明。

（5）申办者　应当把保护受试者的权益和安全以及临床试验结果的真实、可靠作为临床试验的基本考虑。

（6）试验方案　通常包括基本信息、研究背景资料、试验目的、试验设计、实施方式（方法、内容、步骤）等内容。

（7）研究者手册　申办者提供的《研究者手册》是关于试验药物的药学、非临床和临床资料的汇编，其内容包括试验药物的化学、药学、毒理学、药理学和临床的资料和数据。《研究者手册》目的是帮助研究者和参与试验的其他人员更好地理解和遵守试验方案，帮助研究者理解试验方案中诸多关键的基本要素，包括临床试验的给药剂量、给药次数、给药间隔时间、给药方式等，主要和次要疗效指标及安全性的观察和监测。

（8）研究工作的实施　每个试验均应当有名称或者代号，并在研究相关的文件资料及试验记录中统一使用该名称或者代号。

第三节　药品注册的申报与审批

一、药品注册分类

按照现行《药品注册管理办法》，我国药品注册按照中药、化学药和生物制品等进行分类注册管理。

中药注册按照中药创新药、中药改良型新药、古代经典名方中药复方制剂、同名同方药等进行分类。

化学药注册按照化学药创新药、化学药改良型新药、仿制药等进行分类。

生物制品注册按照生物制品创新药、生物制品改良型新药、已上市生物制品（含生物类似药）等进行分类。

（一）中药注册分类

中药是指在我国中医药理论指导下使用的药用物质及其制剂。

根据注册技术要求的不同，又将中药的四个类别进行详细分类。详见《中药注册分类及申报资料要求》（国家药品监督管理局 2020 年第 68 号通告附件），具体分类如下。

1. 中药创新药　指处方未在国家药品标准、药品注册标准及国家中医药主管部门发布的《古代经典名方目录》中收载，具有临床价值，且未在境外上市的中药新处方制剂。一般包含以下情形：

（1）中药复方制剂，系指由多味饮片、提取物等在中医药理论指导下组方而成的制剂。

（2）从单一植物、动物、矿物等物质中提取得到的提取物及其制剂。

（3）新药材及其制剂，即未被国家药品标准、药品注册标准以及省、自治区、直辖市药材标准收载的药材及其制剂，以及具有上述标准药材的原动、植物新的药用部位及其制剂。

2. 中药改良型新药　指改变已上市中药的给药途径、剂型，且具有临床应用优势和特点，或增加功能主治等的制剂。一般包含以下情形：

（1）改变已上市中药给药途径的制剂，即不同给药途径或不同吸收部位之间相互改变的制剂。

（2）改变已上市中药剂型的制剂，即在给药途径不变的情况下改变剂型的制剂。

（3）中药增加功能主治。

（4）已上市中药生产工艺或辅料等改变引起药用物质基础或药物吸收、利用明显改变的。

3. 古代经典名方中药复方制剂　古代经典名方是指符合《中华人民共和国中医药法》规定的，至今仍广泛应用、疗效确切、具有明显特色与优势的古代中医典籍所记载的方剂。古代经典名方中药复方制剂是指来源于古代经典名方的中药复方制剂。包含以下情形：

（1）按古代经典名方目录管理的中药复方制剂。

（2）其他来源于古代经典名方的中药复方制剂。包括未按古代经典名方目录管理的古代经典名方中药复方制剂和基于古代经典名方加减化裁的中药复方制剂。

4. 同名同方药　指通用名称、处方、剂型、功能主治、用法及日用饮片量与已上市中药相同，且在安全性、有效性、质量可控性方面不低于该已上市中药的制剂。

天然药物是指在现代医药理论指导下使用的天然药用物质及其制剂。天然药物参照中药注册分类。

（二）化学药品注册分类

化学药品注册申请应提供药品通用名、化学名、英文名、汉语拼音，并注明其化学结构式、分子量、分子式等，新制定的名称，应当说明命名依据。根据注册技术要求的不同，又将化学药品的五个类别进行详细分类。详见《化学药品注册分类及申报资料要求》（国家药品监督管理局2020年第44号通告附件），具体分类如下。

1类：境内外均未上市的创新药。指含有新的结构明确的、具有药理作用的化合物，且具有临床价值的药品。

2类：境内外均未上市的改良型新药。指在已知活性成分的基础上，对其结构、剂型、处方工艺、给药途径、适应证等进行优化，且具有明显临床优势的药品。

（1）含有用拆分或者合成等方法制得的已知活性成分的光学异构体，或者对已知活性成分成酯，或者对已知活性成分成盐（包括含有氢键或配位键的盐），或者改变已知盐类活性成分的酸根、碱基或金属元素，或者形成其他非共价键衍生物（如络合物、螯合物或包合物），且具有明显临床优势的药品。

（2）含有已知活性成分的新剂型（包括新的给药系统）、新处方工艺、新给药途径，且具有明显临床优势的药品。

（3）含有已知活性成分的新复方制剂，且具有明显临床优势。

（4）含有已知活性成分的新适应证的药品。

3类：境内申请人仿制境外上市但境内未上市原研药品的药品。该类药品应与参比制剂的质量和疗效一致。

4类：境内申请人仿制已在境内上市原研药品的药品。该类药品应与参比制剂的质量和疗效一致。

5类：境外上市的药品申请在境内上市。

（1）境外上市的原研药品和改良型药品申请在境内上市。改良型药品应具有明显临床优势。

（2）境外上市的仿制药申请在境内上市。

原研药品是指境内外首个获准上市，且具有完整和充分的安全性、有效性数据作为上市依据的药品。

参比制剂是指经国家药品监管部门评估确认的仿制药研制使用的对照药品。参比制剂的遴选与公布按照国家药品监管部门相关规定执行。

（三）生物制品注册分类

生物制品是指以微生物、细胞、动物或人源组织和体液等为起始原材料，用生物学技术制成，用于预防、治疗和诊断人类疾病的制剂。为规范生物制品注册申报和管理，将生物制品分为预防用生物制品、治疗用生物制品和按生物制品管理的体外诊断试剂。详见《生物制品注册分类及申报资料要求》（国家药品监督管理局2020年第43号通告附件）。

1.预防用生物制品　预防用生物制品是指为预防、控制疾病的发生、流行，用于人体免疫接种的疫苗类生物制品，包括免疫规划疫苗和非免疫规划疫苗。

预防用生物制品的注册分类如下。

1类：创新型疫苗：境内外均未上市的疫苗。

（1）无有效预防手段疾病的疫苗。

（2）在已上市疫苗基础上开发的新抗原形式，如新基因重组疫苗、新核酸疫苗、已上市多糖疫苗基础上制备的新的结合疫苗等。

（3）含新佐剂或新佐剂系统的疫苗。

（4）含新抗原或新抗原形式的多联/多价疫苗。

2类：改良型疫苗：对境内或境外已上市疫苗产品进行改良，使新产品的安全性、有效性、质量可控性有改进，且具有明显优势的疫苗。包括以下几种：

（1）在境内或境外已上市产品基础上改变抗原谱或型别，且具有明显临床优势的疫苗。

（2）具有重大技术改进的疫苗，包括对疫苗菌毒种/细胞基质/生产工艺/剂型等的改进。（如更换为其他表达体系或细胞基质的疫苗；更换菌毒株或对已上市菌毒株进行改造；对已上市细胞基质或目的基因进行改造；非纯化疫苗改进为纯化疫苗；全细胞疫苗改进为组分疫苗等）

（3）已有同类产品上市的疫苗组成的新的多联/多价疫苗。

（4）改变给药途径，且具有明显临床优势的疫苗。

（5）改变免疫剂量或免疫程序，且新免疫剂量或免疫程序具有明显临床优势的疫苗。

（6）改变适用人群的疫苗。

3类：境内或境外已上市的疫苗。

（1）境外生产的境外已上市、境内未上市的疫苗申报上市。

（2）境外已上市、境内未上市的疫苗申报在境内生产上市。

（3）境内已上市疫苗。

2. 治疗用生物制品 治疗用生物制品是指用于人类疾病治疗的生物制品，如采用不同表达系统的工程细胞（如细菌、酵母、昆虫、植物和哺乳动物细胞）所制备的蛋白质、多肽及其衍生物；细胞治疗和基因治疗产品；变态反应原制品；微生态制品；人或者动物组织或者体液提取或者通过发酵制备的具有生物活性的制品等。生物制品类体内诊断试剂按照治疗用生物制品管理。

按照生物制品管理的体外诊断试剂包括用于血源筛查的体外诊断试剂、采用放射性核素标记的体外诊断试剂等。

治疗用生物制品注册分类如下。

1类：创新型生物制品：境内外均未上市的治疗用生物制品。

2类：改良型生物制品：对境内或境外已上市制品进行改良，使新产品的安全性、有效性、质量可控性有改进，且具有明显优势的治疗用生物制品。

（1）在已上市制品基础上，对其剂型、给药途径等进行优化，且具有明显临床优势的生物制品。

（2）增加境内外均未获批的新适应证和/或改变用药人群。

（3）已有同类制品上市的生物制品组成新的复方制品。

（4）在已上市制品基础上，具有重大技术改进的生物制品，如重组技术替代生物组织提取技术；较已上市制品改变氨基酸位点或表达系统、宿主细胞后具有明显临床优势等。

3类：境内或境外已上市生物制品。

（1）境外生产的境外已上市、境内未上市的生物制品申报上市。

（2）境外已上市、境内未上市的生物制品申报在境内生产上市。

（3）生物类似药。

（4）其他生物制品。

二、药品注册申报与审批程序

(一)药物临床试验申请与审批程序

药物临床试验：investigational new drug，简称 IND。

申请人完成支持新药临床试验的药学、药理毒理学等临床前研究后，按以下程序申请及审批：①Pre-IND 会议申请；②会议审核；③提出 IND 申请；④受理；⑤缴费；⑥审评；⑦发出审评结论。申请人在药物临床试验申请前、药物临床试验过程中可以就重大问题与药品审评中心等专业技术机构进行沟通交流。详见图 5-1。

《药品注册管理办法》对新药临床试验审批采取默示许可制，即药品审评中心应当组织药学、医学和其他技术人员对已受理的药物临床试验申请进行审评。对药物临床试验申请应当自受理之日起六十日内决定是否同意开展，并通过药品审评中心网站通知申请人审批结果；逾期未通知的，视为同意，申请人可以按照提交的方案开展药物临床试验。

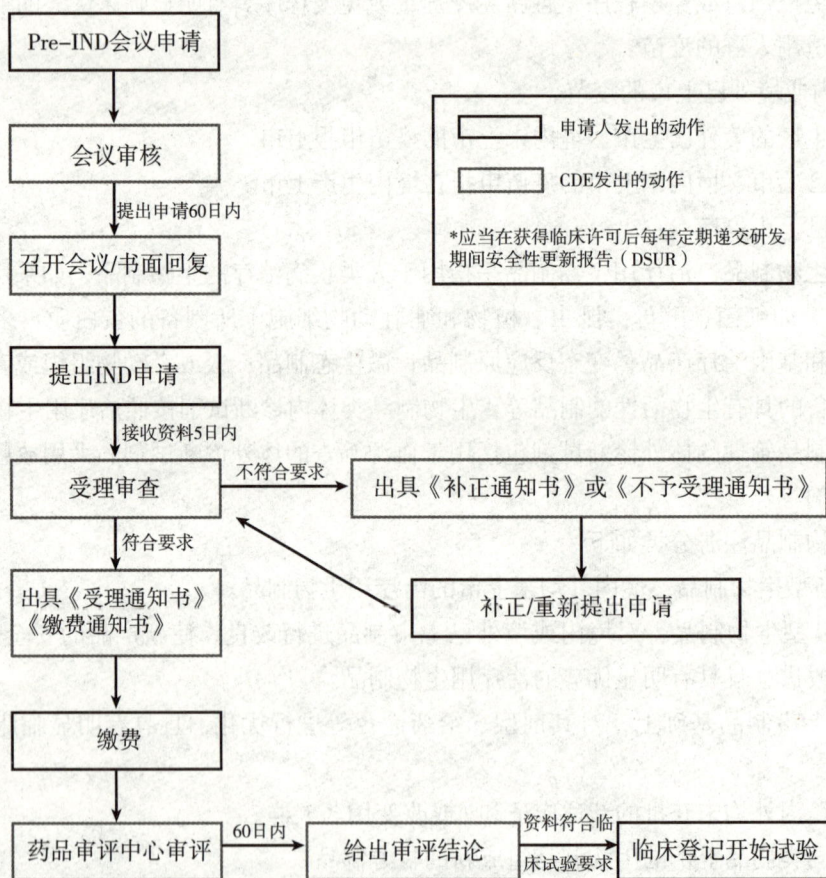

图 5-1 药物临床试验申请与审批流程

(二)药品上市许可申请与审批程序

药品上市许可申请：new drug application，简称 NDA。

申请人在完成支持新药上市注册的药学、药理毒理学和药物临床试验等研究，确定质量标准，完成商业规模生产工艺验证，并做好接受药品注册核查检验的准备后，提出新药上市许可申请，按以下程序申报及审批：①提出上市申请；②受理；③缴费；④技术审评；⑤注册检验；⑥现场检查；⑦审批决定。详见图 5-2。

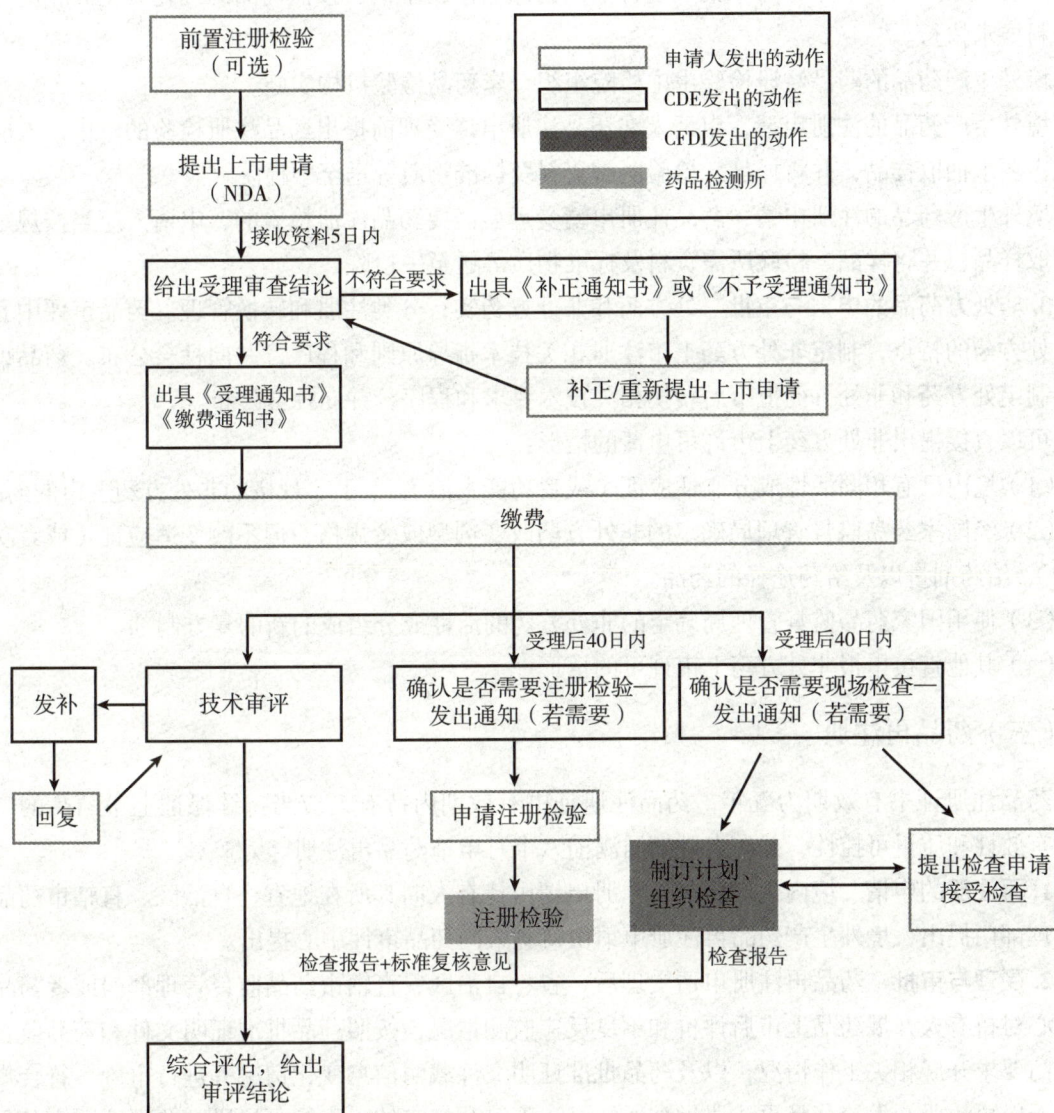

图 5-2 药品上市许可申请与审批流程

以下几种情况，也属于药品上市许可申请中的一种，具体要求如下。

1. 仿制药的申报与审批 仿制药申请：abbreviated new drug application，简称 ANDA。

仿制药应当与原研药具有同样的活性成分、给药途径、剂型、规格和相同的治疗作用。已有多家企业生产的品种，应当参照有关技术指导原则选择原研药进行对照研究。

仿制药应当与参比制剂质量和疗效一致。申请人应当参照相关技术指导原则选择合理的参比制剂。

仿制药、按照药品管理的体外诊断试剂以及其他符合条件的情形，经申请人评估，认为无须或者不能开展药物临床试验，符合豁免药物临床试验条件的，申请人可以直接提出药品上市许可申请。豁免药物临床试验的技术指导原则和有关具体要求，由药品审评中心制定公布。

仿制药注册申请人拟开展生物等效性试验的，应当按照要求在药品审评中心网站完成生物等效性试验备案后，按照备案的方案开展相关研究工作。符合豁免药物临床试验条件的仿制药注册申请，申请人可以直接提出药品上市许可申请。

仿制境内已上市药品所用的化学原料药的，可以申请单独审评审批。

2. 境外生产药品的申报与审批　境外生产药品的注册申请，按照药品的细化分类和相应的申报资料要求执行。

境外生产药品的药品注册检验由中检院组织口岸药品检验机构实施。

境外生产药品的注册申请，申请人在药品注册申请受理前提出药品注册检验的，申请人应当按规定要求抽取样品，并将样品、检验所需资料及标准物质等送至中检院。

境外生产药品的注册申请，药品注册申请受理后需要药品注册检验的，申请人应当按规定要求抽取样品，并将样品、检验所需资料及标准物质等送至中检院。

3. 非处方药品的申报与审批　处方药和非处方药实行分类注册和转换管理。药品审评中心根据非处方药的特点，制定非处方药上市注册相关技术指导原则和程序，并向社会公布。药品评价中心制定处方药和非处方药上市后转换相关技术要求和程序，并向社会公布。

可以直接提出非处方药上市许可申请的情形：

（1）境内已有相同活性成分、适应证（或者功能主治）、剂型、规格的非处方药上市的药品。

（2）经国家药品监督管理局确定的非处方药改变剂型或者规格，但不改变适应证（或者功能主治）、给药剂量以及给药途径的药品。

（3）使用国家药品监督管理局确定的非处方药的活性成分组成的新的复方制剂。

（4）其他直接申报非处方药上市许可的情形。

（三）药品再注册

药品注册证书有效期为五年，药品注册证书有效期内持有人应当持续保证上市药品的安全性、有效性和质量可控性，并在有效期届满前六个月申请药品再注册。

1. 再注册的申请　境内生产药品再注册申请由持有人向其所在地省、自治区、直辖市药品监督管理部门提出，境外生产药品再注册申请由持有人向药品审评中心提出。

2. 受理与审批　药品再注册申请受理后，省、自治区、直辖市药品监督管理部门或者药品审评中心对持有人开展药品上市后评价和不良反应监测情况，按照药品批准证明文件和药品监督管理部门要求开展相关工作情况，以及药品批准证明文件载明信息变化情况等进行审查，符合规定的，予以再注册，发给药品再注册批准通知书。不符合规定的，不予再注册，并报请国家药品监督管理局注销药品注册证书。

3. 不予再注册的情形

①有效期届满未提出再注册申请的。

②药品注册证书有效期内持有人不能履行持续考察药品质量、疗效和不良反应责任的。

③未在规定时限内完成药品批准证明文件和药品监督管理部门要求的研究工作且无合理理由的。

④经上市后评价，属于疗效不确切、不良反应大或者因其他原因危害人体健康的。

⑤法律、行政法规规定的其他不予再注册情形。

对不予再注册的药品，药品注册证书有效期届满时予以注销。

（四）药品补充申请

变更原药品注册批准证明文件及其附件所载明的事项或者内容的，申请人应当按照规定，参照相关技术指导原则，对药品变更进行充分研究和验证，充分评估变更可能对药品安全性、有效性和质量可控性的影响，按照变更程序提出补充申请、备案或者报告。

1. 以下变更，持有人应当以补充申请方式申报，经批准后实施。

①药品生产过程中的重大变更。

②药品说明书中涉及有效性内容以及增加安全性风险的其他内容的变更。

③持有人转让药品上市许可。

④国家药品监督管理局规定需要审批的其他变更。

2. 以下变更，持有人应当在变更实施前，报所在地省、自治区、直辖市药品监督管理部门备案。

①药品生产过程中的中等变更。

②药品包装标签内容的变更。

③药品分包装。

④国家药品监督管理局规定需要备案的其他变更。

境外生产药品发生上述变更的，应当在变更实施前报药品审评中心备案。

药品分包装备案的程序和要求，由药品审评中心制定发布。

3. 以下变更，持有人应当在年度报告中报告。

①药品生产过程中的微小变更。

②国家药品监督管理局规定需要报告的其他变更。

药品上市后提出的补充申请，需要核查、检验的，参照有关药品注册核查、检验程序进行。

三、药品加快上市注册程序

1. 突破性治疗药物程序

（1）药物临床试验期间，用于防治严重危及生命或者严重影响生存质量的疾病，且尚无有效防治手段或者与现有治疗手段相比有足够证据表明具有明显临床优势的创新药或者改良型新药等，申请人可以申请适用突破性治疗药物程序。

（2）申请适用突破性治疗药物程序的，申请人应当向药品审评中心提出申请。符合条件的，药品审评中心按照程序公示后纳入突破性治疗药物程序。

（3）对纳入突破性治疗药物程序的药物临床试验，给予以下政策支持：

①申请人可以在药物临床试验的关键阶段向药品审评中心提出沟通交流申请，药品审评中心安排审评人员进行沟通交流。

②申请人可以将阶段性研究资料提交药品审评中心，药品审评中心基于已有研究资料，对下一步研究方案提出意见或者建议，并反馈给申请人。

（4）对纳入突破性治疗药物程序的药物临床试验，申请人发现不再符合纳入条件时，应当及时向药品审评中心提出终止突破性治疗药物程序。药品审评中心发现不再符合纳入条件的，应当及时终止该品种的突破性治疗药物程序，并告知申请人。

2. 附条件批准程序

（1）药物临床试验期间，符合以下情形的药品，可以申请附条件批准：

①治疗严重危及生命且尚无有效治疗手段的疾病的药品，药物临床试验已有数据证实疗效并能预测其临床价值的。

②公共卫生方面急需的药品，药物临床试验已有数据显示疗效并能预测其临床价值的。

③应对重大突发公共卫生事件急需的疫苗或者国家卫生健康委员会认定急需的其他疫苗，经

评估获益大于风险的。

（2）申请附条件批准的，申请人应当就附条件批准上市的条件和上市后继续完成的研究工作等与药品审评中心沟通交流，经沟通交流确认后提出药品上市许可申请。

经审评，符合附条件批准要求的，在药品注册证书中载明附条件批准药品注册证书的有效期、上市后需要继续完成的研究工作及完成时限等相关事项。

（3）审评过程中，发现纳入附条件批准程序的药品注册申请不能满足附条件批准条件的，药品审评中心应当终止该品种附条件批准程序，并告知申请人按照正常程序研究申报。

（4）对附条件批准的药品，持有人应当在药品上市后采取相应的风险管理措施，并在规定期限内按照要求完成药物临床试验等相关研究，以补充申请方式申报。

对批准疫苗注册申请时提出进一步研究要求的，疫苗持有人应当在规定期限内完成研究。

（5）对附条件批准的药品，持有人逾期未按照要求完成研究或者不能证明其获益大于风险的，国家药品监督管理局应当依法处理，直至注销药品注册证书。

3. 优先审评审批程序

（1）药品上市许可申请时，以下具有明显临床价值的药品，可以申请适用优先审评审批程序：

①临床急需的短缺药品、防治重大传染病和罕见病等疾病的创新药和改良型新药。

②符合儿童生理特征的儿童用药品新品种、剂型和规格。

③疾病预防、控制急需的疫苗和创新疫苗。

④纳入突破性治疗药物程序的药品。

⑤符合附条件批准的药品。

⑥国家药品监督管理局规定其他优先审评审批的情形。

（2）申请人在提出药品上市许可申请前，应当与药品审评中心沟通交流，经沟通交流确认后，在提出药品上市许可申请的同时，向药品审评中心提出优先审评审批申请。符合条件的，药品审评中心按照程序公示后纳入优先审评审批程序。

（3）对纳入优先审评审批程序的药品上市许可申请，给予以下政策支持：

①药品上市许可申请的审评时限为130日。

②临床急需的境外已上市境内未上市的罕见病药品，审评时限为70日。

③需要核查、检验和核准药品通用名称的，予以优先安排。

④经沟通交流确认后，可以补充提交技术资料。

（4）审评过程中，发现纳入优先审评审批程序的药品注册申请不能满足优先审评审批条件的，药品审评中心应当终止该品种优先审评审批程序，按照正常审评程序审评，并告知申请人。

4. 特别审批程序

（1）在发生突发公共卫生事件的威胁时以及突发公共卫生事件发生后，国家药品监督管理局可以依法决定对突发公共卫生事件应急所需防治药品实行特别审批。

（2）对实施特别审批的药品注册申请，国家药品监督管理局按照统一指挥、早期介入、快速高效、科学审批的原则，组织加快并同步开展药品注册受理、审评、核查、检验工作。特别审批的情形、程序、时限、要求等按照药品特别审批程序规定执行。

（3）对纳入特别审批程序的药品，可以根据疾病防控的特定需要，限定其在一定期限和范围内使用。

（4）对纳入特别审批程序的药品，发现其不再符合纳入条件的，应当终止该药品的特别审批程序，并告知申请人。

四、药品批准文号的格式

1. 药品批准文号的格式为：

境内生产药品批准文号格式为：国药准字 H（Z、S）＋四位年号＋四位顺序号。

中国香港、中国澳门和中国台湾地区生产药品批准文号格式为：国药准字 H（Z、S）C＋四位年号＋四位顺序号。

境外生产药品批准文号格式为：国药准字 H（Z、S）J＋四位年号＋四位顺序号。

其中，H 代表化学药，Z 代表中药，S 代表生物制品。

2. 药品批准文号，不因上市后的注册事项的变更而改变。

3. 中药另有规定的从其规定。

第四节 药品注册管理的其他规定和法律责任

药品注册管理涉及药品上市的安全、有效、稳定均一，其质量严格性应获得充分的保障，违反药品注册管理相关法规应承担相应的法律责任。

一、药品注册检验

药品注册检验是药品注册技术审查的重要内容，是注册申请人样品质量控制的重要手段。药品注册检验包括标准复核和样品检验。

（一）药品检验机构

1. 药品注册检验由中国食品药品检定研究院（简称中检院）或者省级药品检验机构承担。

2. 中检院或者经国家药品监督管理局指定的药品检验机构承担以下药品注册检验：

①创新药。

②改良型新药（中药除外）。

③生物制品、放射性药品和按照药品管理的体外诊断试剂。

④国家药品监督管理局规定的其他药品。

3. 境外生产药品的药品注册检验由中检院组织口岸药品检验机构实施。

4. 其他药品的注册检验，由申请人或者生产企业所在地省级药品检验机构承担。

（二）药品注册检验的规定

1. 申请人完成支持药品上市的药学相关研究，确定质量标准，并完成商业规模生产工艺验证后，可以在药品注册申请受理前向中检院或者省、自治区、直辖市药品监督管理部门提出药品注册检验；申请人未在药品注册申请受理前提出药品注册检验的，在药品注册申请受理后 40 日内由药品审评中心启动药品注册检验。原则上申请人在药品注册申请受理前只能提出一次药品注册检验，不得同时向多个药品检验机构提出药品注册检验。

申请人提交的药品注册检验资料应当与药品注册申报资料的相应内容一致，不得在药品注册检验过程中变更药品检验机构、样品和资料等。

2. 境内生产药品的注册申请，申请人在药品注册申请受理前提出药品注册检验的，向相关省、自治区、直辖市药品监督管理部门申请抽样，省、自治区、直辖市药品监督管理部门组织进行抽样并封签，由申请人将抽样单、样品、检验所需资料及标准物质等送至相应药品检验机构。

境外生产药品的注册申请，申请人在药品注册申请受理前提出药品注册检验的，申请人应当按规定要求抽取样品，并将样品、检验所需资料及标准物质等送至中检院。

3. 境内生产药品的注册申请，药品注册申请受理后需要药品注册检验的，药品审评中心应当在受理后40日内向药品检验机构和申请人发出药品注册检验通知。申请人向相关省、自治区、直辖市药品监督管理部门申请抽样，省、自治区、直辖市药品监督管理部门组织进行抽样并封签，申请人应当在规定时限内将抽样单、样品、检验所需资料及标准物质等送至相应药品检验机构。

境外生产药品的注册申请，药品注册申请受理后需要药品注册检验的，申请人应当按规定要求抽取样品，并将样品、检验所需资料及标准物质等送至中检院。

二、违反药品注册管理规定的法律责任

（一）国家药品监督管理部门的法律责任

药品监督管理部门及其工作人员在药品注册管理过程中有违法违规行为的，按照相关法律法规处理。

（二）药品注册技术机构的法律责任

1. 在药品注册过程中，药物非临床安全性评价研究机构、药物临床试验机构等，未按照规定遵守药物非临床研究质量管理规范、药物临床试验质量管理规范等的，责令限期改正，给予警告；逾期不改正的，处十万元以上五十万元以下的罚款；情节严重的，处五十万元以上二百万元以下的罚款，药物非临床安全性评价研究机构、药物临床试验机构等五年内不得开展药物非临床安全性评价研究、药物临床试验，对法定代表人、主要负责人、直接负责的主管人员和其他责任人员，没收违法行为发生期间自本单位所获收入，并处所获收入百分之十以上百分之五十以下的罚款，十年直至终身禁止从事药品生产经营等活动。

2. 药品检验机构在承担药品注册所需要的检验工作时，出具虚假检验报告的，对单位并处二十万元以上一百万元以下的罚款；对直接负责的主管人员和其他直接责任人员依法给予降级、撤职、开除处分，没收违法所得，并处五万元以下的罚款；情节严重的，撤销其检验资格。药品检验机构出具的检验结果不实，造成损失的，应当承担相应的赔偿责任。

3. 对不符合条件而批准进行药物临床试验、不符合条件的药品颁发药品注册证书的，应当撤销相关许可，对直接负责的主管人员和其他直接责任人员依法给予处分。

（三）申请人法律责任

1. 在药品注册过程中，提供虚假的证明、数据、资料、样品或者采取其他手段骗取临床试验许可或者药品注册等许可的，撤销相关许可，十年内不受理其相应申请，并处五十万元以上五百万元以下的罚款；情节严重的，对法定代表人、主要负责人、直接负责的主管人员和其他责任人员，处二万元以上二十万元以下的罚款，十年内禁止从事药品生产经营活动，并可以由公安机关处五日以上十五日以下的拘留。

2. 未经批准开展药物临床试验的，处五十万元以上五百万元以下的罚款；情节严重的，对法定代表人、主要负责人、直接负责的主管人员和其他责任人员处二万元以上二十万元以下的罚

款，十年直至终身禁止从事药品生产经营活动。

3.开展生物等效性试验未备案的，责令限期改正，给予警告；逾期不改正的，处十万元以上五十万元以下的罚款。

药物临床试验期间，发现存在安全性问题或者其他风险，临床试验申办者未及时调整临床试验方案、暂停或者终止临床试验，或者未向国家药品监督管理局报告的，责令限期改正，给予警告；逾期不改正的，处十万元以上五十万元以下的罚款。

4.违反《药品注册管理办法》第二十八条、第三十三条规定，申办者有下列情形之一的，责令限期改正；逾期不改正的，处一万元以上三万元以下罚款。

①开展药物临床试验前未按规定在药物临床试验登记与信息公示平台进行登记。

②未按规定提交研发期间安全性更新报告。

③药物临床试验结束后未登记临床试验结果等信息。

【课后案例】

我国首家获批的国产新冠病毒灭活疫苗简介

2020年年初，湖北武汉市等地陆续暴发新型冠状病毒感染的肺炎疫情（下文简称新冠肺炎疫情），党中央、国务院高度重视，强调要把人民群众生命安全和身体健康放在第一位，全力做好防控工作。2020年1月30日，世界卫生组织（WHO）宣布，将新冠肺炎疫情列为国际关注的突发公共卫生事件（PHEIC），并于3月11日表示，新冠肺炎疫情的暴发已经构成一次全球性"大流行"。为了有效抗击新冠肺炎疫情，各国研发机构纷纷启动新冠肺炎疫苗研发，开启"生死竞速"。截至2020年7月20日，全球大约有250种候选新冠病毒疫苗在研发中，其中至少有17种疫苗正处于临床试验阶段。

疫苗研发的大体流程包括两个阶段：第一个阶段是疫苗前期研发过程，包括获得免疫原、免疫反应测试、动物保护测试、免疫原生产工艺（放大）优化、临床前毒理研究等环节。第二个阶段是疫苗研发及注册过程，包括临床前研究、申报临床试验、开展临床试验、申报上市许可，最后才能实现疫苗上市。

2020年1月24日，中国疾病预防控制中心成功分离中国首株新型冠状病毒毒种，并公布了新冠病毒核酸检测引物和探针序列等重要权威信息，为新冠肺炎病毒疫苗的开发奠定了基础。

2020年12月30日，国家药品监督管理局附条件批准国药集团中国生物北京生物制品研究所有限责任公司的新型冠状病毒灭活疫苗（Vero细胞）注册申请。该疫苗是首家获批的国产新冠病毒灭活疫苗，适用于预防由新型冠状病毒感染引起的疾病（COVID-19）。

此次获批的新冠病毒灭活疫苗是中国生物北京生物制品研究所与中国疾病预防控制中心病毒病预防控制所高效协作、共同研发的。

2020年4月27日，该新冠病毒灭活疫苗获得临床试验批件，此次临床试验为在河南商丘同步启动的随机、双盲、安慰剂对照的Ⅰ/Ⅱ期临床研究。此次研究旨在评价新冠病毒灭活疫苗在18～59岁健康受试者中，按照低、中、高剂量和（0，14）天、（0，21）天和（0，28）天不同程序接种后的安全性和免疫原性，重点关注疫苗接种后的细胞免疫变化情况，探索了疫苗接种的免疫程序、免疫剂量、安全性、免疫原性及体内抗体水平的变化趋势。临床试验现场克服了疫情带来的重重困难，Ⅰ/Ⅱ期临床研究受试者共 1120 人，如期获得新冠病毒灭活疫苗 2 针接种后的安全性和免疫原性数据，为我国新冠病毒疫苗研发提供了科学、可评价的临床研究数据。

2020 年 8 月 5 日，国药集团中国生物北京生物制品研究所新冠病毒灭活疫苗生产车间通过国家相关部门组织的生物安全联合检查，具备使用条件。此前，该车间已取得新冠病毒疫苗生产许可证。

随后，国药集团中国生物新冠病毒灭活疫苗临床试验（Ⅲ期）已经相继获得阿联酋、秘鲁、摩洛哥、阿根廷等国家的三期临床批件，顺利开展国际Ⅲ期临床试验，并取得预期效果，遂正式向国家药品监督管理局提交附条件上市申请。

国家药品监督管理局根据《疫苗管理法》《药品管理法》相关规定，按照药品特别审批程序，进行应急审评审批，附条件批准上市注册申请。国家药品监督管理局要求该疫苗上市许可持有人继续开展相关研究工作，完成附条件的要求，及时提交后续研究结果。

截至 2021 年 2 月 25 日，我国附条件上市的新冠病毒疫苗已经达到 4 个，其他三个分别为：2021 年 2 月 5 日附条件批准的北京科兴中维生物技术有限公司的新冠病毒灭活疫苗（Vero 细胞），2021 年 2 月 25 日，分别附条件批准的国药集团中国生物武汉生物制品研究所有限责任公司的新冠病毒灭活疫苗（Vero 细胞）和康希诺生物股份公司重组新冠病毒疫苗（5 型腺病毒载体）。

【思考】

1. 对比国际主要新冠肺炎疫苗研发注册案例，探讨我国新冠肺炎疫苗注册审评的"速度与质量"。

2. 我国药品注册审评改革后，药品加快上市程序与美国、日本和欧盟的差异有哪些？

【思考题】

1. 为什么要进行药品注册管理？药品注册管理的理论依据是什么？

2. 药品加快上市注册程序对于保障公众用药可及性的意义有哪些？

3. 怎样提高药物注册的创新程度？

4. 药物研究的质量管理规范是否适用于中药研究的质量管理，为什么？

5. 简述新药的定义及药品研发的意义。

6. 简述药品注册的定义及药品注册管理的内容。

药品生产管理

【学习目标】

1. 掌握：药品生产监督管理机构和主要内容，药品生产质量管理规范。

2. 熟悉：药品生产的含义与特点，药品生产企业的申请与审批、药品生产许可证管理、药品委托生产的主要内容。

3. 了解：质量管理的发展历史与相关标准。

【引导案例】

齐齐哈尔第二制药有限公司亮菌甲素注射液事件

2005年9月，齐齐哈尔第二制药有限公司违反相关规定，采购物料时没有对供货方进行实地考察，也未要求供货方提供原、辅料样品进行检验，购进一批假冒"丙二醇"的"二甘醇"；发现药品原料密度超标后，也没有进一步检测，直接非法出具了合格的化验单。2006年3月28日，齐齐哈尔第二制药有限公司用假丙二醇辅料生产了大批规格为10mL/5mg、批号为06030501的亮菌甲素注射液并投入市场使用。2006年4月，广州中山大学附属三院65名患者，陆续使用了齐齐哈尔第二制药有限公司生产的亮菌甲素注射液，部分出现了肾衰竭等严重症状，其中13名患者最终死亡。

经广州市公安局侦查，该案于2006年9月29日由广州市人民检察院依法交由天河区人民检察院审查起诉，天河区人民检察院经审查认为：尹某等5名被告人无视国家法律，在药品生产过程中，违反有关采购、生产及质量安全的管理规定，导致发生重大伤亡事故的严重后果，情节特别恶劣，其行为已触犯《中华人民共和国刑法》第134条之规定，构成重大责任事故罪，必须负刑事责任，受到法律严惩。

【思考】

1. 我国在药品生产监管方面的立法有哪些？

2. 是什么造成了齐齐哈尔第二制药有限公司事件？

第一节　药品生产概述

一、药品生产的含义和特点

药品是关系社会公众生命安危的特殊商品，药品质量的保证是维护社会公众用药安全的基础，药品生产是药品质量安全的重要环节，国家对药品生产质量有严格的规范要求。

1. 药品生产的含义　药品生产是指在特定的生产环境下，将原料加工制成能供医疗用的药品的过程。按照药品生产过程可分为原料药生产和制剂生产两个阶段。

原料药（active pharmaceutical ingredient，API）的生产依据原材料性质的不同可分为生药的加工制造或其他生物产品、药用无机元素或无机化合物的加工制造、药用有机化合物的制造。

制剂（preparation）的生产是将原料药加工制备成适合临床使用的各种形式（即各种剂型，如汤剂、片剂、胶囊剂、注射剂等）供患者使用，各种不同的剂型其加工制备方法不尽相同。

2. 药品生产的特点　药品生产属于工业生产，具有一般工业生产的共性。但由于药品是特殊商品，与人的生命健康息息相关，且品种多，质量要求高，法律控制严格，因此药品生产具有以下特点。

（1）生产准入条件严　所有的药品生产企业必须取得《药品生产许可证》后才具有药品生产资格；药品必须取得国家药品监督管理部门核发的药品批准文号才能生产。

（2）产品质量要求高　我国对药品实行法定的、强制性的国家药品标准，即药品必须符合国家药品标准。药品按是否符合药品标准情况分为"合格药品"和"不合格药品"，在市场上流通的药品必须是合格药品。

（3）生产工艺复杂　伴随着医药学的进步，以及人们对高效、特效、速效、毒副作用小、有效期长等药品的追求，药品的品种和规格日益增多，生产工艺复杂，且产品必须是符合国家药品标准要求的。

（4）生产自动化程度高　为了便于质量控制，要求现代药品生产企业采用成套的、自动化控制生产设备，减少生产过程中人员直接接触药品带来的质量风险，同时可以大幅度地提高生产效率、改善生产环境和提高产品质量。

（5）生产环境要求严格　生产车间的卫生洁净程度及厂区的卫生状况都会对药品质量产生较大影响，不同品种或同一品种不同批次的药品之间都互为污染源。因此，药品生产对生产环境的卫生要求十分严格。

（6）生产人员要求高　在药品生产领域，对不同岗位的人员，在学历、专业方面都有严格的要求，须经过岗位培训合格后方能上岗。

（7）生产管理法制化、规范化　由于药品与人们健康和生命息息相关，政府颁布的《药品生产质量管理规范》对药品生产各环节的质量保证和质量控制做出了明确、严格的规定，将药品生产置于法制化管理之下，依法管理，依法生产，违反者将承担相应的法律责任。

二、药品质量管理

随着社会的发展，人类的质量意识越来越强，质量的优劣是决定产品好坏的一个重要因素。药品生产的质量管理是药品生产企业管理的核心内容，也是国家对药品生产企业的最基本的要求。其目的在于避免质量事故的发生，尽一切可能将差错及差错隐患消灭在药品生产制造之前。

药品质量和质量管理是衡量一个国家制药工业水平的标志。

1. 质量管理的相关概念

（1）质量（quality）是指"一组固有特性满足要求的程度"。也可表述为"一组固有的可区分的特征满足明示的、通常隐含的或必需履行的需求或期望的程度"。定义中的固有特性是产品、过程、体系的一部分，如药品的有效性、安全性、稳定性、均一性。

（2）质量管理（quality management，QM）是指确定质量方针、目标和职责，并通过质量体系中的质量策划、控制、保证和改进来使其实现的全部活动。

（3）质量管理体系是建立质量方针和质量目标，并实现这些目标的一组相互关联或相互作用的要素的集合，是组织机构、职责、程序、活动、能力和资源等构成的有机整体。质量管理体系包括硬件和软件两部分。

（4）质量控制（quality control，QC）是质量管理体系的一部分，包括相应的组织机构、文件系统以及取样、检验等，确保物料或产品在放行前完成必要的检验，确认其质量符合要求。具体到药品生产过程的质量控制，包括对原辅料、包装材料、产品等进行的取样、检验、复核、放行等一系列质量控制活动。

（5）质量保证（quality assurance，QA）是质量管理体系的一部分，企业必须建立质量保证系统，同时建立完整的文件体系，以保证系统有效运行。质量保证的关键是提供可信任的产品或服务，即向顾客和其他相关方保证被确信组织有能力达到质量要求。

（6）质量风险管理（quality risk management）是在整个产品生命周期中采用前瞻或回顾的方式，对质量风险进行评估、控制、沟通、审核的系统过程。应当根据科学知识及经验对质量风险进行评估，以保证产品质量。所采用的方法、措施、形式及形成的文件应当与存在风险的级别相适应。新版 GMP 强调风险管理理念，建立风险管理系统，要求围绕质量风险管理增设一系列的制度，主要有变更控制、偏差管理、预防和纠偏措施。

2. 质量保证系统应当确保的内容　采购和使用的原辅料和包装材料正确无误；中间产品得到有效控制；确认、验证的实施；严格按照规程进行生产、检查、检验和复核；每批产品经质量受权人批准后方可放行；在贮存、发运和随后的各种操作过程中有保证药品质量的适当措施；按照自检操作规程，定期检查评估质量保证系统的有效性和适用性。

3. 药品生产质量管理的基本要求　制定生产工艺，系统地回顾并证明其可持续稳定地生产出符合要求的产品；生产工艺及其重大变更均经过验证；配备所需的资源（如具有适当的资质并经培训合格的人员，足够的厂房和空间，适用的设备和维修保障，正确的原辅料、包装材料和标签，经批准的工艺规程和操作规程，适当的贮运条件等）；生产全过程应当有记录，偏差均经过调查并记录；批记录和发运记录应当能够追溯批产品的完整历史，并妥善保存、便于查阅；降低药品发运过程中的质量风险；建立药品召回系统，确保能够召回任何一批已发运销售的产品；调查导致药品投诉和质量缺陷的原因，并采取措施，防止类似质量缺陷再次发生。

4. 药品质量控制的基本要求　应当配备适当的设施、设备、仪器和经过培训的人员，有效、可靠地完成所有质量控制的相关活动；应当有批准的操作规程，用于原辅料、包装材料、中间产品、待包装产品和成品的取样、检查、检验以及产品的稳定性考察，必要时进行环境监测；由经授权的人员按照规定的方法对原辅料、包装材料、中间产品、待包装产品和成品取样；检验方法应当经过验证或确认；取样、检查、检验应当有记录，偏差应当经过调查并记录；物料、中间产品、待包装产品和成品必须按照质量标准进行检查和检验，并有记录；物料和最终包装的成品应当有足够的留样，以备必要的检查或检验；成品的留样包装应当与最终包装相同。

三、药品生产监督管理体系

1. 药品监督管理部门应当依照法律、法规的规定对药品研制、生产、经营和使用单位使用药品等活动进行监督检查，必要时可以对药品研制、生产、经营、使用提供产品或者服务的单位和个人进行延伸检查，有关单位和个人应当予以配合，不得拒绝和隐瞒。药品监督管理部门应当对高风险的药品实施重点监督检查。对有证据证明可能存在安全隐患的，药品监督管理部门根据监督检查情况，应当采取告诫、约谈、限期整改以及暂停生产、销售、使用、进口等措施，并及时公布检查处理结果。药品监督管理部门进行监督检查时，应当出示证明文件，对监督检查中知悉的商业秘密应当保密。

2. 药品监督管理部门根据监督管理的需要，可以对药品质量进行抽查检验。抽查检验应当按照规定抽样，并不得收取任何费用；抽样应当购买样品，所需费用按照国务院规定列支。对有证据证明可能危害人体健康的药品及其有关材料，药品监督管理部门可以查封、扣押，并在七日内做出行政处理决定；药品需要检验的，应当自检验报告书发出之日起十五日内做出行政处理决定。

3. 国家实行药品安全信息统一公布制度。国家药品安全总体情况、药品安全风险警示信息、重大药品安全事件及其调查处理信息和国务院确定需要统一公布的其他信息由国务院药品监督管理部门统一公布。药品安全风险警示信息和重大药品安全事件及其调查处理信息的影响限于特定区域的，也可以由有关省、自治区、直辖市人民政府药品监督管理部门公布。未经授权不得发布上述信息。公布药品安全信息，应当及时、准确、全面，并进行必要的说明，避免误导。任何单位和个人不得编造、散布虚假药品安全信息。

4. 国务院和省、自治区、直辖市人民政府的药品监督管理部门应当定期公告药品质量抽查检验结果；公告不当的，应当在原公告范围内予以更正。

5. 药品监督管理部门应当对药品上市许可持有人、药品生产企业、药品经营企业和药物非临床安全性评价研究机构、药物临床试验机构等遵守药品生产质量管理规范、药品经营质量管理规范、药物非临床研究质量管理规范、药物临床试验质量管理规范等情况进行检查，监督其持续符合法定要求。

6. 药品监督管理部门建立药品上市许可持有人、药品生产企业、药品经营企业、药物非临床安全性评价研究机构、药物临床试验机构和医疗机构药品安全信用档案，记录许可颁发、日常监督检查结果、违法行为查处等情况，依法向社会公布并及时更新；对有不良信用记录的，增加监督检查频次，并可以按照国家规定实施联合惩戒。

7. 个人和组织发现药品上市许可持有人或者药品生产企业进行违法生产活动的，有权向药品监督管理部门举报，药品监督管理部门应当按照有关规定及时核实、处理。

第二节　药品生产质量管理规范

一、GMP 概述

《药品生产质量管理规范》（good manufacturing practice，GMP）是在药品生产过程实施质量管理，保证生产出符合预定用途和注册要求的药品的一整套系统的、科学的管理规范，是药品生产和质量管理的基本准则。GMP 的中心指导思想是任何药品的质量都是生产出来的，而不是检验出来的。尽管不同国家和地区的 GMP 在具体的规定和要求方面各具特色，但内容基本一致。

（一）GMP 的分类

从 GMP 的适用范围分为三类：①国际性的：如 WHO 的 GMP，欧洲自由贸易联盟的 GMP，东南亚国家联盟的 GMP 等。②国家性的：例如中国、美国、日本等许多国家制定颁布的 GMP。③行业性的：如美国制药工业联合会制定的 GMP，日本制药协会制定的 GMP，中国医药工业公司制定的 GMP 等。

从 GMP 制度性质分为两类：①作为法律，具有强制性的 GMP：如中国、美国、日本等国家，由政府或立法机关颁布的 GMP。②作为建议性规定，不具有法律效力：如 WHO 的 GMP 等。

（二）GMP 的特点

GMP 是药品生产过程质量管理实践中总结、抽象、升华出来的规范化条款，它的目的是指导药品生产企业克服不良生产导致劣质药品产生，保证生产合格药品。GMP 具有以下特点：

1. GMP 的原则性 仅指明了要求的目标，而没有列出如何达到这些目标的解决办法。达到要求的方法和手段是多样的，因此各药品生产企业应根据本企业实际，采取合适方法保证贯彻实施 GMP。

2. GMP 的时效性 GMP 中的条款只能根据本地区的现有水平制定，对目前可行的、有实际意义的方面做出规定。伴随着科技进步，GMP 条款均需定期或不定期修订。

3. GMP 的强调性 GMP 是保证药品质量的最低标准，药品生产企业违反 GMP 进行药品生产和质量管理的应承担相应的法律责任。所有的药品生产企业，旨在最大限度地降低药品生产过程中污染、交叉污染以及混淆、差错等风险，确保持续稳定地生产出符合预定用途和注册要求的药品。

4. GMP 的全面性 凡能影响药品质量的诸因素，均须严格管理，强调生产流程的检查与防范紧密结合，且以防范为主要手段。按照相关要求建立档案，并重视用户的反馈信息，及时解决。

（三）GMP 的意义

GMP 已成为国际医药贸易对药品生产质量的重要要求，成为国际通用的药品生产及质量管理所必须遵循的原则，是医药产品进入国际市场的先决条件，也是通向国际市场的通行证；进行 GMP 认证是符合质量管理国际化、标准化、动态管理的发展趋势。

随着国务院药品监督管理部门对《药品生产质量管理规范》等有关法规的颁布，以及国家在药品注册、药品生产许可证的颁发与换发、药品定价等方面政策的修订，制药企业的 GMP 符合性检查工作已经由被动的行为变为企业自身发展的需求。与此同时，GMP 的实施对传统管理体系的各个方面均产生持续的影响，对生产质量保证条件的检查要求由静态管理向动态管理转变。符合 GMP 要求的生产管理，是企业发展的必备条件。

有利于为制药企业提供一套药品生产和质量管理所遵循的基本原则和方法，促进企业强化质量管理，有助于企业管理现代化，采用新技术、新设备，提高产品质量和经济效益，是企业和产品增强竞争力的重要保证。

实施药品生产质量规范化管理有利于提高管理水平，促进企业人员素质的提高、增强质量意识，保证药品质量。它是企业形象的重要象征，是医药企业对社会公众用药安全高度负责精神的具体体现。

二、GMP 主要内容

2010 版 GMP 结合我国国情，按照"软件硬件并重"的原则，贯彻质量风险管理和药品生产全过程管理的理念，更加注重科学性，强调指导性和可操作性，达到了与国际上药品 GMP 的一致性。2010 版 GMP 共有 14 章、313 条，分为总则、质量管理、机构与人员、厂房与设施、设备、物料与产品、确认与验证、文件管理、生产管理、质量控制与质量保证、委托生产与委托检验、产品发运与召回、自检、附则。详细描述了药品生产质量管理的基本要求，适用于所有药品的生产。

以管理内容为主线，GMP 的内容包括硬件、软件、人员三部分。

（一）GMP 对"硬件"的规定

1. 厂房与设施　厂房的选址、设计、布局、建造、改造和维护必须符合药品生产要求，应当能够最大限度地避免污染、交叉污染、混淆和差错，便于清洁、操作和维护。

企业应当有整洁的生产环境，厂区的地面、路面及运输等不应当对药品的生产造成污染；生产、行政、生活和辅助区的总体布局应当合理，不得互相妨碍；厂区和厂房内的人、物流走向应当合理。

企业应当对厂房进行适当维护，并确保维修活动不影响药品的质量。应当按照详细的书面操作规程对厂房进行清洁或必要的消毒。厂房应当有适当的照明、温度、湿度和通风，确保生产和贮存的产品质量以及相关设备性能不会直接或间接地受到影响。厂房、设施的设计和安装应当能够有效防止昆虫或其他动物进入。应当采取必要的措施，避免所使用的灭鼠药、杀虫剂、烟熏剂等对设备、物料、产品造成污染。

企业应当采取适当措施，防止未经批准人员的进入。生产、贮存和质量控制区不应当作为非本区工作人员的直接通道。

2. 生产区　为降低污染和交叉污染的风险，厂房、生产设施和设备应当根据所生产药品的特性、工艺流程及相应洁净度级别要求合理设计、布局和使用，并符合下列要求：第一，应当综合考虑药品的特性、工艺和预定用途等因素，确定厂房、生产设施和设备多产品共用的可行性，并有相应评估报告。第二，生产特殊性质的药品，如高致敏性药品（如青霉素类）或生物制品（如卡介苗或其他用活性微生物制备而成的药品），必须采用专用和独立的厂房、生产设施和设备。青霉素类药品产尘量大的操作区域应当保持相对负压，排至室外的废气应当经过净化处理并符合要求，排风口应当远离其他空气净化系统的进风口。第三，生产 β-内酰胺结构类药品、性激素类避孕药品必须使用专用设施（如独立的空气净化系统）和设备，并与其他药品生产区严格分开。第四，生产某些激素类、细胞毒性类、高活性化学药品应当使用专用设施（如独立的空气净化系统）和设备；特殊情况下，如采取特别防护措施并经过必要的验证，上述药品制剂则可通过阶段性生产方式共用同一生产设施和设备。第五，用于上述第一、第二、第三、第四项的空气净化系统，其排风应当经过净化处理。第六，药品生产厂房不得用于生产对药品质量有不利影响的非药用产品。第七，生产区的内表面、管道、排水等应符合 GMP 中相关规定。

GMP 对洁净室的规定借鉴了欧盟 GMP 和 WHO 的相关要求，提高无菌药品生产的洁净度级别，实行 A、B、C、D 四级标准，见表 6-1。

表 6–1　各级别空气悬浮粒子的标准规定

洁净度级别	悬浮粒子最大允许数 / 立方米			
	静态		动态	
	≥ 0.5μm	≥ 5.0μm	≥ 0.5μm	≥ 5.0μm
A 级	3520	20	3520	20
B 级	3520	29	352000	2900
C 级	352000	2900	3520000	29000
D 级	3520000	29000	不做规定	不做规定

3. 仓储区　仓储区应当有足够的空间，确保有序存放待验、合格、不合格、退货或召回的原辅料、包装材料、中间产品、待包装产品和成品等各类物料和产品。仓储区的设计和建造应当确保良好的仓储条件（如温 / 湿度、避光），并有通风和照明设施，并进行检查和监控。高活性的物料或产品以及印刷包装材料应当贮存于安全的区域。

如采用单独的隔离区域贮存待验物料，待验区应当有醒目的标识，且只限于经批准的人员出入。不合格、退货或召回的物料或产品应当隔离存放。如果采用其他方法替代物理隔离，则该方法应当具有同等的安全性。通常应当有单独的物料取样区，其空气洁净度级别应当与生产要求一致。如在其他区域或采用其他方式取样，应当能够防止污染或交叉污染。

4. 质量控制区　质量控制实验室通常应当与生产区分开。生物检定、微生物和放射性同位素的实验室还应当彼此分开。实验室的设计应当确保其适用于预定的用途，并能够避免混淆和交叉污染；应当有足够的区域用于样品处置、留样和稳定性考察样品的存放以及记录的保存。必要时，应当设置专门的仪器室，使灵敏度高的仪器免受静电、震动、潮湿或其他外界因素的干扰。处理生物样品或放射性样品等特殊物品的实验室应当符合国家的有关要求。实验动物房应当与其他区域严格分开，其设计、建造应当符合国家有关规定，并设有独立的空气处理设施以及动物的专用通道。

5. 辅助区　休息室的设置不应当对生产区、仓储区和质量控制区造成不良影响。更衣室和盥洗室应当方便人员进出，并与使用人数相适应。盥洗室不得与生产区和仓储区直接相通。维修间应当尽可能远离生产区。存放在洁净区内的维修用备件和工具应当放置在专门的房间或工具柜中。

6. 设备　设备的设计、选型、安装、改造和维护必须符合预定用途，应当尽可能降低产生污染、交叉污染、混淆和差错的风险，便于操作、清洁、维护，以及必要时进行消毒或灭菌。应当建立设备操作规程，并保存相应的操作记录。应当建立并保存设备采购、安装、确认的文件和记录。GMP 中对设备的设计和安装、维护和维修、使用和清洁都做了具体规定。

7. 制药用水　制药用水应当适合其用途，并符合《中华人民共和国药典》的质量标准及相关要求。制药用水至少应当采用饮用水。水处理设备及其输送系统的设计、安装、运行和维护应当确保制药用水达到设定的质量标准。水处理设备的运行不得超出其设计能力。

纯化水、注射用水储罐和输送管道所用材料应当无毒、耐腐蚀；储罐的通气口应当安装不脱落纤维的疏水性除菌滤器；管道的设计和安装应当避免死角、盲管。纯化水、注射用水的制备、贮存和分配应当能够防止微生物的滋生。纯化水可采用循环，注射用水可采用 70℃以上保温循环。应当对制药用水及原水的水质进行定期监测，并有相应的记录。应当按照操作规程对纯化水、注射用水管道进行清洗消毒，并有相关记录。发现制药用水微生物污染达到警戒限度、纠偏限度时应当按照操作规程处理。

（二）GMP对"软件"的规定

《药品管理法》规定，药品生产企业必须具有能对所生产药品进行质量管理和具有保证药品质量的规章制度，即GMP的文件管理。用书面的程序管理药品生产是践行全面质量管理的突出特点。软件系统的建立取代传统的以口授靠回忆进行管理的模式，是一种从人治到法治的变革。

1. 文件管理的原则

①文件是质量保证系统的基本要素。企业必须有内容正确的书面质量标准、生产处方和工艺规程、操作规程以及记录等文件。

②企业应当建立文件管理的操作规程，系统地设计、制定、审核、批准和发放文件。

③文件的内容应当与药品生产许可、药品注册等相关要求一致，并有助于追溯每批产品的历史情况。

④文件的起草、修订、审核、批准、替换或撤销、复制、保管和销毁等应当按照操作规程管理，并有相应的文件分发、撤销、复制、销毁记录。

⑤文件应当标明题目、种类、目的以及文件编号和版本号。

⑥文件应当分类存放、条理分明，便于查阅。

⑦文件应当定期审核、修订；文件修订后，应当按照规定管理，防止旧版文件的误用。分发、使用的文件应当为批准的现行文本，已撤销的或旧版文件除留档备查外，不得在工作现场出现。

⑧与GMP有关的每项活动均应当有记录，以保证产品生产、质量控制和质量保证等活动可以追溯。

2. 质量标准
物料和成品应当有经批准的现行质量标准，必要时，中间产品或待包装产品也应当有质量标准。如果中间产品的检验结果用于成品的质量评价，则应当制定与成品质量标准相对应的中间产品质量标准。

3. 工艺规程
工艺规程是指为生产特定数量的成品而制定的一个或一套文件，包括生产处方、生产操作和包装操作要求，规定原辅料和包装材料的数量、工艺参数和条件、加工说明（包括中间控制）、注意事项等内容。

4. 批记录
每批药品应当有批记录，包括批生产记录、批包装记录、批检验记录和药品放行审核记录等与本批产品有关的记录，可追溯所有与成品质量有关的历史信息。批记录应当由质量管理部门负责管理，至少保存至药品有效期后一年。

5. 操作规程
操作规程是指经批准用来指导设备操作、维护与清洁、验证、环境控制、取样和检验等药品生产活动的通用性文件，也称标准操作规程（SOP）。厂房、设备、物料、文件和记录应当有编号（或代码），并制定编制编号（或代码）的操作规程，确保编号（或代码）的唯一性。

（三）GMP对"人员"的规定

GMP要求，企业应当建立与药品生产相适应的管理机构，并有组织机构图。企业应当设立独立的质量管理部门，履行质量保证和质量控制的职责。质量管理部门可以分别设立质量保证部门和质量控制部门。在GMP中对机构和人员都做了详细规定。

1. 机构与人员的原则要求
质量管理部门应当参与所有与质量有关的活动，负责审核所有与GMP有关的文件。质量管理部门人员不得将职责委托给其他部门的人员。

企业应当配备足够数量并具有适当资质（含学历、培训和实践经验）的管理和操作人员，应当明确规定每个部门和每个岗位的职责。岗位职责不得遗漏，交叉的职责应当有明确规定。每个人所承担的职责不应当过多。

所有人员应当明确并理解自己的职责，熟悉与其职责相关的要求，并接受必要的培训，包括上岗前培训和继续培训。职责通常不得委托给他人。确需委托的，其职责可委托给具有相当资质的指定人员。

2. 关键人员 关键人员应当为企业的全职人员，至少应当包括企业负责人、生产管理负责人、质量管理负责人和质量受权人。质量管理负责人和生产管理负责人不得互相兼任。质量管理负责人和质量受权人可以兼任。

企业负责人是药品质量的主要责任人，全面负责企业日常管理。为确保企业实现质量目标并按照本规范要求生产药品，企业负责人应当负责提供必要的资源，合理计划、组织和协调，保证质量管理部门独立履行其职责。生产及质量管理负责人资质及主要职责见表6-2。

表6-2 生产管理负责人与质量管理负责人资质及主要职责

类别	资质	主要职责	共同职责
生产管理负责人	应当至少具有药学或相关专业本科学历（或中级专业技术职称或执业药师资格），具有至少三年从事药品生产和质量管理的实践经验，其中至少有一年的药品生产管理经验，接受过与所生产产品相关的专业知识培训	1. 确保药品按照批准的工艺规程生产、贮存，以保证药品质量 2. 确保严格执行与生产操作相关的各种操作规程 3. 确保批生产记录和批包装记录经过指定人员审核并送交质量管理部门 4. 确保厂房和设备的维护保养，以保持其良好的运行状态 5. 确保完成各种必要的验证工作 6. 确保生产相关人员经过必要的上岗前培训和继续培训，并根据实际需要调整培训内容	1. 审核和批准产品的工艺规程、操作规程等文件 2. 监督厂区卫生状况 3. 确保关键设备经过确认 4. 确保完成生产工艺验证 5. 确保企业所有相关人员都已经过必要的上岗前培训和继续培训，并根据实际需要调整培训内容 6. 批准并监督委托生产 7. 确定和监督物料和产品的贮存条件 8. 保存记录 9. 监督本规范执行状况 10. 监控影响产品质量的因素
质量管理负责人	应当至少具有药学或相关专业本科学历（或中级专业技术职称或执业药师资格），具有至少五年从事药品生产和质量管理的实践经验，其中至少一年的药品质量管理经验，接受过与所生产产品相关的专业知识培训	1. 确保原辅料、包装材料、中间产品、待包装产品和成品符合经注册批准的要求和质量标准 2. 确保在产品放行前完成对批记录的审核 3. 确保完成所有必要的检验 4. 批准质量标准、取样方法、检验方法和其他质量管理的操作规程 5. 审核和批准所有与质量有关的变更 6. 确保所有重大偏差和检验结果超标已经过调查并得到及时处理 7. 批准并监督委托检验 8. 监督厂房和设备的维护，以保持其良好的运行状态 9. 确保完成各种必要的确认或验证工作，审核和批准确认或验证方案和报告 10. 确保完成自检 11. 评估和批准物料供应商 12. 确保所有与产品质量有关的投诉已经过调查，并得到及时、正确的处理 13. 确保完成产品的持续稳定性考察计划，提供稳定性考察的数据 14. 确保完成产品质量回顾分析 15. 确保质量控制和质量保证人员都已经过必要的上岗前培训和继续培训，并根据实际需要调整培训内容	

3. 人员培训 企业应当指定部门或专人负责培训管理工作，应当有经生产管理负责人或质量管理负责人审核或批准的培训方案或计划，培训记录应当予以保存。

与药品生产、质量有关的所有人员都应当经过培训，培训的内容应当与岗位的要求相适应。除进行本规范理论和实践的培训外，还应当有相关法规、相应岗位的职责、技能的培训，并定期评估培训的实际效果。

高风险操作区（如高活性、高毒性、传染性、高致敏性物料的生产区）的工作人员应当接受专门的培训。

4. 人员卫生 所有人员都应当接受卫生要求的培训，企业应当建立人员卫生操作规程并采取措施确保执行。最大限度地降低人员对药品生产造成污染的风险。生产区和质量控制区的人员应当正确理解相关的人员卫生操作规程。

企业应当对人员健康进行管理，并建立健康档案。直接接触药品的生产人员上岗前应当接受健康检查，以后每年至少进行一次健康检查。

企业应当采取适当措施，避免体表有伤口、患有传染病或其他可能污染药品疾病的人员从事直接接触药品的生产。

三、质量受权人

为进一步加强药品生产监督管理，规范药品生产秩序，确保药品生产质量，维护人民群众用药安全，2009 年国家药品监督管理部门决定在药品生产企业实行药品质量受权人制度。药品质量受权人制度是药品生产企业授权其药品质量管理人员对药品质量管理活动进行监督和管理，对药品生产的规则符合性和质量安全保证性进行内部审核，并由其承担药品放行责任的一项制度。实行药品质量受权人制度是强化药品生产企业内部质量管理机制，明确质量责任，提高企业质量管理水平的有效措施，也是进一步强化企业质量第一责任人意识的有效手段。

（一）质量受权人资质

质量受权人应当至少具有药学或相关专业本科学历（或中级专业技术职称或执业药师资格），具有至少五年从事药品生产和质量管理的实践经验，从事过药品生产过程控制和质量检验工作。质量受权人应当具有必要的专业理论知识，并经过与产品放行有关的培训，方能独立履行其职责，并应主动参加所在地药品监督管理部门组织的各项培训，国家局统一编制培训教材并为各省局培训师资。

（二）质量受权人管理

药品质量受权人施行报告制度。血液制品类、疫苗类、注射剂类和重点监管特殊药品类药品生产企业应将确定的药品质量受权人的相关情况，向企业所在地省级食品药品监督管理部门报告。企业因故变更药品质量受权人的，应及时将变更情况及相关问题向报告部门予以说明。各省局应将企业提交的药品质量受权人情况报告纳入企业监管档案，作为日常监管的依据。

（三）质量受权人主要职责

参与企业质量体系建立、内部自检、外部质量审计、验证以及药品不良反应报告、产品召回等质量管理活动；承担产品放行的职责，确保每批已放行产品的生产、检验均符合相关法规、药品注册要求和质量标准；在产品放行前，质量受权人必须按照上述要求出具产品放行审核记录，并纳入批记录。

第三节　药品生产监督管理

药品生产监督管理是指国家药品监督管理部门依法对药品生产条件和生产过程进行审查、许可、监督检查等管理活动。2020年1月国家市场监督管理总局颁布《药品生产监督管理办法》（令第28号），对药品生产企业的生产许可、生产管理及监督检查进行规范管理。

一、药品生产企业的监督管理

我国对药品生产实行药品生产许可制度。《药品管理法》规定，从事药品生产活动，应当经所在地省、自治区、直辖市人民政府药品监督管理部门批准，取得药品生产许可证。无药品生产许可证的，不得生产药品。从事药品生产，应当符合以下条件：有依法经过资格认定的药学技术人员、工程技术人员及相应的技术工人，法定代表人、企业负责人、生产管理负责人（以下称生产负责人）、质量管理负责人（以下称质量负责人）、质量受权人及其他相关人员符合《药品管理法》《疫苗管理法》规定的条件；有与药品生产相适应的厂房、设施、设备和卫生环境；有能对所生产药品进行质量管理和质量检验的机构、人员；有能对所生产药品进行质量管理和质量检验的必要的仪器设备；有保证药品质量的规章制度，并符合药品生产质量管理规范要求。

（一）《药品生产许可证》的管理

《药品生产许可证》分正本和副本，电子证书与纸质证书具有同等法律效力，有效期为5年。《药品生产许可证》由国家药品监督管理局统一印制，应当载明许可证编号、分类码、企业名称、统一社会信用代码、住所（经营场所）、法定代表人、企业负责人、生产负责人、质量负责人、质量受权人、生产地址和生产范围、发证机关、发证日期、有效期限等项目。其中由药品监督管理部门核准的许可事项为生产范围、生产地址。企业名称、统一社会信用代码、住所（经营场所）、法定代表人等项目应当与市场监督管理部门核发的营业执照中载明的相关内容一致。

1.《药品生产许可证》的变更　《药品生产许可证》变更分为许可事项变更和登记事项变更。变更"企业生产范围、生产地址"的属于许可事项变更；变更"企业名称、住所（经营场所）、法定代表人、企业负责人、生产负责人、质量负责人、质量受权人"的属于登记事项变更。

（1）许可事项变更应当向原发证机关提出《药品生产许可证》变更申请。原发证机关应当自收到企业变更申请之日起十五日内做出是否准予变更的决定。不予变更的，应当书面说明理由，并告知申请人享有依法申请行政复议或者提起行政诉讼的权利。未经批准，企业不得擅自变更许可事项。

（2）登记事项变更应当在市场监督管理部门核准变更或者企业完成变更后十五日，向原发证机关申请药品生产许可证变更登记。原发证机关应当自收到企业变更申请之日起十日内办理变更手续。《药品生产许可证》变更后，原发证机关应当在《药品生产许可证》副本上记录变更的内容和时间，并按照变更后的内容重新核发《药品生产许可证》正本，收回原《药品生产许可证》正本，变更后的《药品生产许可证》终止期限不变。

2.《药品生产许可证》的换发、补发与撤销

（1）《药品生产许可证》的换发　许可证有效期届满，需要继续生产药品的，药品生产企业应当在有效期届满前6个月，向原发证机关申请换发《药品生产许可证》。

　　原发证机关结合企业遵守药品管理法律法规、药品生产质量管理规范和质量体系运行情况，根据风险管理原则进行审查，在《药品生产许可证》有效期届满前做出是否准予其换证的决定。符合规定准予换证的，收回原证，换发新证；不符合规定的，做出不予换证的书面决定，并说明理由，同时告知申请人享有依法申请行政复议或者提起行政诉讼的权利；逾期未做出决定的，视为同意换证，并予补办相应手续。

　　（2）《药品生产许可证》的补发　《药品生产许可证》遗失的，药品上市许可持有人、药品生产企业应当向原发证机关申请补发，原发证机关按照原核准事项在十日内补发《药品生产许可证》。许可证编号、有效期等与原许可证一致。

　　（3）《药品生产许可证》的注销　主动申请注销《药品生产许可证》的；《药品生产许可证》有效期届满未重新发证的；营业执照依法被吊销或者注销的；《药品生产许可证》依法被吊销或者撤销的；法律、法规规定应当注销行政许可的其他情形。

（二）监督检查

　　1. 监督检查部门　省级药品监督管理部门负责本行政区域内药品上市许可持有人、制剂、化学原料药、中药饮片生产企业的监督管理，应当建立健全职业化、专业化检查员制度，加强监督检查信息互相通报，及时将监督检查信息更新到药品安全信用档案中，可以根据通报情况和药品安全信用档案中监管信息更新情况开展调查，对药品上市许可持有人或者受托生产企业依法做出行政处理，必要时可以开展联合检查。国家药品监督管理局可以直接对药品生产企业进行监督检查，并对省级药品监督管理部门的监督检查工作及其认证通过的生产企业 GMP 的实施及认证情况进行监督和抽查。县级以上地方药品监督管理部门应当在法律、法规、规章赋予的权限内，建立本行政区域内药品生产企业的监管档案。

　　个人和组织发现药品上市许可持有人或者药品生产企业进行违法生产的活动，有权向药品监督管理部门举报，药品监督管理部门应当及时核实、处理。

　　2. 监督检查内容　监督检查的主要内容是药品上市许可持有人、药品生产企业执行有关法律、法规及实施药品生产质量管理规范、药物警戒质量管理规范以及有关技术规范等情况；药品生产活动是否与药品品种档案载明的相关内容一致；疫苗储存、运输管理规范执行情况；药品委托生产质量协议及委托协议；风险管理计划实施情况；变更管理情况。监督检查包括许可检查、常规检查、有因检查和其他检查。

　　各级药品监督管理部门组织监督检查时，应当制订检查方案，明确检查标准，如实记录现场检查情况，检查结果应当以书面形式告知被检查单位。需要整改的应当提出整改内容及整改期限，并实施跟踪检查。

　　在进行监督检查时，药品监督管理部门应当指派两名以上检查人员实施监督检查，检查人员应当向被检查单位出示执法证件。药品监督管理部门工作人员对知悉的商业秘密应当保密。不得妨碍药品上市许可持有人、药品生产企业的正常生产活动，不得索取或者收受财物，不得谋取其他利益。药品生产企业应当提供有关情况和相关材料。

　　监督检查完成后，药品监督管理部门在《药品生产许可证》副本上载明检查情况。

　　药品生产企业质量负责人、生产负责人发生变更的，应当在变更后 15 日内将变更人员简历及学历证明等有关情况报所在地省级药品监督管理部门备案。

　　药品生产企业的关键生产设施等条件与现状发生变化的，应当自发生变化 30 日内报所在地省级药品监督管理部门备案，省级药品监督管理部门根据需要进行检查。

发生与药品质量有关的重大安全事件，药品上市许可持有人应当立即对有关药品及其原料、辅料以及直接接触药品的包装材料和容器、相关生产线等采取封存等控制措施，必须立即报告所在地省级药品监督管理部门和有关部门，省级药品监督管理部门应当在24小时内报告省级人民政府，同时报告国家药品监督管理局。

（三）法律责任

1. 申请人不实：申请人提供虚假材料或者采取其他欺骗手段取得《药品生产许可证》的，撤销《药品生产许可证》，且在十年内不受理其相应申请，并处五十万元以上五百万元以下的罚款；情节严重的，对法定代表人、主要负责人、直接负责的主管人员和其他责任人员，处二万元以上二十万元以下的罚款，十年内禁止从事药品生产经营活动，并可以由公安机关处五日以上十五日以下的拘留。

2. 无许可证生产药品：未取得《药品生产许可证》或者《医疗机构制剂许可证》生产的，责令关闭，没收违法生产的药品和违法所得，并处违法生产货值金额十五倍以上三十倍以下的罚款；货值金额不足十万元的，按十万元计算。

3. 药品上市许可持有人和药品生产企业有下列情形之一的，由所在地省级药品监督管理部门处一万元以上三万元以下的罚款。

（1）企业名称、住所（经营场所）、法定代表人未按规定办理登记事项变更。

（2）未按照规定每年对直接接触药品的工作人员进行健康检查并建立健康档案。

（3）未按照规定对列入国家实施停产报告的短缺药品清单的药品进行停产报告。

4. 药品监督管理部门有下列行为之一的，对直接负责的主管人员和其他直接责任人员给予记过或者记大过处分；情节较重的，给予降级或者撤职处分；情节严重的，给予开除处分。

（1）瞒报、谎报、缓报、漏报药品安全事件。

（2）对发现的药品安全违法行为未及时查处。

（3）未及时发现药品安全系统性风险，或者未及时消除监督管理区域内药品安全隐患，造成严重影响。

（4）其他不履行药品监督管理职责，造成严重不良影响或者重大损失。

二、药品生产组织的管理

药品生产组织的管理是针对药品生产过程和体系的管理活动，包括生产组织、生产计划、产品标准、劳动定员、经济测算等内容，涉及人员、原材料、生产工艺、生产环境、劳动保护等因素。药品生产质量管理是以确保药品质量所必需的全部职能和活动作为对象进行的管理活动。企业必须建立质量管理和质量检验机构，对产品质量负责，对药品生产中的质量管理方面所出现的问题能够做出正确的判断和处理。

（一）生产质量管理机构

负责生产全过程的质量管理，负责制订保证药品质量管理的各项规章制度，包括工艺规程、验证规程、管理标准、各项卫生要求等管理制度；并负责实施日常监督检查，要求做到实施标准时都要有相应的原始记录和凭证。

生产质量管理类似质量保证，通过其管理活动的实施，药品生产工序和现场得到良好的监督管理，从而强化内部管理，保障药品生产质量。

（二）药品质量检验机构

负责对生产药品的原辅材料、中间产品、环境状况、空气洁净度等级、水质情况等进行测试和监控，药品出厂前质量检验，符合法定标准后的产品放行等。

药品质量检验类似质量控制的职责，工作主要包括原材料检测、中间产品检查、成品质量检测等内容。国家药品监督管理部门要求药品生产企业需具备能够进行产品检测的相应场地和检验设施，并配备适宜的人员。

三、药品委托生产的管理

药品委托生产，是药品上市许可持有人委托其他药品生产企业生产该药品的行为。《药品委托生产批件》有效期不得超过 2 年，且不得超过该药品批准证明文件规定的有效期限。为确保委托生产产品的质量和委托检验的准确性和可靠性，委托方和受托方必须签订书面合同，明确规定各方责任、委托生产或委托检验的内容及相关的技术事项。

（一）药品上市许可持有人要求

委托方应当是药品上市许可持有人，委托生产的药品批准文号不变。委托方负责委托生产药品的质量和销售。委托方应当对受托方的生产条件、生产技术水平和质量管理情况进行考察，确认其具有受托生产的条件和能力，是否持续符合 GMP 以及委托生产产品的生产质量管理要求，考察通过后向受托方提供委托生产药品的技术和质量文件，对生产全过程进行指导和监督；应当确保物料和产品符合相应的质量标准，定期对受托方的质量管理体系进行审核，负责委托生产药品的上市放行。

（二）受托方要求

药品委托生产的受托方应当是持有与生产该药品的生产条件相适应的 GMP 认证证书的药品生产企业。受托方应当严格执行质量协议，确保委托生产药品遵守 GMP，按照国家药品标准和经药品监督管理部门核准的注册标准和生产工艺进行生产，负责委托生产药品的出厂放行。其药品名称、剂型、规格、生产工艺、原辅料来源、直接接触药品的包装材料和容器、包装规格、标签、说明书、批准文号等应当与持有人持有的药品批准证明文件载明内容和注册核准内容相同。

受托方必须具备足够的厂房、设备、知识和经验以及人员，满足委托方所委托的生产工作的要求。应当确保所收到委托方提供的物料、中间产品和待包装产品适用于预定用途。受托方不得从事对委托生产的产品质量有不利影响的活动。

（三）合同要求

1. 委托生产药品的双方应当签署合同，合同应当详细规定各自的产品生产和控制职责。委托生产的各项工作必须符合药品生产许可和药品注册的有关要求并经双方同意。

2. 合同应当详细规定药品上市许可持有人应当配备质量受权人，负责产品的最终上市放行。药品上市许可持有人不得将产品的上市放行工作授权给受托方完成。受托方负责产品的出厂放行。物料的放行可以由持有人授权给受托方的质量管理部门完成，也可在质量协议中进行约定。确保每批产品都已按照药品注册的要求完成生产和检验。

3. 合同应当规定由受托方保存的生产、检验和发运记录及样品，委托方应当能够随时调阅或检查；出现投诉、怀疑产品有质量缺陷或召回时，委托方应当能够方便地查阅所有与评价产品质量相关的记录。委托检验合同应当明确受托方有义务接受药品监督管理部门检查。

（四）药品委托生产申请与审批的相关规定

《药品生产监督管理办法》按照药品类别，规定了不同类别药品委托生产的受理和审批规定和权限。对于疫苗制品，超出生产能力确需委托生产的，应当经国家药品监督管理局批准；除国务院药品监督管理部门另有规定外，血液制品、麻醉药品、精神药品、医疗用毒性药品、放射性药品、药品类易制毒化学品，不得委托生产；注射剂、生物制品（不含疫苗制品、血液制品）和跨省、自治区、直辖市的药品委托生产，应国家药品监督管理局负责受理和审批；其他药品，应所在地省级药品监督管理部门负责受理和审批。

四、药品风险管理与药品召回

（一）药品风险管理

2010 年修订的《药品生产质量管理规范》提出了"质量受权人制度""变更控制""纠偏处理""质量风险管理"等内容，强调药品生产质量的风险管理。从风险管理的角度，对药品生产条件和生产过程进行审查、许可乃至监督检查等管理活动，根本目标是要在药品规模化生产的情况下，保障药品质量的内在均一性，从而消除因为生产环节的原因影响药品均一性的风险因素。

1. 药品风险管理流程　药品风险管理贯穿药品整个生命周期，包括药品研究过程中的疗效（适应证）风险控制、药品安全性风险控制、生产过程风险控制和流通过程风险控制等方面的内容，都与药品安全、有效息息相关。通常药品生产质量风险管理包括风险识别、风险评估、风险控制、风险回顾等过程。

2. 药品生产质量风险管理的内容

（1）风险识别　药品生产质量的风险识别，一是通过对产品历史数据、关键工艺、专家观点和客户事件的分析，对风险步骤的严重性、发生概率和检测概率进行汇总分析；二是要求企业关注生产的各个环节，对可能出现质量问题的过程高度重视，敏锐地发觉药品生产质量的安全隐患。

（2）风险评估　对识别的风险进行量化测评，评估该风险给药品生产企业带来的影响或损失的可能程度。结合企业内部可以承受的水平，确定每一个风险步骤的风险水平，进而确定其风险等级，为风险控制提供可靠的资料。

（3）风险控制　采取各种措施减小风险事件发生的可能性，或者把可能的损失控制在一定的范围内，以避免在风险事件发生时带来的难以承担的损失。风险控制的基本方法有风险回避、损失控制、风险转移和风险保留。

（4）风险回顾　药品生产企业应建立风险回顾制度，对产品各项指标控制情况进行回顾分析，总结偏差特点和趋势，建立降低风险的改进计划。在法律法规及技术要求发生变更、工艺和关键设备设施发生变更以及企业的管理层、客户提出对质量管理更高的要求时，需对生产管理进行风险再评价。

（二）药品召回

1. 药品召回的定义　药品召回是指药品上市许可持有人按照规定程序收回已上市存在缺陷的

药品，并采取相应措施，控制消除缺陷的活动。缺陷药品，是指由于研发、生产、销售、储运、标识等原因导致存在质量问题或者其他安全隐患的药品。已经确认为假药劣药的，不适用召回程序。

为加强药品安全监管，保障公众用药安全，国家药品监督管理局于 2007 年 12 月 10 日颁布实施了我国的《药品召回管理办法》。2020 年 10 月国家药品监督管理局综合司公开征求《药品召回管理办法（征求意见稿）》意见。

2. 药品召回的分类　从各国召回制度的实践看，按照召回是否出于企业自愿，药品召回制度可分为两类：主动召回和责令召回。

主动召回是指在没有法律强制性规定的情况下，由药品上市许可持有人出于自愿发起并实施的召回。

责令召回是指药品监督管理部门经过调查评估，认为药品上市许可持有人应当召回可能存在缺陷的药品而未召回的；发生重大紧急事件或者药害事件的，责令药品上市许可持有人召回药品。

药品上市许可持有人应当按照规定建立并完善药品召回制度，收集药品安全的相关信息，对可能存在缺陷的药品进行调查、评估，及时召回缺陷药品。药品生产企业、药品经营企业、医疗机构应当协助药品上市许可持有人履行召回义务，按照召回计划及时传达、反馈药品召回信息，控制和收回缺陷药品。

3. 药品召回分级　根据药品缺陷的严重程度，药品召回分为：一级召回：使用该药品可能引起严重健康危害的；二级召回：使用该药品可能引起暂时的或者可逆的健康危害的；三级召回：使用该药品一般不会引起健康危害，但由于其他原因需要收回的。

药品上市许可持有人应当根据召回分级与药品销售和使用情况，科学设计药品召回计划并组织实施。

4. 药品召回的实施　药品上市许可持有人应当对收集的信息进行分析，对可能存在安全隐患的药品按照要求进行调查评估，发现药品存在安全隐患的，应当决定召回。境外药品上市许可持有人进口药品的境外制药厂商在境外实施药品召回的，应当及时报告国家药品监督管理局；在境内进行召回的，由进口单位按照规定负责具体实施。

药品上市许可持有人在做出药品召回决定后，应当制订召回计划并组织实施，一级召回在 24 小时内，二级召回在 48 小时内，三级召回在 72 小时内，通知到有关药品经营企业、使用单位停止销售和使用，同时向所在地省级药品监督管理部门报告。

药品上市许可持有人在启动药品召回后，一级召回在 1 日内，二级召回在 3 日内，三级召回在 7 日内，应当将调查评估报告和召回计划提交给所在地省级药品监督管理部门备案。省级药品监督管理部门应当将收到的一级药品召回的调查评估报告和召回计划报告国家药品监督管理局。

调查评估报告应当包括以下内容：

（1）召回药品的具体情况，包括名称、规格、批次等基本信息。

（2）实施召回的原因。

（3）调查评估结果。

（4）召回分级。

召回计划应当包括以下内容：

（1）药品生产销售情况及拟召回的数量。

（2）召回措施的具体内容，包括实施的组织、范围和时限等。

（3）召回信息的公布途径与范围。

（4）召回的预期效果。

（5）药品召回后的处理措施。

（6）联系人的姓名及联系方式。

药品上市许可持有人在实施召回的过程中，一级召回每日，二级召回每3日，三级召回每7日，向所在地省级药品监督管理部门报告药品召回进展情况。

药品上市许可持有人在召回完成后，应当及时对召回效果进行评估，完成召回总结报告并报送所在地省、自治区、直辖市药品监管部门。经评估，认为召回不彻底的，应当重新召回或者扩大召回范围。向所在地省级药品监督管理部门提交药品召回总结报告。

省级药品监督管理部门应当自收到总结报告之日起10日内对报告进行审查，并对召回效果进行评价，必要时组织专家进行审查和评价。审查和评价结论应当以书面形式通知药品生产企业。经过审查和评价，认为召回尚未有效消除药品缺陷或者控制药品风险的，药品监督管理部门应当要求药品上市许可持有人重新召回。

5. 法律责任

（1）药品监督管理部门确认药品生产企业因违反法律、法规、规章规定造成上市药品存在安全隐患，依法应当给予行政处罚，但该企业已经采取召回措施主动消除或者减轻危害后果的，依照《行政处罚法》的规定从轻或者减轻处罚；违法行为轻微并及时纠正，没有造成危害后果的，不予处罚。

药品上市许可持有人召回药品的，不免除其依法应当承担的其他法律责任。

（2）药品上市许可持有人违反本办法规定，发现药品存在安全隐患而不主动召回药品的，责令召回药品，并处应召回药品货值金额3倍的罚款；造成严重后果的，由原发证部门撤销药品批准证明文件，直至吊销《药品生产许可证》。

（3）药品上市许可持有人在省级药品监督管理部门责令其召回后，拒不召回的，处应召回药品货值金额五倍以上十倍以下的罚款；货值金额不足十万元的，按十万元计算；情节严重的，吊销药品批准证明文件、《药品生产许可证》、《药品经营许可证》，对法定代表人、主要负责人、直接负责的主管人员和其他责任人员，处二万元以上二十万元以下的罚款。药品生产企业、药品经营企业、医疗机构拒不配合召回的，处十万元以上五十万元以下的罚款。

（4）药品上市许可持有人未在规定时间内通知药品经营企业、使用单位停止销售和使用需召回药品的，予以警告，责令限期改正，并处三万元以下罚款。

（5）药品上市许可持有人未按照药品监督管理部门要求采取改正措施或者召回药品的，予以警告，责令限期改正，并处三万元以下罚款。

（6）药品上市许可持有人对召回药品的处理没有详细的记录，没有向所在地省、自治区、直辖市药品监督管理部门报告。必须销毁的药品，在没有药品监督管理部门监督下销毁的，予以警告，责令限期改正，并处三万元以下罚款。

（7）药品生产企业有下列情形之一的，予以警告，责令限期改正；逾期未改正的，处二万元以下罚款。

①未按规定建立药品召回制度、药品质量保证体系与药品不良反应监测系统的。

②拒绝协助药品监督管理部门开展调查的。

③未按照规定提交药品召回的调查评估报告和召回计划、药品召回进展情况和总结报告的。

④变更召回计划，未报药品监督管理部门备案的。

（8）药品经营企业、使用单位发现其经营、使用的药品存在安全隐患，没有立即停止销售或者使用该药品、通知药品生产企业或者供货商并向药品监督管理部门报告的，责令停止销售和使用，并处一千元以上五万元以下罚款；造成严重后果的，由原发证部门吊销《药品经营许可证》或者其他许可证。

（9）药品经营企业、使用单位拒绝配合药品生产企业或者药品监督管理部门开展有关药品安全隐患调查、拒绝协助药品生产企业召回药品的，予以警告，责令改正，可以并处二万元以下罚款。

（10）药品监督管理部门及其工作人员不履行职责或者滥用职权的，按照有关法律、法规规定予以处理。

【课后案例】

欣弗注射液事件

2006 年 7 月 24 日，青海省西宁市部分患者使用安徽某药业有限公司生产的克林霉素磷酸酯葡萄糖注射液（即欣弗注射液）后，出现胸闷、心悸、心慌、寒战、肾区疼痛、腹痛、腹泻、恶心、呕吐、过敏性休克、肝肾功能损害等临床症状。随后，黑龙江、广西、浙江、山东等省区也分别报告发现类似病例。

2006 年 7 月 28 日，国家食品药品监督管理局组织专家赶赴青海，开展药品检验、病例报告分析和关联性评价等工作；同时，派员赶赴安徽对该公司的生产过程进行现场核查。2006 年 8 月 3 日，卫生部连夜叫停欣弗注射液的使用。2006 年 8 月 4 日，国家食品药品监督管理局公布全国欣弗病例数已达 38 例，涉及药品 9 个批号。当天，首次公开因使用欣弗注射液导致死亡的病例（哈尔滨一名 6 岁女孩）。2006 年 8 月 15 日，国家食品药品监督管理局通报：导致这起不良事件的主要原因是，安徽某药业有限公司 2006 年 6 月至 7 月生产的欣弗注射液未按批准的工艺参数灭菌（该药品按规定应经过 105℃、30 分钟的灭菌过程。但该公司却擅自将灭菌温度降低到 100～104℃，将灭菌时间缩短到 1～4 分钟），影响了灭菌效果。经中国药品生物制品检定所对相关样品进行检验，结果表明无菌检查和热原检查不符合规定。

此次事件中，全国 16 个省区共报告欣弗病例 93 例，死亡 11 人。

安徽省食品药品监督管理局以制售劣药行为没收该公司违法所得，并处 2 倍罚款，责令停产整顿；国家食品药品监督管理局责成安徽省食品药品监督管理局收回企业大容量注射剂《药品 GMP 证书》，撤销克林霉素磷酸酯葡萄糖注射液的批准文号；对企业召回的欣弗药品，由安徽省药监部门依法监督销毁。2006 年 10 月 16 日，安徽某药业有限公司总经理裘某被撤职，阜阳药监局长张国栋等 13 人受处分。

【思考】

为什么药品要严格按照 GMP 要求生产，此次事件中，你得到了哪些启示？

【思考题】

1. 药品生产企业各类人员素质要求是什么？
2. 调查评估报告应当包括哪些内容？

3. 对于药品上市许可持有人制度的看法与见解。
4. 国家药品监督管理局取消 GMP 认证有何深层意义？
5. 药品生产全机械化后 GMP 要如何修订？
6. 在药品生产流程中，对药品质量有不可逆影响的因素是什么？

第七章
药品经营管理

【学习目标】

1. 掌握：药品经营许可制度与药品经营许可证管理，药品经营监督管理办法，药品经营质量管理规范的基本要求。

2. 熟悉：互联网药品经营许可管理。

3. 了解：GSP 制度的发展历程和意义，药品互联网信息服务的相关要求。

【引导案例】

飞行检查敲响药品经营企业的警钟

2018 年 8 月，国家药品监督管理局审核检验中心对甘肃省某药业有限公司进行飞行检查发现该企业存在如下问题：

（1）企业 2016 年销售给某卫生院的一批复方甘草片未开具发票。

（2）企业人员培训不到位。

（3）企业常温库中未配备温控设备。

（4）企业对冷链设施设备仅进行了常规情况下的验证，未进行极端条件下的验证。

（5）企业计算机系统权限设置不合理。

2019 年 1 月 25 日，国家药品监督管理局官网发布对该药业有限公司飞行检查通报。据通报，该药业有限公司严重违反《药品经营质量管理规范》，甘肃省药品监督管理局已依法撤销该企业《药品经营质量管理规范》认证证书，对企业涉嫌违法违规经营行为进行调查处理。

【思考】

药品经营企业应如何落实日常《药品经营质量管理规范》要求？

药品经营管理，是指以药品上市许可持有人为核心，围绕药品质量管理，通过对药品信息流、物流、资金流的有效控制，将药品或药品物流服务提供给药品供应链中各个环节的参与方，并完成药品信息化追溯的过程。

国家对药品经营活动实施严格的市场准入与监督管理，制定法律、法规和规章等对药品经营管理和质量控制过程进行规范和引导。《药品管理法》明确了从事药品经营活动的许可条件；药品监督管理部门负责实施药品经营许可；国家鼓励、引导药品零售连锁；强调了企业的主体责任，从事药品经营活动，应当遵守药品经营质量管理规范，建立健全药品经营质量管理体系，保证药品经营全过程持续符合法定要求；《药品经营监督管理办法》《药品经营质量管理规范》进一步细化明确药品经营环节监管权、工作要求和各方责任，确保经营环节药品质量安全。

第一节 药品经营概述

一、药品经营的方式

药品经营企业是指经营药品的专营企业或兼营企业。

药品经营方式分为药品批发和药品零售。药品批发是指药品上市许可持有人、药品经营企业将药品销售给符合购进药品资质的药品上市许可持有人、药品生产企业、药品经营企业、药品使用单位的药品经营方式；药品零售是指药品上市许可持有人、药品经营企业将药品直接销售给个人消费者的药品经营方式。广义的药品零售机构包括零售药房（又称社会药房）和医疗机构药房，零售药房包括零售药店和药品零售连锁企业。

药品零售连锁企业，是指经营同类药品、使用统一商号的若干个门店，在同一总部的管理下，采取统一采购配送、统一质量标准、采购同销售分离，实行规模化管理经营的组织形式。药品零售连锁企业一般由总部、配送中心和门店组成。总部是连锁企业的管理机构，负责整个企业的经营管理；配送中心负责开展药品购进验收、储存养护和物流配送；门店根据直营连锁或加盟连锁的连锁方式，可分为直营门店和加盟门店，承担日常零售业务，将药品直接销售给消费者。在多地，配送中心也可不设，其药品配送工作委托给符合条件的药品批发企业，国家引导药品零售连锁。

二、药品经营的类别与范围

药品零售企业《药品经营许可证》中载明事项之一为药品经营类别，包括处方药、甲类非处方药、乙类非处方药，药品监督管理部门在从事药品零售审批时，应当先核定经营类别，并在经营范围中予以明确。

药品经营范围包括麻醉药品、第一类精神药品、第二类精神药品、药品类易制毒化学品、医疗用毒性药品、生物制品、药品类体外诊断试剂、中药饮片、中成药、化学药。其中，麻醉药品、精神药品、药品类易制毒化学品、医疗用毒性药品等经营范围的核定，按照国家有关规定执行；经营冷藏、冷冻药品或者蛋白同化制剂、肽类激素的，还应当在《药品经营许可证》经营范围项下予以明确。麻醉药品、第一类精神药品、药品类易制毒化学品及蛋白同化制剂、胰岛素外的肽类激素等不得列入药品零售企业持有的《药品经营许可证》的经营范围内。

第二节 药品经营许可管理

一、药品经营许可制度

《药品管理法》规定："国家对药品管理实行药品上市许可持有人制度。药品上市许可持有人依法对药品研制、生产、经营、使用等全过程中药品的安全性、有效性和质量可控性负责。"

1. 从事药品经营活动应当具备的条件　《药品管理法》对从事药品经营活动，强调应当具备以下条件：

（1）有依法经过资格认定的药师或者其他药学技术人员。

（2）有与所经营药品相适应的营业场所、设备、仓储设施和卫生环境。

（3）有与所经营药品相适应的质量管理机构或者人员。

（4）有保证药品质量的规章制度，并符合国务院药品监督管理部门依据本法制定的药品经营质量管理规范要求。

2. 从事药品经营活动的基本要求　从事药品批发活动，应当经所在地省、自治区、直辖市人民政府药品监督管理部门批准，取得《药品经营许可证》。从事药品零售活动，应当经所在地县级以上地方人民政府药品监督管理部门批准，取得《药品经营许可证》。无《药品经营许可证》的，不得经营药品。药品经营应当严格遵守药品经营质量管理规范。从事药品零售的，应当方便群众购药。

药品上市许可持有人可以自行销售其取得药品注册证书的药品，也可以委托药品经营企业销售。药品上市许可持有人从事药品零售活动的，应当取得《药品经营许可证》。

药品上市许可持有人自行销售药品的，应当具备《药品管理法》规定从事药品经营活动的条件；委托销售的，应当委托符合条件的药品经营企业。药品上市许可持有人和受托经营企业应当签订委托协议，并严格履行协议约定的义务。

3. 药品经营活动的药品追溯要求　药品上市许可持有人、药品经营企业和医疗机构等应当按照国家药品监督管理局制定的统一药品追溯标准和规范，建立并实施药品追溯制度，按照规定提供追溯信息，保证药品可追溯。

二、药品经营许可证管理

（一）药品经营的监督管理部门及《药品经营许可证》的管理

1. 药品经营的监督管理部门　国家药品监督管理局指导全国药品经营监督管理工作；省、自治区、直辖市药品监督管理部门负责本行政区域内药品批发企业、药品零售连锁经营企业总部、药品网络交易第三方平台的监督管理以及药品上市许可持有人销售行为的监督管理工作，指导市县的药品监督管理工作。设区的市级、县（区）级人民政府承担药品监督管理职责的部门（以下简称市县级药品监督管理部门）依职责负责本行政区域内药品零售企业、医疗机构的药品监督管理工作。

2.《药品经营许可证》的管理　《药品经营许可证》包括正本和副本，有效期 5 年。正本、副本具有同等法律效力。《药品经营许可证》正本、副本式样、编号方法，由国家药品监督管理局统一制定。《药品经营许可证》的正本应置于企业经营场所的醒目位置。《药品经营许可证》应当载明企业名称、法定代表人或企业负责人姓名、经营方式、经营范围、注册地址、仓库地址、《药品经营许可证》证号、流水号、发证机关、发证日期、有效期限等项目。

（二）申领《药品经营许可证》的程序和条件

1. 药品批发《药品经营许可证》的申领条件　从事药品批发活动，应符合合理布局的要求，并符合以下设置标准：

（1）具有保证所经营药品质量的规章制度。

（2）企业、企业法定代表人或企业负责人、质量管理负责人无违反《药品管理法》规定的情形。

（3）具有与经营规模相适应的一定数量的执业药师。质量管理负责人具有大学以上学历，且必须是执业药师。

（4）具有能够保证药品储存质量要求的、与其经营品种和规模相适应的常温库、阴凉库、冷库。

（5）具有独立的计算机信息管理系统，能覆盖企业内药品的购进、储存、销售以及经营和质量控制的全过程。

（6）具有符合《药品经营质量管理规范》对药品营业场所及辅助、办公用房以及仓库管理、仓库内药品质量安全保障和进出库、在库储存与养护方面的条件。

2. 药品零售《药品经营许可证》的申领条件　从事药品零售活动，应符合当地常住人口数量、地域、交通状况和实际需要的要求，符合方便群众购药的原则，并符合以下设置规定：

（1）具有保证所经营药品质量的规章制度。

（2）具有依法经过资格认定的药学技术人员；经营处方药、甲类非处方药的药品零售企业，必须配有执业药师或者其他依法经过资格认定的药学技术人员。

（3）企业、企业法定代表人、企业负责人、质量负责人无违反《药品管理法》规定的情形。

（4）具有与所经营药品相适应的营业场所、设备、仓储设施以及卫生环境。在超市等其他商业企业内设立零售药店的，必须具有独立的区域。

（5）具有能够配备满足当地消费者所需药品的能力，并能保证 24 小时供应。

3. 申领程序　为落实"放管服"精神，以某省药品监督管理局《药品经营许可证》核准为例，申领《药品经营许可证》可以网上办理也可以线下办理，通常的流程是：收件—受理—审查—决定—制证—送达。

（三）《药品经营许可证》的变更与换发

1.《药品经营许可证》的变更　《药品经营许可证》变更分为许可事项变更和登记事项变更。许可事项变更是指经营方式、经营范围、注册地址、仓库地址（包括增减仓库）、企业法定代表人或负责人以及质量负责人的变更。登记事项变更是指上述事项以外的其他事项的变更。

《药品经营许可证》登记事项变更后，应由原发证机关在《药品经营许可证》副本上记录变更的内容和时间，并按变更后的内容重新核发《药品经营许可证》正本，收回原《药品经营许可证》正本。变更后的《药品经营许可证》有效期不变。

2.《药品经营许可证》的换发　《药品经营许可证》有效期为 5 年。有效期届满，需要继续经营药品的，持证企业应在有效期届满前 6 个月内，向原发证机关申请换发《药品经营许可证》。原发证机关按规定的申办条件进行审查，符合条件的，收回原证，换发新证。不符合条件的，可限期 3 个月进行整改，整改后仍不符合条件的，注销原《药品经营许可证》。

《药品经营许可证》的变更与换发也可以网上办理。

（四）监督检查

对监督检查中发现有违反《药品经营质量管理规范》要求的经营企业，由发证机关责令限期进行整改。监督检查等内容参见表 7-1。

表 7-1 药品经营许可监督检查

监督检查的内容	注销《药品经营许可证》的情形
①企业名称、经营地址、仓库地址、企业法定代表人（企业负责人）、质量负责人、经营方式、经营范围、分支机构等重要事项的执行和变动情况 ②企业经营设施设备及仓储条件变动情况 ③企业实施《药品经营质量管理规范》情况 ④发证机关需要审查的其他有关事项	①《药品经营许可证》有效期届满未换证的 ②药品经营企业终止经营药品或者关闭的 ③《药品经营许可证》被依法撤销、撤回、吊销、收回、缴销或者宣布无效的 ④不可抗力导致《药品经营许可证》的许可事项无法实施的 ⑤法律、法规规定的应当注销行政许可的其他情形

第三节 药品经营质量管理规范

《药品经营质量管理规范》（good supply practice，GSP）是规范药品经营管理和质量控制的基本准则，是一个全面、全员、全过程的质量管理体系，其核心是通过严格的经营管理控制来约束企业的行为，保证向用户提供优质的药品。

一、GSP 发展历程

1980 年国际药学联合会在西班牙马德里召开的大会上通过决议，呼吁各成员国实施《药品供应管理规范》（GSP），这对在世界范围内推行 GSP 起到了积极的促进作用。

我国第一部 GSP 发布于 2000 年 4 月 30 日，自 2000 年 7 月 1 日起施行。经过 2013 年、2015 年、2016 年三次修订，目前执行 2016 年版 GSP。

2019 年 12 月新修订的《药品管理法》进一步提升了对药品经营质量管理的要求，取消了药品 GSP 认证，把执行 GSP 作为企业的自觉行为，明确药品经营企业在经营活动中要持续符合药品 GSP 的要求，并将药品 GSP 纳入企业的日常监管，大幅提高违反药品 GSP 的处罚力度，规范药品经营行为，保障公众用药安全。

二、GSP 管理要求

GSP 正文部分共 4 章 184 条，包括总则、药品批发的质量管理、药品零售的质量管理和附则。

（一）总则

总则一章共 4 条，阐述了 GSP 制定目的、适用范围等内容，同时，明确要求药品经营企业坚持诚实守信，依法经营，禁止任何虚假、欺骗行为。企业应当在药品采购、储存、销售、运输等环节采取有效的质量控制措施，确保药品质量，并按照国家有关要求建立药品追溯系统，实现药品可追溯。

（二）药品批发的质量管理

药品批发的质量管理主要包括质量管理体系、组织机构与质量管理职责、人员与培训、质量管理体系文件、设施与设备、校准与验证、计算机系统、采购、收货、验收、储存、养护、销售、出库、运输与配送以及售后管理等内容。

1. 质量管理体系 企业应当依据有关法律法规及本规范的要求建立质量管理体系，确定质量方针，制定质量管理体系文件，开展质量策划、质量控制、质量保证、质量改进和质量风险管理等活动。企业制定的质量方针文件应当明确企业总的质量目标和要求，并贯彻到药品经营活动的全过程。企业质量管理体系应当与其经营范围和规模相适应，包括组织机构、人员、设施设备、质量管理体系文件及相应的计算机系统等；企业应当定期以及在质量管理体系关键要素发生重大变化时，组织开展内审；企业应当采用前瞻或者回顾的方式，对药品流通过程中的质量风险进行评估、控制、沟通和审核。企业应当对药品供货单位、购货单位的质量管理体系进行评价，确认其质量保证能力和质量信誉，必要时进行实地考察。企业应当全员参与质量管理。各部门、岗位人员应当正确理解并履行职责，承担相应质量责任。

2. 组织机构与质量管理职责 企业应当设立与其经营活动和质量管理相适应的组织机构或者岗位，明确规定其职责、权限及相互关系。企业负责人是药品质量的主要责任人，全面负责企业日常管理，负责提供必要的条件，保证质量管理部门和质量管理人员有效履行职责，确保企业实现质量目标并按照本规范要求经营药品。企业质量负责人应当由高层管理人员担任，全面负责药品质量管理工作，独立履行职责，在企业内部对药品质量管理具有裁决权。企业应当设立质量管理部门，有效开展质量管理工作。质量管理部门的职责不得由其他部门及人员履行。

3. 人员与培训

（1）人员资质要求

企业负责人：应当具有大学专科以上学历或者中级以上专业技术职称，经过基本的药学专业知识培训，熟悉有关药品管理的法律法规及本规范。

企业质量负责人：应当具有大学本科以上学历、执业药师资格和 3 年以上药品经营质量管理工作经历，在质量管理工作中具备正确判断和保障实施的能力。

企业质量管理部门负责人：应当具有执业药师资格和 3 年以上药品经营质量管理工作经历，能独立解决经营过程中的质量问题。

（2）培训 企业应当对各岗位人员进行与其职责和工作内容相关的岗前培训和继续培训，以符合 GSP 要求。培训内容应当包括相关法律法规、药品专业知识及技能、质量管理制度、职责及岗位操作规程等。企业应当按照培训管理制度制定年度培训计划并开展培训，使相关人员能正确理解并履行职责。培训工作应当做好记录并建立档案。

从事特殊管理的药品和冷藏冷冻药品的储存、运输等工作的人员，应当接受相关法律法规和专业知识培训并经考核合格后方可上岗。

（3）直接接触药品岗位的人员健康检查 质量管理、验收、养护、储存等直接接触药品岗位的人员应当进行岗前及年度健康检查，并建立健康档案。患有传染病或者其他可能污染药品的疾病的，不得从事直接接触药品的工作。身体条件不符合相应岗位特定要求的，不得从事相关工作。

4. 质量管理体系文件 企业制定质量管理体系文件包括质量管理制度、部门及岗位职责、操作规程、档案、报告、记录和凭证等。企业应当制定药品采购、收货、验收、储存、养护、销售、出库复核、运输等环节及计算机系统的操作规程。企业应当建立药品采购、验收、养护、销售、出库复核、销后退回和购进退出、运输、储运温湿度监测、不合格药品处理等相关记录，做到真实、完整、准确、有效和可追溯。

记录及凭证应当至少保存 5 年。疫苗、特殊管理的药品的记录及凭证按相关规定保存。

5.设施与设备

（1）对库房设备设施的要求　库房的选址、设计、布局、建造、改造和维护应当符合药品储存的要求，防止药品的污染、交叉污染、混淆和差错。药品储存作业区、辅助作业区应当与办公区和生活区分开一定距离或者有隔离措施。库房的规模及条件应当满足药品的合理、安全储存。设施设备应符合表7–2要求。

表7–2　批发企业设施与设备要求

硬件设施	具体要求
库房的整体要求	1. 库房内外环境整洁，无污染源，库区地面硬化或者绿化 2. 库房内墙、顶光洁，地面平整，门窗结构严密 3. 库房有可靠的安全防护措施，能够对无关人员进入实行可控管理，防止药品被盗、替换或者混入假药 4. 有防止室外装卸、搬运、接收、发运等作业受异常天气影响的措施 5. 经营中药材、中药饮片的，应当有专用的库房和养护工作场所，直接收购地产中药材的应当设置中药样品室（柜）
库房设施的要求	1. 药品与地面之间有效隔离的设备 2. 避光、通风、防潮、防虫、防鼠等设备 3. 有效调控温湿度及室内外空气交换的设备 4. 自动监测、记录库房温湿度的设备 5. 符合储存作业要求的照明设备 6. 用于零货拣选、拼箱发货操作及复核的作业区域和设备 7. 包装物料的存放场所 8. 验收、发货、退货的专用场所 9. 不合格药品专用存放场所 10. 经营特殊管理的药品有符合国家规定的储存设施
冷藏、冷冻药品的设施设备	1. 与其经营规模和品种相适应的冷库，储存疫苗的应当配备两个以上独立冷库 2. 用于冷库温度自动监测、显示、记录、调控、报警的设备 3. 冷库制冷设备的备用发电机组或者双回路供电系统 4. 对有特殊低温要求的药品，应当配备符合其储存要求的设施设备 5. 冷藏车及车载冷藏箱或者保温箱等设备

冷藏车具有自动调控温度、显示温度、存储和读取温度监测数据的功能；冷藏箱及保温箱具有外部显示和采集箱体内温度数据的功能。储存、运输设施设备的定期检查、清洁和维护应当由专人负责，并建立记录和档案。

（2）设施设备的校准与验证　企业应当按照国家有关规定，对计量器具、温湿度监测设备等定期进行校准或者检定。企业应当对冷库、储运温湿度监测系统以及冷藏运输等设施设备进行使用前验证、定期验证及停用时间超过规定时限的验证。

6.计算机系统　企业应当建立能够符合经营全过程管理及质量控制要求的计算机系统，实现药品可追溯。各类数据的录入、修改、保存等操作应当符合授权范围、操作规程和管理制度的要求，保证数据原始、真实、准确、安全和可追溯。

7.药品批发各环节质量控制

（1）采购环节　采购中涉及的首营企业、首营品种，采购部门应当填写相关申请表格，经过质量管理部门和企业质量负责人的审核批准。必要时应当组织实地考察，对供货单位质量管理体系进行评价。另外，企业还应当定期对药品采购的整体情况进行综合质量评审，建立药品质量评审和供货单位质量档案，并进行动态跟踪管理。

（2）收货与验收　企业应当按照规定的程序和要求对到货药品逐批进行收货、验收，防止不合格药品入库。药品到货时，收货人员应当核实运输方式是否符合要求，并对照随货同行单（票）和采购记录核对药品，做到票、账、货相符。

冷藏、冷冻药品到货时，应当对其运输方式及运输过程的温度记录、运输时间等质量控制状况进行重点检查并记录。不符合温度要求的应当拒收。

对实施电子监管的药品，企业应当按规定进行药品电子监管码扫码，并及时将数据上传至中国药品电子监管网系统平台。企业应当建立库存记录，验收合格的药品应当及时入库登记；验收不合格的，不得入库，并由质量管理部门处理。

（3）储存与养护　企业应当根据药品的质量特性对药品进行合理储存。养护人员应当根据库房条件、外部环境、药品质量特性等对药品进行养护。

企业应当采用计算机系统对库存药品的有效期进行自动跟踪和控制，采取近效期预警及超过有效期自动锁定等措施，防止过期药品销售。

（4）销售环节　企业应当将药品销售给合法的购货单位，并对购货单位的证明文件、采购人员及提货人员的身份证明进行核实，保证药品销售流向真实、合法。企业应当严格审核购货单位的生产范围、经营范围或者诊疗范围，并按照相应的范围销售药品。企业销售药品，应当如实开具发票，做到票、账、货、款一致。

（5）出库环节　出库时应当对照销售记录进行复核。发现药品包装出现破损、污染、封口不牢、衬垫不实、封条损坏等问题，包装内有异常响动或者液体渗漏，标签脱落、字迹模糊不清或者标识内容与实物不符，药品已超过有效期等情况的不得出库，并报告质量管理部门处理。

（6）运输与配送　运输药品，应当根据药品的包装、质量特性并针对车况、道路、天气等因素，选用适宜的运输工具，采取相应措施防止出现破损、污染等问题。发运药品时，应当检查运输工具，发现运输条件不符合规定的，不得发运。

（7）售后管理　企业应当加强对退货的管理，保证退货环节药品的质量和安全，防止混入假冒药品。企业应当按照质量管理制度的要求，制定投诉管理操作规程，配备专职或者兼职人员负责售后投诉管理，及时将投诉及处理结果等信息记入档案，以便查询和跟踪。

企业发现已售出药品有严重质量问题，应当立即通知购货单位停售、追回并做好记录，同时向食品药品监督管理部门报告。企业应当协助药品生产企业履行召回义务，质量管理部门还应当配备专职或者兼职人员，按照国家有关规定承担药品不良反应监测和报告工作。

（三）药品零售的质量管理

药品零售的质量管理主要包括质量管理与职责、人员管理、文件管理、设施与设备、采购与验收、陈列与储存、销售管理、售后管理等内容。

1. 质量管理与职责　企业应当按照有关要求制定质量管理文件，开展质量管理活动，确保药品质量。企业应当具有与其经营范围和规模相适应的经营条件，包括组织机构、人员、设施设备、质量管理文件，并按照规定设置计算机系统。

企业负责人是药品质量的主要责任人，负责企业日常管理，负责提供必要的条件，保证质量管理部门和质量管理人员有效履行职责，确保企业按照本规范要求经营药品。

2. 人员管理

（1）人员资质　企业法定代表人或者企业负责人应当具备执业药师资格。质量管理、验收、采购人员应当具有药学或者医学、生物、化学等相关专业学历或者具有药学专业技术职称。

从事中药饮片质量管理、验收、采购人员应当具有中药学中专以上学历或者具有中药学专业初级以上专业技术职称。

（2）人员培训　企业各岗位人员应当接受相关法律法规及药品专业知识与技能的岗前培训和继续培训，以符合本规范要求。企业应当按照培训管理制度制定年度培训计划并开展培训，使相关人员能正确理解并履行职责。

（3）人员健康检查　企业应当对直接接触药品岗位的人员进行岗前及年度健康检查，并建立健康档案。患有传染病或者其他可能污染药品的疾病的，不得从事直接接触药品的工作。

3. 文件管理　企业应当按照有关法律法规及 GSP 规定，制定符合企业实际的质量管理文件。文件包括质量管理制度、岗位职责、操作规程、档案、记录和凭证等，并对质量管理文件定期审核、及时修订。企业应当采取措施确保各岗位人员正确理解质量管理文件的内容，保证质量管理文件有效执行。

4. 设施与设备　企业的营业场所应当与其药品经营范围、经营规模相适应，并与药品储存、办公、生活辅助及其他区域分开。营业场所应当具有相应设施或者采取其他有效措施，避免药品受室外环境的影响，并做到宽敞、明亮、整洁、卫生。设施设备应符合表 7-3 要求。

表 7-3　零售企业设施设备要求

设施设备	具体要求
营业场所设施	1. 货架和柜台 2. 监测、调控温度的设备 3. 经营中药饮片的，有存放饮片和处方调配的设备 4. 经营冷藏药品的，有专用冷藏设备 5. 经营第二类精神药品、毒性中药品种和罂粟壳的，有符合安全规定的专用存放设备 6. 药品拆零销售所需的调配工具、包装用品
仓库设施设备	1. 药品与地面之间有效隔离的设备 2. 避光、通风、防潮、防虫、防鼠等设备 3. 有效监测和调控温湿度的设备 4. 符合储存作业要求的照明设备 5. 验收专用场所 6. 不合格药品专用存放场所 7. 经营冷藏药品的，有与其经营品种及经营规模相适应的专用设备

5. 药品零售各环节质量控制

（1）采购与验收　参见本章"药品批发的质量管理"有关"采购与验收"的内容。

（2）陈列与储存　企业应当对营业场所温度进行监测和调控，以使营业场所的温度符合常温要求；定期进行卫生检查，保持环境整洁。存放、陈列药品的设备应当保持清洁卫生，不得放置与销售活动无关的物品，并采取防虫、防鼠等措施，防止污染药品。

药品的陈列应当符合以下要求：①按剂型、用途以及储存要求分类陈列，并设置醒目标志，类别标签字迹清晰、放置准确。②药品放置于货架（柜），摆放整齐有序，避免阳光直射。③处方药、非处方药分区陈列，并有处方药、非处方药专用标识。④处方药不得采用开架自选的方式陈列和销售。⑤外用药与其他药品分开摆放。⑥拆零销售的药品集中存放于拆零专柜或者专区。⑦第二类精神药品、毒性中药品种和罂粟壳不得陈列。⑧冷藏药品放置在冷藏设备中，按规定对温度进行监测和记录，并保证存放温度符合要求。⑨中药饮片柜斗谱的书写应当正名正字；装斗前应当复核，防止错斗、串斗；应当定期清斗，防止饮片生虫、发霉、变质；不同批号的饮片装斗前应当清斗并记录。⑩经营非药品应当设置专区，与药品区域明显隔离，并有醒目标志。企业应当定期对陈列、存放的药品进行检查，重点检查拆零药品和易变质、近效期、摆放时间较长的药品以及中药饮片。发现有质量疑问的药品应当及时撤柜，停止销售，由质量管理人员确认和处理，并保留相关记录。企业应当对药品的有效期进行跟踪管理，防止近效期药品售出后可能发生的过期使用。

（3）销售管理 企业应当在营业场所的显著位置悬挂《药品经营许可证》、营业执照、执业药师注册证等。营业人员应当佩戴有照片、姓名、岗位等内容的工作牌，是执业药师和药学技术人员的，工作牌还应当标明执业资格或者药学专业技术职称，在岗执业的执业药师应当挂牌明示。

销售药品应当符合以下要求：①处方经执业药师审核后方可调配；对处方所列药品不得擅自更改或者代用，对有配伍禁忌或者超剂量的处方，应当拒绝调配，但经处方医师更正或者重新签字确认的，可以调配；调配处方后经过核对方可销售。②处方审核、调配、核对人员应当在处方上签字或者盖章，并按照有关规定保存处方或者其复印件。③销售近效期药品应当向顾客告知有效期。④销售中药饮片做到计量准确，并告知煎服方法及注意事项；提供中药饮片代煎服务，应当符合国家有关规定。

药品拆零销售应当符合以下要求：①负责拆零销售的人员经过专门培训。②拆零的工作台及工具保持清洁、卫生，防止交叉污染。③做好拆零销售记录，内容包括拆零起始日期、药品的通用名称、规格、批号、生产厂商、有效期、销售数量、销售日期、分拆及复核人员等。④拆零销售应当使用洁净、卫生的包装，包装上注明药品名称、规格、数量、用法、用量、批号、有效期以及药店名称等内容。⑤提供药品说明书原件或者复印件；⑥拆零销售期间，保留原包装和说明书。

（4）售后管理 除药品质量原因外，药品一经售出，不得退换。企业应当在营业场所公布食品药品监督管理部门的监督电话，设置顾客意见簿，及时处理顾客对药品质量的投诉。企业应当按照规定，收集、报告药品不良反应信息，发现已售出药品有严重质量问题，应当及时采取措施追回药品并做好记录，同时向食品药品监督管理部门报告。企业应当协助药品上市许可持有人履行召回义务，控制和收回存在安全隐患的药品，并建立药品召回记录。

（四）《药品经营质量管理规范》附录中的主要内容

GSP以附录形式对于药品经营质量管理过程中的一些技术性、专业性较强的规定或者操作性要求需要更加详细、具体的内容，作为GSP组成部分一并监督实施。

1. 冷藏、冷冻药品的储存与运输管理 冷藏、冷冻药品属于温度敏感性药品，在药品质量控制中具有高风险、专业化程度高、操作标准严格、设施设备专业等特点。这类药品在收货、验收、储存、养护、运输等环节以及各环节的衔接上，稍有疏漏都会导致产生严重的质量问题，必须采用最细致的制度、最先进的技术和最严格的标准进行管理。

2. 药品经营企业计算机系统 可核查、可追溯是药品质量安全监管的基本要求，计算机管理技术的应用为实现药品质量的可核查、可追溯提供了强有力的技术支撑，对防止和配合打击目前流通领域存在的挂靠经营、虚开增值税发票、无票购进及无票销售等违法违规行为具有重要的作用。

3. 温湿度自动监测 温湿度控制是保证药品质量的基本条件，而温湿度自动监测以及数据的实时采集和记录，是做好温湿度控制的前提和保障。药品GSP对药品储存运输环境温湿度实施自动监测，这是在我国药品流通领域的药品储运过程的第一次应用，也是借鉴和学习国际先进、科学、有效的温湿度监测管理技术，确保温湿度控制的全程化、全天候及真实性的有效手段。

4. 药品收货与验收 药品收货与验收活动是药品经营企业确保所采购的药品已经实际到达，检查到达药品的数量和质量，确保与交接手续有关的文件都已经登记并交给有关人员的工作过程，是控制药品质量的第一关，也是避免药品差错的重要环节。

5. 验证管理 验证是现代管理的重要手段，是保证各项设施设备及管理系统始终处于完好、适用状态的措施。其中药品储运冷链验证已经是国际上通行并成熟应用的强制管理标准，也是冷链药品储运质量管理的前提条件和基本保障。

三、药品经营的监督检查

1. 监督检查的形式 监督检查包括跟踪检查、日常抽查和专项检查三种形式，结果应记录在案。

2. 各级药品监督管理部门的职责 国务院药品监督管理部门必要时可对企业进行 GSP 实地检查。省、自治区、直辖市药品监督管理部门组织对药品经营企业进行跟踪检查，检查企业质量管理的运行状况和出现问题的整改情况。

第四节　网络药品经营管理

网络药品经营是随着互联网的普及而发展起来的。2004 年 7 月 8 日国家食品药品监督管理局发布《互联网药品信息服务管理办法》，将互联网药品信息服务分为经营性和非经营性两类。2005 年 9 月 29 日国家食品药品监督管理局发布《互联网药品交易服务审批暂行规定》，企业经过审查验收并取得《互联网药品交易服务机构资格证书》，可以从事互联网药品交易服务。至此药品电子商务正式进入药品流通体系。2011 年，商务部提出"鼓励经营规范的零售连锁企业发展网上药店"的政策导向，2013 年，国家食品药品监督管理总局发布《关于加强互联网药品销售管理的通知》，规定不得通过互联网向个人消费者销售含麻黄碱类复方制剂，要求药品零售连锁企业通过药品交易网站只能销售非处方药，一律不得在网站交易相关页面展示和销售处方药。

随着 2019 年新修订的《药品管理法》出台，对药品上市许可持有人、药品经营企业通过网络销售药品做出了规定，要求"线上线下一致"；同时，国家药品监督管理局已建立起全国统一的药品网络销售监测系统，初步实现"以网管网"，对监测发现的违法违规行为进行分类处置。为更好地使药品起到保护和促进公众健康的作用，2021 年 4 月，国务院办公厅发布《关于服务"六稳""六保"进一步做好"放管服"改革有关工作的意见》（以下简称《意见》）。《意见》提出，在确保电子处方来源真实可靠的前提下，允许网络销售除国家实行特殊管理的药品以外的处方药。

一、互联网药品交易服务

1. 互联网药品交易服务的定义 根据《互联网药品交易服务审批暂行规定》（国食药监市〔2005〕480 号），互联网药品交易服务是指通过互联网提供药品（包括医疗器械、直接接触药品的包装材料和容器）交易服务的电子商务活动。

2. 互联网药品交易服务的类别 互联网药品交易服务可分为三个类别。

（1）药品生产企业、药品经营企业和医疗机构之间的互联网药品交易服务。

（2）药品生产企业、药品批发企业向本企业用户之外的其他企业提供药品调拨等交易服务。

（3）药品生产企业、药品经营企业向个人消费者提供互联网药品交易服务。

3. 互联网药品交易服务管理　从事互联网药品交易服务的企业必须取得《互联网药品交易服务机构资格证书》，取得《互联网药品交易服务机构资格证书》需经由国务院药品监督管理部门审查验收。

资格证书有效期5年，第一类互联网药品交易服务由国家药品监督管理局审查批准，其他两类由省级药品监督管理部门审批。

二、网络销售药品的条件

1. 总体要求　从事药品网络销售、提供药品网络交易第三方平台服务，应当具备相应资质或者条件，遵守药品法律法规、规章和规范，依法诚信经营，保障药品质量安全。

药品网络销售者应当是药品上市许可持有人或者药品经营企业。中药饮片生产企业销售其生产的中药饮片，应当履行《药品网络销售监督管理办法（征求意见稿）》规定的持有人相关义务。

2. 药品网络销售的禁止性行为

（1）药品网络销售不得超出企业经营方式和药品经营范围。药品网络销售者为持有人的，仅能销售其持有批准文号的药品。没有取得药品零售资质的，不得向个人销售药品。

（2）疫苗、血液制品、麻醉药品、精神药品、医疗用毒性药品、放射性药品、药品类易制毒化学品等国家实行特殊管理的药品，不得通过网络销售。

（3）药品零售企业通过网络销售药品，不得以买药品赠药品、买商品赠药品等方式向公众赠送处方药和甲类非处方药。

3. 药品网络销售者的义务　药品网络销售者应当符合国家药品监督管理以及网络交易管理的法律、法规和规章等相关要求，并履行下列义务：

（1）建立药品网络销售安全管理制度，实现药品销售全程可追溯、可核查。

（2）建立并实施保障药品质量与安全的配送管理制度。

（3）建立并实施投诉举报处理制度。

（4）建立并实施网络销售药品不良反应监测报告制度。

（5）协助持有人履行药品召回义务，及时传达、反馈药品召回信息，控制和追回存在安全隐患的药品。

向个人销售药品的，还应当建立在线药学服务制度，配备执业药师，指导合理用药；执业药师的数量应当与经营规模相适应；做到药品最小销售单元的销售记录清晰留存、可追溯。

4. 药品网络销售者的基本要求

（1）药品零售企业通过网络销售处方药的，应当确保电子处方来源真实、可靠，并按照有关要求进行处方调剂审核，对已使用的处方进行电子标记。

（2）药品网络销售者为持有人或者药品批发企业的，应当向省级药品监督管理部门报告。药品网络销售者为药品零售企业的，应当向设区的市级负责药品监督管理的部门报告。

（3）药品网络销售者应当在网站首页或者经营活动的主页面醒目位置，清晰展示相关资质证明文件和联系方式。有关信息发生变更的，应当及时更新。药品网络销售者为药品零售企业的，还应当展示所配备执业药师的执业药师注册证。

（4）药品网络销售者展示的药品信息应当真实准确、合法有效，注明药品批准文号。

具备网络销售处方药条件的药品零售企业，可以向公众展示处方药信息。其他药品零售企业不得通过网络发布处方药销售信息。

具备网络销售处方药条件的药品零售企业，向公众展示处方药信息时，应当突出显示"处方药须凭处方在执业药师指导下购买和使用"等风险警示信息。

（5）药品网络销售者应当完整保存供货企业资质证明文件、购销记录、电子订单、在线药学服务等记录，销售处方药的药品零售企业还应当保存电子处方记录。相关记录保存期限不得少于5年，且不少于药品有效期后1年。

三、药品网络交易第三方平台的主体资格、义务、备案与监督管理

1. 主体资格　药品网络交易第三方平台提供者（以下简称第三方平台）是指在药品网络交易中提供网络经营场所、交易撮合、信息发布等服务，供交易双方或者多方开展交易活动的法人组织或者非法人组织。

第三方平台应当符合国家药品监督管理以及网络交易管理的法律、法规和规章等相关要求，具备法人组织或非法人组织资格，具有满足业务开展要求的应用软件、网络安全措施和相关数据库，平台具有网上查询、生成订单、网上支付、配送管理等交易服务功能。

2. 义务　第三方平台应当履行下列义务：

（1）建立并实施保证药品质量安全的制度。

（2）建立药品质量管理机构，承担药品质量管理工作。

（3）建立交易记录保存、投诉管理和争议解决、药品不良反应信息收集等制度。

（4）建立并实施配送质量管理制度。

第三方平台应当对申请入驻的药品网络销售者资质进行审查，确保入驻的药品网络销售者符合法定要求，建立登记档案并及时定期核实、更新药品网络销售资质信息。

第三方平台应当建立检查制度，对发布的药品信息进行检查，对交易行为进行监督，对发现的问题主动制止，涉及药品质量安全的重大问题及时报告药品监督管理部门。

3. 备案与监督管理　第三方平台应当将企业名称、法定代表人、统一社会信用代码、网站名称或者网络客户端应用程序名、网络域名等信息向省级药品监督管理部门备案，取得备案凭证。省级药品监督管理部门应当将平台备案信息公示。

第三方平台发现入驻的药品网络销售者有违法违规行为的，应当及时制止并立即向所在地县级药品监督管理部门报告。

有下列情形之一的，第三方平台应当禁止展示相关药品的信息，按规定公示，并立即向所在地县级药品监督管理部门报告，必要时协助召回或者追回所销售的药品：

（1）药品监督管理部门发布药品撤市、注销药品批准证明文件等决定的。

（2）药品监督管理部门、持有人公布药品存在质量安全问题或者要求召回的。

（3）药品经营企业要求追回药品的。

（4）发现药品存在质量安全问题或者安全隐患的。

有下列情形之一的，第三方平台还应当立即停止提供药品网络交易服务：

（1）发现销售违禁药品、超经营范围销售药品的。

（2）发现药品网络销售者不具备药品网络销售资质的。

（3）发现其他严重违法违规行为的。

【课后案例】

第三方药品销售平台之利弊——从京东医药整合上线说起

京东健康是国内医药电商龙头，以医药和健康产品销售为核心，截至 2020 年 6 月 30 日，平台年活跃用户数达到 7250 万。2020 年上半年，受疫情推动等因素影响，部分线下购药需求转移到线上，营收增速进一步提升到 76.0%，营收规模达到 88 亿元。

京东的运营模式为 B2B2C，以 B2B 打造全产业链生态体系，B2C 构建医药电商业新秩序。2014 年京东获得《互联网药品交易服务机构资格证书》，正式上线"京东医药 B2B 分销平台"，旨在打造以药品生产企业、批发企业为上游，以零售药店、诊所、民营医院等为下游的药品交易平台。上线的京东大药房依托京东主站，面向普通消费者，主营京东自营 OTC 药品业务，同时经营处方药。

虽然医药电商凭借"互联网+"的平台与技术优势，重塑传统医药领域的流通机制，能够大幅改善传统医药分销层级，更为药品流通覆盖区域的速度与广度带来升级空间，最终惠及大众民生，但也意味着应切实保证从医药生产企业到消费者手里的药品的流通质量。

【思考】

请分析与探讨新形势下第三方药品销售平台的发展前景。

【思考题】

1. 请分析药品批发与零售药品质量管理的重点环节。
2. 应如何保障网络销售药品的质量？
3. 网络销售药品为什么要强调线上线下一致？
4. 请从当地药品监督管理部门网站查找办理一家药品零售企业《药品经营许可证》的流程。
5. 药品经营计算机系统有哪些要求？
6. 智慧物流能在药品流通中发挥什么作用，为什么？

第八章
医疗机构药事管理

【学习目标】

1. 掌握：医疗机构药事管理的概念、特点，医疗机构药品采购、验收、养护、出入库管理和特殊药品管理的相关规定，处方管理的主要内容，临床合理用药管理。

2. 熟悉：医疗机构药事管理的组织机构及其职能，医疗机构制剂的管理，药品调剂的流程、步骤与调剂工作管理，抗菌药物临床应用管理。

3. 了解：临床药师工作职责，静脉药物集中调配的要求，煎药室管理的主要内容。

【引导案例】

一例抗生素引起的医疗事故

女性患者，75岁，3天前因咳嗽输注阿莫西林克拉维酸钾针，2.4g，每天2次，静脉滴注，共6天，结束约半小时后出现两侧腰部坠胀不适，肉眼血尿，伴尿频尿急尿痛，无发热、畏寒，无皮疹、关节疼痛，查尿蛋白（+++），隐血（+++），CTU提示两肾轻度积水，输尿管及膀胱高密度影，予氯诺昔康、间苯三酚、呋塞米治疗后，出现尿量减少，询问患者病史，平素体健，否认既往有泌尿系统疾病。药师考虑药物性间质性肾炎可能，建议停用氯诺昔康、呋塞米。医生采纳，给予激素治疗，并行输尿管镜排除禁忌后插尿管，引流出3460mL尿液，色暗红。患者情况好转后，停用激素，拔除导尿管。

【思考】

药师在此次患者的治疗过程中发挥的作用是什么？

第一节　医疗机构药事管理概述

药品是人类与疾病做斗争的重要武器，具有防病治病的积极作用。要做到合理用药，需要具有医药专业知识的医师及药师的指导。在我国，医疗机构是药品使用的主要部门，因此，医疗机构药事管理就成为整个药事管理中的重要组成部分。

传统的医疗机构药事管理主要是指药品采购、储存、调剂管理、医疗机构制剂管理、药品的质量管理和经济管理等。随着现代医药卫生事业的发展，医疗机构药事管理的重心逐步转变为对患者合理用药为中心的系统化药事管理。

一、医疗机构分类与医疗机构药事管理的特点和内容

（一）医疗机构分类

医疗机构（medical institutions）是指以救死扶伤，防病治病，为公民的健康服务为宗旨，依法定程序设立的从事疾病诊断、治疗活动的卫生机构的总称。

目前，我国医疗机构可分为以下 13 类：①综合医院、中医医院、中西医结合医院、民族医医院、专科医院、康复医院；②妇幼保健院；③社区卫生服务中心、社区卫生服务站；④中心卫生院、乡（镇）卫生院、街道卫生院；⑤疗养院；⑥综合门诊部、专科门诊部、中医门诊部、中西医结合门诊部、民族医门诊部；⑦诊所、中医诊所、民族医诊所、卫生所、医务室、卫生保健所、卫生站；⑧村卫生室（所）；⑨急救中心、急救站；⑩临床检验中心；⑪专科疾病防治院、专科疾病防治所、专科疾病防治站；⑫护理院、护理站；⑬其他诊疗机构等。

根据 2000 年国务院办公厅转发原国家体改办、原卫生部等 8 个部门《关于城镇医药卫生体制改革的指导意见》，提出建立新的医疗机构分类管理制度。将医疗机构分为非营利性和营利性两类进行管理。

（二）医疗机构药事管理的特点和内容

医疗机构药事管理（pharmacy administration of medical institutions）是指医疗机构以患者为中心，以临床药学为基础，对临床用药全过程进行有效的组织实施与管理，促进临床科学、合理用药的药学技术服务和相关药品的管理工作。

1. 医疗机构药事管理的特点 主要包括三个方面，即专业技术性、政策法规性和技术服务性。

（1）专业技术性 医疗机构药事管理的对象是药品、药品信息、药师，内容涉及采购、供应、调剂、制剂、药品检验、药品保管、临床使用、药学服务等，具有明显的专业特征。

（2）政策法规性 医疗机构药事管理是各种管理法规、政策在医院药事活动中的实际运用，比如《药品管理法》《处方管理办法》《麻醉药品和精神药品管理条例》《抗菌药物临床应用管理办法》等管理法规是医院药事工作必须严格遵守和认真执行的行为规范。

（3）技术服务性 突出了医疗机构药事管理的目的，以服务患者为中心，保障供应医院临床需要的合格药品，保证用药安全、有效、经济，保障医院药学服务工作的正常运行和不断发展，从而促进医疗保健质量的提高。

2. 医疗机构药事管理的内容 医疗机构药事管理是由若干互相联系、互相制约的部门管理和药学专业管理构成的一个体系，各项管理有其本身的特点，但又密切地相互联系、交叉和渗透。它包含了对药品和其他物资的管理、对人的管理以及药品的经济管理等。其内容主要包括以下几个方面。

（1）组织管理 医院药学实践的组织体制和结构、各项规章制度的建立，各类人员按比例配备，各级人员的职责设置、考核及升、调、奖、惩等。

（2）药品供应管理 药学部门要掌握新药动态和市场信息，制订药品采购计划，加速周转，减少库存，保证药品供应。包括药品采购、储存、保管和供应等管理。

（3）调剂业务管理 药品调剂工作是药学技术服务的重要组成部分，医疗机构的药学专业技术人员必须严格执行调剂操作规程、处方管理制度，认真审查和核对，确保发出药品的准确、无误。调剂是药品从医院转移给患者的过程，严格把好调剂工作中的审查核对关，对药品合理使用具有非常重要的意义。根据临床需要逐步建立静脉用药集中调配中心（室），对肠外营养液和危害药品实行集中配制和供应。

（4）医疗机构制剂业务管理 医疗机构配制制剂，必须具备能够保证制剂质量的专业人员、场地、设施、设备、管理制度、检验仪器和卫生条件等。包括制剂室的审批、制剂品种的注册、制剂工艺规程和标准操作规程的制定、制剂质量检验等方面。

（5）药品质量监督管理 除了自配制剂以外，医院采购的药品同样要进行质量控制，对临床各科使用的药品，特别是特殊管理药品的使用情况要加强检查、监督和管理。

（6）临床药学业务管理 临床药师参与临床药物治疗和治疗方案的调整工作，进行药物不良反应监测，开展药品使用中安全性、有效性、合理性的评价和管理。

（7）药物信息管理 除药品供应、调剂与制剂、药品质量监督管理中有大量信息需要管理以外，还要对药品使用信息积累和管理，为医护人员及患者提供用药咨询。

（8）经济管理 引入市场经营机制，在确保药品质量、服务质量的前提下，促进医院药学的发展。

（9）药学研究管理 结合临床需要开展临床药学和临床药理学的研究，进行有效管理，促进合理用药、新药开发。

（10）药学专业技术人员的培养与管理 对医疗机构内的药学专业技术人员进行药学知识、医疗知识、人文知识等方面的人员培训和继续教育管理等。

二、医疗机构药事管理组织

为加强医疗机构药事管理，促进药物合理应用，保障公众身体健康，根据《中华人民共和国药品管理法》《医疗机构管理条例》《麻醉药品和精神药品管理条例》等有关法律、法规，卫生部、国家中医药管理局、总后勤部卫生部于 2011 年 1 月 30 日联合印发了《医疗机构药事管理规定》（卫医政发〔2011〕11 号）。《医疗机构药事管理规定》第四条指出："医疗机构药事管理和药学工作是医疗工作的重要组成部分。医疗机构应当设置药事管理组织和药学部门。"

世界上许多国家的医院都有类似的组织。美国和英国称之为"药学和治疗学委员会"（Pharmacy and Therapeutics Committee），下设专科药物分委员会；德国称之为"药品委员会"，日本的称为"药事委员会"或"药品选用委员会"。国外把此类机构看作咨询组织，起着沟通药学人员和其他医务人员的作用。其目的有两个：一是咨询，推荐医院用药，帮助制订药品的评价、遴选和治疗使用的有关规定；二是教育，完善医师、护士、药师与药品及其使用有关问题的知识培训。

（一）组成

《医疗机构药事管理规定》规定，二级以上医院应当设立药事管理与药物治疗学委员会，其他医疗机构应当成立药事管理与药物治疗学组。

二级以上医院药事管理与药物治疗学委员会委员由具有高级技术职务任职资格的药学、临床医学、护理和医院感染管理、医疗行政管理等人员组成。

成立医疗机构药事管理与药物治疗学组的医疗机构由药学、医务、护理、医院感染、临床科室等部门负责人和具有药师、医师以上专业技术职务任职资格人员组成。

医疗机构负责人任药事管理与药物治疗学委员会（组）主任委员，药学和医务部门负责人任药事管理与药物治疗学委员会（组）副主任委员。

药事管理与药物治疗学委员会（组）应当建立健全相应工作制度，日常工作由药学部门负责。

（二）职责

药事管理与药物治疗学委员会（组）的主要职责是：

①贯彻执行医疗卫生及药事管理等有关法律、法规、规章。审核制定本机构药事管理和药学工作规章制度，并监督实施。

②制定本机构药品处方集和基本药品供应目录。

③推动药物治疗相关临床诊疗指南和药物临床应用指导原则的制定与实施，监测、评估本机构药物使用情况，提出干预和改进措施，指导临床合理用药。

④分析、评估用药风险和药品不良反应、药品损害事件，并提供咨询与指导。

⑤建立药品遴选制度，审核本机构临床科室申请的新购入药品、调整药品品种或者供应企业和申报医院制剂等事宜。

⑥监督、指导麻醉药品、精神药品、医疗用毒性药品及放射性药品的临床使用与规范化管理。

⑦对医务人员进行有关药事管理法律、法规、规章制度和合理用药知识教育培训；向公众宣传安全用药知识。

三、医疗机构药学部门组织机构及人员管理

医院药学部门是医院的专业技术科室，具体负责药品管理、药学专业技术服务和药事管理工作，开展以患者为中心，以合理用药为核心的临床药学工作，组织药师参与临床药物治疗，提供药学专业技术服务。主要包括：本医院药品保障供应与管理；处方适宜性审核、药品调配以及安全用药指导；实施临床药师制，直接参与临床药物治疗；药学教育以及与医院药学相关的药学研究等。

（一）医疗机构药学部门组织机构

医疗机构应当根据本机构功能、任务、规模设置相应的药学部门，配备和提供与药学部门工作任务相适应的专业技术人员、设备和设施。

三级医院设置药学部，并可根据实际情况设置二级科室；二级医院设置药剂科；其他医疗机构设置药房。

1. 不同级别医疗机构药剂科室设立　二、三级医院必须设立药剂科（部、处），一级医院设立药房，作为医技科室，应有专人负责药剂工作。

2. 不同级别中医医院药剂科室设立　一级中医医院必须开展中药加工、调剂、煎煮、储存等业务并建立科室。二级中医医院应设中、西药调剂室及中药加工炮制室、中药制剂室、西药制剂室、煎药室、药品质量检验室、情报资料室。有条件可设灭菌制剂、临床药学、制剂研究（药物研究）等科室。三级中医医院药剂科（部、处）必须设立上述所有科室。中药加工炮制室和煎药室可独立设置或根据需要附于调剂或制剂室管理。综合性一、二、三级医院，中药科室的设置可

根据本院中医药或中西医结合业务工作开展的实际情况考虑，原则上可参考同级中医医院，与其相一致。

3. 综合性医院药剂科设立 综合性医院药剂科（部），可根据医院规模、专业性质和工作职责范围，设立相应的药事组织机构，我国综合性医院药剂科组织机构见图8-1。

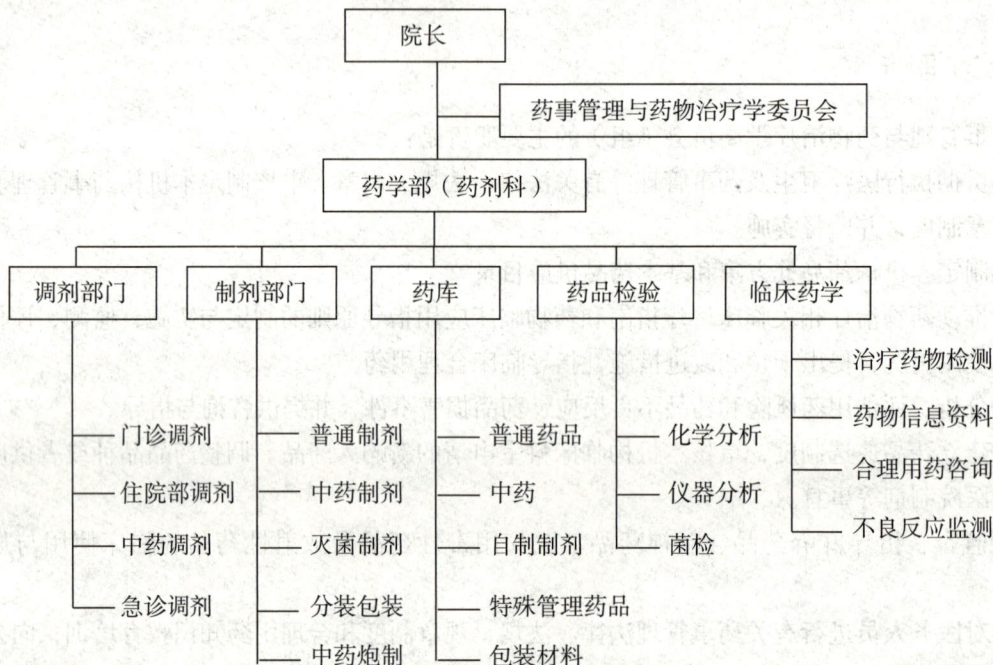

图 8-1 综合性医院药剂科组织机构示意图

（二）医疗机构药学部门人员管理

医疗机构药学专业技术人员按照有关规定取得相应的药学专业技术职务任职资格。医疗机构应当加强对药学专业技术人员的培养、考核和管理，制订培训计划，组织药学专业技术人员参加规范化培训和继续医学教育，将完成培训及取得继续医学教育学分情况，作为药学专业技术人员考核、晋升专业技术职务任职资格和专业岗位聘任的条件之一。

医疗机构直接接触药品的药学人员，应当每年进行健康检查。患有传染病或者其他可能污染药品的疾病的，不得从事直接接触药品的工作。

1. 药学技术人员数量 医疗机构药学专业技术人员不得少于本机构卫生专业技术人员的8%。设立静脉用药调配中心（室）的，医疗机构应当根据实际需要另行增加药学专业技术人员数量。承担教学和科研任务的三级医院，应当根据其任务和工作量适当增加药学专业技术人员数量。

医疗机构应当根据本机构性质、任务、规模配备适当数量临床药师，三级医院临床药师不少于5名，二级医院临床药师不少于3名。临床药师应当具有高等学校临床药学专业或者药学专业本科以上学历，并应当经过规范化技能培训。

三级综合医院药学部药学人员中具有高等医药院校临床药学专业或者药学专业全日制本科以上学历的，应当不低于药学专业技术人员总数的30%；二级综合医院应当不低于20%。

药学专业技术人员中具有副高级以上药学专业技术职务任职资格的，三级综合医院应当不低于13%，教学医院应当不低于15%，二级综合医院应当不低于6%。

2. 药学技术部门负责人要求 二级以上医院药学部门负责人应当具有高等学校药学专业或者

临床药学专业本科以上学历，以及本专业高级技术职务任职资格；除诊所、卫生所、医务室、卫生保健所、卫生站以外的其他医疗机构药学部门负责人应当具有高等学校药学专业专科以上或者中等学校药学专业学历，以及药师以上专业技术职务任职资格。

第二节　药品供应管理

一、药品采购管理

医疗机构使用的药品，除了医疗机构制剂以外，全部按照规定购入。药品采购管理的主要目标是依法依规，适时购进质量合格、价格合理的药品。医疗机构应严格执行药品采购的相关规定，如《医疗机构药品集中招标采购工作规范》，建立健全药品采购管理制度，明确采购计划，确定采购方式，在药品采购中必须加强计划性，既要防止脱销断药，又要防止长期积压造成药品过期失效。采购时要注意进货渠道的合法性、药品质量的可靠性。药学部门负责医疗机构药品的计划和采购工作。

（一）药品采购的法律依据

《药品管理法》和《医疗机构药事管理规定》等国家相关管理部门制定的法规和规章，对医疗机构药品采购做出了明确规定。

医疗机构购进药品，应当建立并执行进货检查验收制度，验明药品合格证明和其他标识；不符合规定要求的，不得购进和使用。药品购进记录必须注明药品通用名称、生产厂商（中药材标明产地）、剂型、规格、批号、生产日期、有效期、批准文号、供货单位、数量、价格、购进日期。药品购进记录必须保存至超过药品有效期1年，但不得少于3年。

根据《国家基本药物目录》《处方管理办法》《药品采购供应质量管理规范》等，结合医疗机构实际需求制订药品采购计划，购进药品。

（二）药品招标采购管理

1. 药品集中招标采购制度的建立　继2009年1月17日卫生部等多部门联合印发《进一步规范医疗机构药品集中采购工作的意见》后，2010年7月联合发布实施的《医疗机构药品集中采购工作规范》及《药品集中采购监督管理办法》，明确规定：医疗机构药品集中采购工作，要以省（区、市）为单位组织开展。县及县以上人民政府、国有企业（含国有控股企业）等所属的非营利性医疗机构，必须全部参加药品集中采购。鼓励其他医疗机构参加药品集中采购活动。

药品集中采购要充分考虑各级各类医疗机构的临床用药需求特点。集中采购周期原则上一年一次。全面推行网上集中采购，提高医疗机构药品采购透明度。

医疗机构按申报集中采购药品的品种、规格、数量，通过药品采购平台采购所需的药品。除麻醉药品、第一类精神药品和第二类精神药品、医疗用毒性药品和放射性药品等少数品种以及中药材和中药饮片等可不纳入药品集中采购目录外，医疗机构使用的其他药品原则上必须全部纳入集中采购目录。对纳入集中采购目录的药品，实行公开招标、网上竞价、集中议价和直接挂网（包括直接执行政府定价）采购。对经过多次集中采购、价格已基本稳定的药品，可采取直接挂网采购的办法，具体品种由省级集中采购管理部门确定。医疗机构要与中标（入围）药品生产企业或其委托的批发企业签订药品购销合同，明确品种、规格、数量、价格、回款时间、履约方式、违约责任等内容。合同采购数量要以医疗机构上年度的实际药品使用数量为基础，适当增减调整后确定。

2. 药品集中招标采购程序

①制定、提交拟集中招标的药品品种规格和数量。

②认真汇总各医疗机构药品采购计划。

③依法组织专家委员会审核各医疗机构提出的采购品种、规格。确认集中采购的药品品种、规格、数量，并反馈给医疗机构。

④确定采购方式，编制和发送招标采购工作文件。

⑤审核药品供应企业（投标人）的合法性及其信誉和能力，确认供应企业（投标人）资格。

⑥审核投标药品的批准文件和近期质检合格证明文件。

⑦组织开标、评标或议价，确定中标企业和药品品种、品牌、规格、数量、价格、供应（配送）方式以及其他约定。在评标过程中，前述④项和⑤项应为首先条件。

⑧决标或洽谈商定后，组织医疗机构直接与中标企业按招标（洽谈）结果签订购销合同。购销合同应符合国家有关法规规定，明确购销双方的权利和义务。

⑨监督中标企业（或经购销双方同意由中标企业依法委托的代理机构）和有关医疗机构依据招标文件规定和双方购销合同做好药品配送工作。

3. 药品集中采购的发展　2019 年国务院办公厅印发《国家组织药品集中采购和使用试点方案的通知》，选择北京、天津、上海、重庆等 11 个城市，从通过质量和疗效一致性评价的仿制药对应的通用名药品中遴选试点品种，国家组织药品集中采购和使用试点，实现药价明显降低，减轻患者药费负担；降低企业交易成本，净化流通环境，改善行业生态；引导医疗机构规范用药，支持公立医院改革；探索完善药品集中采购机制和以市场为主导的药品价格形成机制。

同年，国家医保局等九部门又联合发布了《关于国家组织药品集中采购和使用试点扩大区域范围的实施意见》，使全国符合条件的医疗机构能够提供质优价廉的试点药品，让改革成果惠及更多群众。

2020 年中共中央、国务院发布的《关于深化医疗保障制度改革的意见》中指出，要充分发挥药品、医用耗材集中带量采购在深化医药服务供给侧改革中的引领作用，推进医保、医疗、医药联动改革系统集成，加强政策和管理协同，保障群众获得优质实惠的医药服务。坚持招采合一、量价挂钩，全面实行药品、医用耗材集中带量采购。

二、药品质量验收管理

（一）验收流程

医疗机构购进药品，严格按照《药品质量验收操作程序》规定的取样原则和验收方法对购进药品进行逐批验收。医疗机构应建立并执行进货检查验收制度，并建有真实完整的药品购进记录。

（二）质量不合格产品的处理

对验收过程中出现的货单不符、质量异常、包装不牢或破损、标志模糊的药品，有权拒收。

（三）首营品种和进口药品验收

验收首营品种应附有该批次药品的质量检验报告书。

验收进口药品，应有《进口药品注册证》或《医药产品注册证》《进口药品检验报告书》或《进口药品通关单》；包装和标签应以中文标明药品的名称、主要成分、"进口药品注册证号"或"医药产品注册证号"、生产企业名称等；进口药品应有中文标签及说明书；进口预防性生物制品、血液制品应有《生物制品进口批件》复印件；进口药材应有《进口药材批件》复印件；以上文件应加盖供货单位质量管理机构原印章。

（四）中药材验收

①应有包装，并附质量合格的标志。②中药材每件包装上应标明品名、产地、发货日期、供货单位。③中药饮片每件包装上应标明品名、生产企业、生产日期等。其标签必须注明品名、规格、产地、生产企业、产品批号、生产日期。④实施批准文号管理的中药材和中药饮片，在包装上应标明批准文号。

三、药品库存养护管理

（一）建立药品库存保养管理制度

医疗机构储存药品，应当制订和执行有关药品保管、养护的制度，为保证药品库存质量安全建立规范。

（二）色标管理

为了有效控制药品储存质量，应对药品按其质量状态分区管理，为杜绝库存药品的存放差错，必须对在库药品实行色标管理。

药品质量状态的色标区分标准：合格药品——绿色；不合格药品——红色；质量状态不明确药品——黄色。

按照库房管理的实际需要，库房管理区域色标划分的统一标准是：待验药品库（或区）、退货药品库（或区）为黄色；合格药品库（或区）、中药饮片零货称取库（或区）、待发药品库（或区）为绿色；不合格药品库（或区）为红色。三色标牌以底色为准，文字可以白色或黑色表示，防止出现色标混乱。

（三）药品堆垛距离

药品货垛与仓库地面、墙壁、顶棚、散热器之间应有相应的间距或隔离措施，设置足够宽度的货物通道，防止库内设施对药品质量产生影响，保证仓储和养护管理工作的有效开展。药品垛堆的距离要求为：药品与墙、药品与屋顶（房梁）的间距不小于30cm，与库房散热器或供暖管道的间距不小于30cm，与地面的间距不小于10cm。另外仓间主通道宽度应不少于200cm，辅通道宽度应不少于100cm。

（四）分类储存

根据药品的自然属性分类，按区、排、号进行科学储存，应做到以下几点：

1. "六分开" 处方药与非处方药分开；基本医疗保险药品目录的药品与其他药品分开；内用药与外用药分开；性能相互影响、容易串味的品种与其他药品分开；新药、贵重药品与其他药品分开；配制的制剂与外购药品分开。

2. 特殊药品储存 麻醉药品、第一类精神药品、医疗用毒性药品、放射性药品专库或专柜存放。

3. 危险性药品及易燃、易爆药品储存 危险性药品及易燃、易爆药品必须专库存放。

4. 不合格药品存放 过期、霉变等不合格药品存放于不合格药品区。

（五）针对影响药品质量的因素采取措施

采取必要的冷藏、防冻、防潮、避光、通风、防火、防虫、防鼠等措施，保证药品质量。

1. 易受光线影响变质药品的储存 对易受光线影响变质的药品，存放室门窗可悬挂黑色布、纸遮光，或者存放在柜、箱内。

2. 易受湿度影响变质药品的储存 对易受湿度影响变质的药品，应控制药库湿度，一般保持在 35% ～ 75%。

3. 易受温度影响变质药品的储存 对易受温度影响变质的药品，应分库控制药库温度，冷库 2 ～ 8℃，阴凉库 < 20℃，常温库 0 ～ 30℃。

4. 采取防虫、防鼠措施 对药品的库房、药房等处要采取防虫和防鼠的相应措施。

（六）检查反馈

定期对库存药品进行质量检查、养护，发现问题及时处理。

四、特殊管理药品管理

特殊管理药品是指麻醉药品、精神药品、医疗用毒性药品、放射性药品、药品类易制毒化学品等。依照《药品管理法》及相应管理办法，对此类药品实行特殊管理。

第三节 医疗机构制剂管理

医疗机构制剂，是指医疗机构根据本单位临床需要经过批准而配制、自用的固定处方制剂。医疗机构制剂不同于临时配方，它属于药品生产范畴。近年，药品监督管理部门加强了对医疗机构制剂质量的监督管理，有效地保证医疗机构制剂的质量，促进其规范、健康、有序地发展。

一、医疗机构制剂注册管理

《药品管理法》规定：①医疗机构配制制剂，应当是本单位临床需要而市场上没有供应的品种。②医疗机构配制制剂，应当经所在地省、自治区、直辖市人民政府药品监督管理部门批准，取得《医疗机构制剂许可证》。无《医疗机构制剂许可证》的，不得配制制剂。

医疗机构制剂的申请人，应当是持有《医疗机构执业许可证》并取得《医疗机构制剂许可证》的医疗机构。

准予配制的医疗机构制剂应持有《医疗机构制剂注册批件》及制剂批准文号，同时报国务院药品监督管理部门备案。但是，国家对医疗机构中药制剂实行备案管理。医疗机构制剂批准文号的格式为：X 药制字 H（Z）+4 位年号 +4 位流水号。其中，X 是省、自治区、直辖市的简称；H

是化学制剂的代号；Z是中药制剂的代号。医疗机构制剂批准文号的有效期为3年。有效期届满需要继续配制的，申请人应当在有效期届满前3个月按照原申请配制程序提出再注册申请，报送有关资料。

医疗机构炮制中药饮片，应当向所在地人民政府药品监督管理部门备案。

二、医疗机构制剂质量管理

2001年3月13日，国家食品药品监督管理部门发布了《医疗机构制剂配制质量管理规范（试行）》（以下简称《规范》）。该《规范》是医疗机构制剂配制和质量管理的基本准则，适用于制剂配制的全过程。《规范》共68条，从机构与人员、房屋与设施、设备、物料、卫生、文件、配制管理、质量管理与自检、使用管理、附则等进行规定，以保证医疗机构制剂质量。

第四节　药品调剂管理

药品调剂又称为调配处方，包括①收方；②审核处方；③调配药品；④包装、贴标签；⑤复查处方；⑥发药6个步骤。调剂是专业性、技术性、管理性、法律性、事务性、经济性综合一体的活动过程；也是药师、医生、护士、患者（或患者家属）、药剂人员等协同活动的过程。

医院药剂科的调剂工作大体可分为门诊调剂（包括急诊调剂）、住院部调剂、中药配方三部分。

一、调剂管理

（一）调剂操作规程

具有药师以上专业技术职务任职资格的人员负责处方审查、核对、评估以及安全用药指导，药士从事处方调配工作。药师应当按照操作规程调剂处方药品：认真审核处方，准确调配药品，正确书写药袋或粘贴标签，注明患者姓名和药品名称、用法、用量，包装；向患者交付药品时，按照药品说明书或者处方用法，进行用药交代与指导，包括每种药品的用法、用量、注意事项等。对麻醉药品和第一类精神药品处方，按年月日逐日编制顺序号。药师在完成处方调配后，应当在处方上签名或者加盖签章。

（二）处方审核

处方审核是指药学专业技术人员运用专业知识与实践技能，根据相关法律法规、规章制度与技术规范等，对医师在诊疗活动中为患者开具的处方，进行合法性、规范性和适宜性审核，并做出是否同意调配发药决定的药学技术服务。所有处方均应当经审核通过后方可进入划价收费和调配环节，未经审核通过的处方不得收费和调配。药师是处方审核工作的第一责任人。药师应当对处方各项内容进行逐一审核。医疗机构可以通过相关信息系统辅助药师开展处方审核。对信息系统筛选出的不合理处方及信息系统不能审核的部分，应当由药师进行人工审核。

药师应当认真逐项检查处方前记、正文和后记书写是否清晰、完整，并确认处方的合法性。同时应当对处方用药适宜性进行审核，审核内容包括：①规定必须做皮试的药品，处方医师是否注明过敏试验及结果的判定。②处方用药与临床诊断的相符性。③剂量、用法的正确性。④选用剂型与给药途径的合理性。⑤是否有重复给药现象。⑥是否有潜在临床意义的药物相互作用和配伍禁忌。⑦其他用药不适宜情况。经药师审核后，认为存在用药不适宜时，应当告知处方医师，建议其修改或者重新开具处方；药师发现不合理用药，处方医师不同意修改时，药师应当做好记录并纳入处方点评；药师发现严重不合理用药或者用药错误时，应当拒绝调配，及时告知处方医师并记录，按照有关规定报告。

医疗机构应当积极推进处方审核信息化，通过信息系统为处方审核提供必要的信息，如电子处方，以及医学相关检查、检验学资料、现病史、既往史、用药史、过敏史等电子病历信息。信息系统内置审方规则应当由医疗机构制定或经医疗机构审核确认，并有明确的临床用药依据来源。还应当制定信息系统相关的安全保密制度，防止药品、患者用药等信息泄露，做好相应的信息系统故障应急预案。

（三）调剂中注意事项

1. 凭处方调剂 药学专业技术人员须凭医师处方调剂处方药品，非经医师处方不得调剂。

2. 疑似不适宜处方 经处方审核后，药师认为存在用药不适宜时，应当告知处方医师，请其确认或者重新开具处方。

药师发现严重不合理用药或者用药错误，应当拒绝调剂，及时告知处方医师，并应当记录，按照有关规定报告。

药师对于不规范处方或者不能判定其合法性的处方，不得调剂。

3. 中药处方调剂注意"十八反"和"十九畏" 本草明言十八反，半蒌贝蔹及攻乌，藻戟遂芫俱战草，诸参辛芍叛藜芦。

硫黄畏朴硝，水银畏砒霜，狼毒畏密陀僧，巴豆畏牵牛，丁香畏郁金，川乌、草乌畏犀角，牙硝畏三棱，官桂畏石脂，人参畏五灵脂。

（四）药师的"四查十对"

药师调剂处方时必须做到"四查十对"：即查处方，对科别、姓名、年龄；查药品，对药名、剂型、规格、数量；查配伍禁忌，对药品性状、用法用量；查用药合理性，对临床诊断。

二、处方管理

为规范处方管理，提高处方质量，促进合理用药，保障医疗安全，原卫生部颁布了《处方管理办法》，自 2007 年 5 月 1 日起施行。

（一）处方概念

处方是由注册的执业医师和执业助理医师在诊疗活动中为患者开具的、由取得药学专业技术职务任职资格的药学专业技术人员审核、调配、核对，并作为患者用药凭证的医疗文书。处方包括医疗机构病区用药医嘱单。

（二）处方内容

处方由前记、正文和后记三部分组成。

1. 前记 包括医疗机构名称、患者姓名、性别、年龄、门诊或住院病历号、科别或病区和床位号、临床诊断、开具日期等。可添列特殊要求的项目。麻醉药品和第一类精神药品处方还应当包括患者身份证明编号，代办人姓名、身份证明编号。

2.正文 以 Rp 或 R（拉丁文 Recipe "请取"的缩写）标示，分列药品名称、剂型、规格、数量、用法、用量。

3.后记 医师签名或者加盖专用签章，药品金额以及审核、调配，核对、发药药师签名或者加盖专用签章。

（三）处方颜色

普通处方印刷用纸为白色。

急诊处方印刷用纸为淡黄色，右上角标注"急诊"。

儿科处方印刷用纸为淡绿色，右上角标注"儿科"。

麻醉药品和第一类精神药品处方印刷用纸为淡红色，右上角标注"麻、精一"。

第二类精神药品处方印刷用纸为白色，右上角标注"精二"。

（四）处方权限

1.经注册的执业医师、助理医师 经注册的执业医师在执业地点取得相应的处方权，经注册的执业助理医师在医疗机构开具的处方，应当经所在执业地点执业医师签名或加盖专用签章后方有效。经注册的执业助理医师在乡、民族乡、镇、村的医疗机构独立从事一般的执业活动，可以在注册的执业地点取得相应的处方权。

2.签名留样 医师应当在注册的医疗机构签名留样或者进行专用签章备案后，方可开具处方。药师在执业的医疗机构取得处方调剂资格。药师签名或者专业签章等式样应当在本机构留样备查。

3.麻醉药品和第一类精神药品的处方 医疗机构应当按照有关规定，对本机构执业医师和药师进行麻醉药品和精神药品使用知识和规范化管理的培训。执业医师经考核合格后取得麻醉药品和第一类精神药品的处方权，药师经考核合格后取得麻醉药品和第一类精神药品调剂资格。

执业医师取得麻醉药品和第一类精神药品处方权后，方可在本机构开具麻醉药品和第一类精神药品处方，但不得为自己开具该类药品处方。药师取得麻醉药品和第一类精神药品调剂资格后，方可在本机构调剂麻醉药品和第一类精神药品。

4.试用期人员开具处方 试用期人员开具处方，应当经所在医疗机构有处方权的执业医师审核，并签名或加盖专用签章后方有效。

5.进修医师开具处方 进修医师由接收进修的医疗机构对其胜任本专业工作的实际情况进行认定后授予相应的处方权。

（五）处方书写

处方书写应当符合下列规则：

①患者一般情况、临床诊断填写清晰、完整，并与病历记载相一致。

②每张处方限于一名患者的用药。

③字迹清楚，不得涂改；如需修改，应当在修改处签名并注明修改日期。

④药品名称应当使用规范的中文名称书写，没有中文名称的可以使用规范的英文名称书写；医疗机构或者医师、药师不得自行编制药品缩写名称或者使用代号；书写药品名称、剂量、规格、用法、用量要准确规范。

药品剂量与数量用阿拉伯数字书写。剂量应当使用法定剂量单位：质量以克（g）、毫克

（mg）、微克（μg）、纳克（ng）为单位；容量以升（L）、毫升（mL）为单位；国际单位（IU）、单位（U）；中药饮片以克（g）为单位。片剂、丸剂、胶囊剂、颗粒剂分别以片、丸、粒、袋为单位；溶液剂以支、瓶为单位；软膏及乳膏剂以支、盒为单位；注射剂以支、瓶为单位，应当注明含量；中药饮片以剂为单位。

药品用法可用规范的中文、英文、拉丁文或者缩写体书写，但不得使用"遵医嘱""自用"等含糊不清字句。

⑤患者年龄应当填写实足年龄，新生儿、婴幼儿写日、月龄，必要时要注明体重。

⑥西药和中成药可以分别开具处方，也可以开具一张处方，中药饮片应当单独开具处方。

⑦开具西药、中成药处方，每一种药品应当另起一行，每张处方不得超过5种药品。

⑧中药饮片处方的书写，一般应当按照"君、臣、佐、使"的顺序排列；调剂、煎煮的特殊要求注明在药品右上方，并加括号，如布包、先煎、后下等；对饮片的产地、炮制有特殊要求的，应当在药品名称之前写明。

⑨药品用法、用量应当按照药品说明书规定的常规用法、用量使用，特殊情况需要超剂量使用时，应当注明原因并再次签名。

⑩除特殊情况外，应当注明临床诊断。

⑪开具处方后的空白处画一斜线以示处方完毕。

⑫处方医师的签名式样和专用签章应当与院内药学部门留样备查的式样相一致，不得任意改动，否则应当重新登记留样备案。

⑬医师利用计算机开具、传递普通处方时，应当同时打印出纸质处方，其格式与手写处方一致；打印的纸质处方经签名或者加盖签章后有效。药师核发药品时，应当核对打印的纸质处方，无误后发给药品，并将打印的纸质处方与计算机传递处方同时收存备查。

（六）处方用量

1. 普通处方用量　一般不得超过7日用量。

2. 门（急）诊处方用量　急诊处方一般不得超过3日用量；对于某些慢性病、老年病或特殊情况，处方用量可适当延长，但医师应当注明理由。

医疗用毒性药品、放射性药品的处方用量应当严格按照国家有关规定执行。

3. 精麻药品处方用量　为门（急）诊患者开具的麻醉药品和第一类精神药品注射剂，每张处方为一次常用量；控缓释制剂，每张处方不得超过7日常用量；其他剂型，每张处方不得超过3日常用量。哌甲酯用于治疗儿童多动症时，每张处方不得超过15日常用量。第二类精神药品一般每张处方不得超过7日常用量；对于慢性病或某些特殊情况的患者，处方用量可以适当延长，医师应当注明理由。

为门（急）诊癌症疼痛患者和中、重度慢性疼痛患者开具的麻醉药品、第一类精神药品注射剂，每张处方不得超过3日常用量；控缓释制剂，每张处方不得超过15日常用量；其他剂型，每张处方不得超过7日常用量。

4. 为住院患者开具的麻醉药品和第一类精神药品处方用量　为住院患者开具的麻醉药品和第一类精神药品处方应当逐日开具，每张处方为1日常用量。

5. 特别加强管制药品处方用量　对于需要特别加强管制的麻醉药品，盐酸二氢埃托啡处方为一次常用量，仅限于二级以上医院内使用；盐酸哌替啶处方为一次常用量，仅限于医疗机构内使用。

（七）处方有效期限

处方开具当日有效。特殊情况下需延长有效期的，由开具处方的医师注明有效期限，但有效期最长不得超过 3 天。

（八）处方保管

处方由调剂处方药品的医疗机构妥善保存。普通处方、急诊处方、儿科处方保存期限为 1 年，医疗用毒性药品、第二类精神药品处方保存期限为 2 年，麻醉药品和第一类精神药品处方保存期限为 3 年。处方保存期满后，经医疗机构主要负责人批准、登记备案，方可销毁。

第五节　临床用药管理

一、临床用药管理概述

临床用药管理，是对医疗机构临床诊断、预防和治疗疾病用药全过程实施监督管理。医疗机构应当遵循合理、安全、有效、经济和适当的用药原则，尊重患者对药品使用的知情权和隐私权。

（一）临床用药管理的发展

1965 年，美国药学教育家唐纳德·布罗迪博士（Dr. Donald Brodie）首次将用药管理（drug use control 或 drug use management）作为药房业务工作的主流。他把用药管理定义为一个集知识、理解、判断、操作过程、技能、管理和伦理为一体的系统，该系统的目的在于保证药物使用的安全性。药师进行临床用药管理重要和有效的方法就是对药品的获得、开处方、给药和使用过程全程进行监测和有效的管理。

20 世纪 70 年代，随着临床药学的兴起和发展，药师逐渐涉足临床用药的领域。临床药师的主要任务包括参加查房和会诊，对患者的药物治疗方案提出合理建议；对特殊药物进行治疗药物监测（therapeutic drug monitoring），确保药物使用的有效和安全；向医护人员和其他药学人员提供药物情报咨询服务；监测和报告药物不良反应和有害的药物相互作用；培训药房在职人员和实习学生等。这些任务始终贯穿于临床用药管理这个主题。

20 世纪 90 年代开始崭露头角的"药学保健"开创了医院药学的新时代，代表了医院药学工作模式由"以药品为中心"向"以患者为中心"的根本转变。药学保健的基本原则是以患者为中心和面向用药结果。其目标不只是治愈疾病，而是强调通过实现药物治疗的预期结果，改善患者的生存质量。药师向患者提供药学保健的具体任务是发现、防止和解决用药过程中出现的问题。药师不仅应对所提供的药品质量负责，而且还要对药品使用的结果负责，即由传统的管理药品提高到管理药品的使用及其结果。用药管理是现代医院药学工作的中心。

近年来，随着国家政策的扶持，临床药学快速发展。2002 年，卫生部和国家中医药管理局颁布了《医疗机构药事管理暂行规定》，明确"开展以合理用药为核心的临床药学工作，参与临床疾病诊断、治疗，提供药学技术服务，提高医疗质量。临床药学专业技术人员应参与临床药物治疗方案设计；对重点患者实施治疗药物监测，指导合理用药；收集药物安全性和疗效等信息，建立药学信息系统，提供用药咨询服务，逐步建立临床药师制"。2005 年卫生部办公厅发文

《关于开展临床药师培训试点工作的通知》，公布了《临床药师培训试点工作方案》，2006 年出台了《卫生部临床药师在职培训与考核标准（试行）》，临床药师的在职培训开始了常态化的进程。2011 年 3 月 1 日起施行的《医疗机构药事管理规定》第 12 条、17 条、19 条、22 条、34 条、36 条、39 条等对临床药师的设置、人员配置、工作职责、监督管理等均做了具体规定，各三级医院、二级医院对临床药学的工作逐渐重视，对临床药师的需求也不断增加。

（二）临床用药管理的核心

临床用药管理的基本出发点和归宿是合理用药（rational drug use），也就是说临床药管理的核心是合理用药。合理用药最基本的要求是：将适当的药物，以适当的剂量，在适当的时间，经适当的途径，给适当的患者使用适当的疗程，达到最佳的治疗目标。

20 世纪 90 年代以来，国际药学界专家已就合理用药问题达成共识，赋予了合理用药更科学、完整的定义：以当代药物和疾病的系统知识和理论为基础，安全、有效、经济、适当地使用药品。从用药的结果考虑，合理用药应当包括安全、有效、经济三大要素。安全、有效强调以最小的治疗风险获得尽可能大的治疗效益；而经济则强调以尽可能低的治疗成本取得尽可能好的治疗效果，合理使用有限的医疗卫生资源，减轻患者及社会的经济负担。

临床合理用药涉及医疗卫生大环境的综合治理，依赖于国家相关方针政策的制定和调整，受到与用药有关各方面人员的道德情操、行为动机、心理因素等的影响。当前，临床用药管理已经成为医院药事管理研究讨论的重要课题。

二、临床合理用药管理

临床药学工作的核心是合理用药。不合理用药现象引起了药品监督、卫生、社会保障、医疗保险等部门以及社会公众的广泛高度重视，各国政府均把药品的合理使用管理作为药品监督管理的一项基本内容，合理用药有助于提高医疗质量和节约医药资源。

（一）合理用药的基本要素

1. 安全性 安全性是合理用药的基本前提，它涉及用药的风险和效益。医师在用药时必须权衡利弊，从而使患者承受最小的治疗风险，获得最大的治疗效果。

2. 有效性 有效性是用药的首要目标，但受医药科学发展水平的限制，对有些疾病的药物治疗仅能减轻和缓解病情，因此应使患者对药物的疗效有所了解，达到医患双方均可接受的用药目标。

3. 经济性 经济性指以尽可能少的成本换取尽可能大的治疗效益，合理使用有限医疗卫生资源，减轻患者及社会的经济负担。

4. 适当性 合理用药最基本的要求是根据用药对象选择适当的药品，在适当的时间，以适当的剂量、途径和疗程，达到适当的治疗目标。适当性的原则强调尊重客观现实，立足当前医药科学技术和社会发展的水平，避免不切实际地追求高水平的药物治疗。

（二）不合理用药的表现

在临床实践中，不合理用药的现象普遍存在，轻者给患者带来不必要的痛苦，严重者可能酿成医疗事故，造成药物灾害，给当事人乃至社会带来无法弥补的损失。目前，临床用药存在的不合理用药现象主要表现如下：

1. 有病症未得到治疗　因经济原因或诊断不明确造成的，有用药适应证而得不到适当的药物治疗。

2. 药物选择不合理　用药不对症，多数情况属于药物选择不当，也包括医师笔误开错，药师调剂配错、发错，患者服错等情况。

无用药适应证以及预防或安慰性用药，主要指长期使用以保健为目的的用药和不必要的预防用药，轻症用重药（贵重药，大剂量药）。

3. 药物剂量与疗程不合理　用药剂量不足，达不到有效治疗剂量；疗程太短，不足以彻底治愈疾病，导致疾病反复发作，耗费更多医药资源；疗程过长，给药剂量过大，增加了中毒的危险性；用药时没有考虑患者的病理、生理状况、遗传因素、体重、器官功能状态等有关因素，千篇一律地使用常规剂量，容易造成用药剂量的不合理。

4. 给药途径与方法不合理　对口服能治疗的疾病使用注射剂；特殊使用方法的药物，如栓剂、喷雾剂、气雾剂、缓控释制剂等，因不了解其使用方法，造成给药途径与方法不合理。

5. 给药次数、时间间隔、用药时间的不合理　由于患者依从性差造成给药次数、时间间隔不当的现象较常见。如患者用药怕疼、不方便用药或药物副作用等的影响使得用药次数减少或擅自停药；医师、药师的指导力度不够，使得该饭前或饭后、睡前等服用的药物不能得到正确的使用。

6. 合并用药不适当　合并用药又称联合用药，指一个患者同时使用两种或两种以上的药物。合并用药不适当包括无必要地合并使用多种药物，增加患者的经济负担，造成医疗资源的浪费；发生药物配伍禁忌，导致不良的药物相互作用，也可能使原有药物作用减弱，治疗效应降低，毒副作用加大。

7. 重复给药　因医生不了解药物的相关知识，给患者开具药理作用相当或同类的药品，或多名医生给同一患者开相同的药物。

（三）影响合理用药的因素

合理用药是有关人员、药物和环境相互作用的结果，与用药有关的各类人员的行为失当和错误是导致不合理用药的主要因素，药物本身的特性是造成不合理用药的潜在因素，而外部因素则涉及国家卫生保健体制、药品政策、经济发展水平、文化传统、社会风气等诸多方面。其中人为因素最为重要。

1. 人为因素　临床用药不只是医师、药师或患者单方面的事，而是涉及诊断、开方、调配发药、给药、服药、监测用药过程和评价结果全过程。医师、药师、护师、患者及其家属乃至社会各有关人员任何一方不合理用药，都会影响其他人员的努力，造成不合理用药。

（1）医师因素　合理用药的临床基础为：正确诊断；充分了解疾病的病理生理状况；掌握药物及其代谢产物在正常与疾病时的药理学、生物化学和药动学性质；制订正确的药物治疗方案和目标；正确实施药物治疗，获得预定的治疗结果。

致使医师不合理用药的原因包括医术和治疗学水平不高；缺乏药物和治疗学知识；知识、信息更新不及时；责任心不强；临床用药监控不力；医德、医风不正。

（2）药师因素　药师在整个临床用药过程中是药品的提供者和合理用药的监督者。药师不合理用药的原因包括审查处方不严；调剂配发错误；用药指导不力；协作和交流不够。

（3）护师因素　护理人员负责给药操作和患者监护，临床不合理用药或多或少与护士的给药操作有关。不合理用药的原因包括未正确执行医嘱；使用了质量不合格的药品；临床观察、监测、报告不力；给药操作失当。

（4）**患者因素**　患者不依从性是临床合理用药的主要障碍之一。患者不依从治疗的原因包括客观原因，如文化程度低，理解错误，年龄大记忆力差，经济收入低又不享受医保，体质差不能耐受药物不良反应等；主观原因，如药物治疗急于求成，身体稍有不适便使用药品，盲目听从他人或媒体的宣传等。

2. 药物因素　药物本身的作用是客观存在的，药物固有的性质也会造成不合理用药的现象。归纳起来主要有以下几点：

（1）药物的作用效果因人而异，采用规定剂量，患者获得的疗效可能各不相同，不良反应的发生也因人而异。

（2）药物联用使药物相互作用发生概率增加，药物相互作用分体外相互作用（又称药物配伍禁忌）和体内相互作用。前者主要指药物使用前，由于药物混合发生的物理或化学变化；后者指药物配伍使用后在体内药理作用的变化。

3. 社会因素　影响合理用药的外界因素错综复杂，涉及国家的卫生保健体制、药品监督管理、药政法规、社会风气等，以及企业的经营思想和策略、医疗机构的宗旨和主导思想、大众传播媒介等。

（四）促进临床合理用药的措施

1. 定期培训　在合理用药工作中，临床药师具有不可替代的作用，临床药师可以在用药的合理选择、使用、配伍等方面发挥积极作用。医院可以定期组织药学专业人员为医师做有关合理用药的讲座，涉及合理用药分析、处方分析、药品不良反应分析、药事管理分析、新药介绍等能够切实指导临床合理用药的内容。

2. 发挥药事管理与药物治疗学委员会的作用　医院药事管理与药物治疗学委员会是协调、监督医院内部合理用药，解决不合理用药问题的特殊组织，对统一医院管理人员与业务人员对合理用药的认识，促进临床科室和药剂科之间的沟通，发挥着重要的作用。

3. 制定和完善医院协定处方集　每个医院的协定处方集或基本药物目录应当具有自己的特点，对药品品种、规格、剂型等的选择必须体现临床对药物的需求，对药物的评价和用法、用量、注意事项等的表述应能满足临床对药物信息的需要，协定处方集必须定期修改、更新。

4. 做好处方和病历用药调查统计　处方调查和病历用药调查的目的是及时发现医生不合理用药的处方和医嘱行为，把握临床药品使用的规律和发展趋势，以便针对问题，采取有力措施，不断提高合理用药水平。

处方调查的内容包括处方书写规范化和合理用药两个方面，可采用普查或者随机抽样的方式进行。病历用药调查的用途比较广泛，可用于评价新、老药物的疗效和毒副作用，掌握医院一定时期的用药现状和趋势。

5. 加强医德医风教育　医院管理部门应加大医德医风教育的力度，使每个医务工作者树立全心全意为患者服务的思想，在为患者治病的过程中，科学、实事求是地合理使用药品。

三、抗菌药物临床应用管理

为加强医疗机构抗菌药物临床应用管理，规范抗菌药物临床应用行为，提高抗菌药物临床应用水平，促进临床合理应用抗菌药物，控制细菌耐药，保障医疗质量和医疗安全，2012 年 8 月 1日起施行《抗菌药物临床应用管理办法》。

抗菌药物临床应用应当遵循安全、有效、经济的原则。

（一）抗菌药物分级管理

抗菌药物临床应用实行分级管理。根据安全性、疗效、细菌耐药性、价格等因素，将抗菌药物分为三级：非限制使用级、限制使用级与特殊使用级。具体划分标准如下：

1. 非限制使用级抗菌药物是指经长期临床应用证明安全、有效，对细菌耐药性影响较小，价格相对较低的抗菌药物。

2. 限制使用级抗菌药物是指经长期临床应用证明安全、有效，对细菌耐药性影响较大，或者价格相对较高的抗菌药物。

3. 特殊使用级抗菌药物是指具有以下情形之一的抗菌药物：

①具有明显或者严重不良反应，不宜随意使用的抗菌药物。

②需要严格控制使用，避免细菌过快产生耐药的抗菌药物。

③疗效、安全性方面的临床资料较少的抗菌药物。

④价格昂贵的抗菌药物。

具有高级专业技术职务任职资格的医师，可授予特殊使用级抗菌药物处方权；具有中级以上专业技术职务任职资格的医师，可授予限制使用级抗菌药物处方权；具有初级专业技术职务任职资格的医师，在乡、民族乡、镇、村的医疗机构独立从事一般执业活动的执业助理医师以及乡村医生，可授予非限制使用级抗菌药物处方权。药师经培训并考核合格后，方可获得抗菌药物调剂资格。

特殊使用级抗菌药物不得在门诊使用。临床应用特殊使用级抗菌药物应当严格掌握用药指征，经抗菌药物管理工作组指定的专业技术人员会诊同意后，由具有相应处方权医师开具处方。特殊使用级抗菌药物会诊人员由具有抗菌药物临床应用经验的感染性疾病科、呼吸科、重症医学科、微生物检验科、药学部门等具有高级专业技术职务任职资格的医师、药师或具有高级专业技术职务任职资格的抗菌药物专业临床药师担任。

因抢救生命垂危的患者等紧急情况，医师可以越级使用抗菌药物。越级使用抗菌药物应当详细记录用药指征，并应当于24小时内补办越级使用抗菌药物的必要手续。

（二）抗菌药物管理组织机构和职责

1. 组织机构　医疗机构主要负责人是本机构抗菌药物临床应用管理的第一责任人。

医疗机构应当设立抗菌药物管理工作机构或者配备专（兼）职人员负责本机构的抗菌药物管理工作。二级以上的医院、妇幼保健院及专科疾病防治机构（以下简称二级以上医院）应当在药事管理与药物治疗学委员会下设立抗菌药物管理工作组。抗菌药物管理工作组由医务、药学、感染性疾病、临床微生物、护理、医院感染管理等部门负责人和具有相关专业高级技术职务任职资格的人员组成，医务、药学等部门共同负责日常管理工作。其他医疗机构设立抗菌药物管理工作小组或者指定专（兼）职人员，负责具体管理工作。

二级以上医院应当设置感染性疾病科，配备感染性疾病专业医师；配备抗菌药物等相关专业的临床药师；建立符合实验室生物安全要求的临床微生物室。

2. 职责　医疗机构抗菌药物管理工作机构或者专（兼）职人员的主要职责：

①贯彻执行抗菌药物管理相关的法律、法规、规章，制定本机构抗菌药物管理制度并组织实施。

②审议本机构抗菌药物供应目录，制定抗菌药物临床应用相关技术性文件，并组织实施。

③对本机构抗菌药物临床应用与细菌耐药情况进行监测，定期分析、评估、上报监测数据并发布相关信息，提出干预和改进措施。

④对医务人员进行抗菌药物管理相关法律、法规、规章制度和技术规范培训，组织对患者合理使用抗菌药物的宣传教育。

（三）抗菌药物临床应用管理细则

医疗机构应当按照省级卫生行政部门制定的抗菌药物分级管理目录，制定本机构抗菌药物供应目录，并向核发其《医疗机构执业许可证》的卫生行政部门备案。医疗机构抗菌药物供应目录包括采购抗菌药物的品种、品规。未经备案的抗菌药物品种、品规，医疗机构不得采购。

医疗机构应当严格控制本机构抗菌药物供应目录的品种数量。同一通用名称抗菌药物品种，注射剂型和口服剂型各不得超过 2 种。具有相似或者相同药理学特征的抗菌药物不得重复列入供应目录。

因特殊治疗需要，医疗机构需使用本机构抗菌药物供应目录以外抗菌药物的，可以启动临时采购程序。临时采购应当由临床科室提出申请，说明申请购入抗菌药物名称、剂型、规格、数量、使用对象和使用理由，经本机构抗菌药物管理工作组审核同意后，由药学部门临时一次性购入使用。

医疗机构应当严格控制临时采购抗菌药物品种和数量，同一通用名抗菌药物品种启动临时采购程序原则上每年不得超过 5 例次。如果超过 5 例次，应当讨论是否列入本机构抗菌药物供应目录。调整后的抗菌药物供应目录总品种数不得增加。

医疗机构应当建立抗菌药物遴选和定期评估制度，医疗机构遴选和新引进抗菌药物品种，应当由临床科室提交申请报告，经药学部门提出意见后，由抗菌药物管理工作组审议。抗菌药物管理工作组三分之二以上成员审议同意，并经药事管理与药物治疗学委员会三分之二以上委员审核同意后方可列入采购供应目录。

抗菌药物品种或者品规存在安全隐患、疗效不确定、耐药率高、性价比差或者违规使用等情况的，临床科室、药学部门、抗菌药物管理工作组可以提出清退或者更换意见。清退意见经抗菌药物管理工作组二分之一以上成员同意后执行，并报药事管理与药物治疗学委员会备案；更换意见经药事管理与药物治疗学委员会讨论通过后执行。清退或者更换的抗菌药物品种或者品规原则上 12 个月内不得重新进入本机构抗菌药物供应目录。

医疗机构应当开展细菌耐药监测工作，建立细菌耐药预警机制，并采取下列相应措施：

①主要目标细菌耐药率超过 30% 的抗菌药物，应当及时将预警信息通报本机构医务人员。

②主要目标细菌耐药率超过 40% 的抗菌药物，应当慎重经验用药。

③主要目标细菌耐药率超过 50% 的抗菌药物，应当参照药敏试验结果选用。

④主要目标细菌耐药率超过 75% 的抗菌药物，应当暂停针对此目标细菌的临床应用，根据追踪细菌耐药监测结果，再决定是否恢复临床应用。

医疗机构应当建立本机构抗菌药物临床应用情况排名、内部公示和报告制度。医疗机构应当对以下抗菌药物临床应用异常情况开展调查，并根据不同情况做出处理：

①使用量异常增长的抗菌药物。

②半年内使用量始终居于前列的抗菌药物。

③经常超适应证、超剂量使用的抗菌药物。

④企业违规销售的抗菌药物。

⑤频繁发生严重不良事件的抗菌药物。

（四）抗菌药物监督管理

医疗机构应当对出现抗菌药物超常处方3次以上且无正当理由的医师提出警告，限制其特殊使用级和限制使用级抗菌药物处方权。

医师出现下列情形之一的，医疗机构应当取消其处方权：

①抗菌药物考核不合格的。

②限制处方权后，仍出现超常处方且无正当理由的。

③未按照规定开具抗菌药物处方，造成严重后果的。

④未按照规定使用抗菌药物，造成严重后果的。

⑤开具抗菌药物处方牟取不正当利益的。

药师未按照规定审核抗菌药物处方与用药医嘱，造成严重后果的，或者发现处方不适宜、超常处方等情况未进行干预且无正当理由的，医疗机构应当取消其药物调剂资格。

医师处方权和药师药物调剂资格取消后，在六个月内不得恢复其处方权和药物调剂资格。

四、临床药师工作职责

临床药师是临床医疗治疗团队成员之一，应与临床医师一样，通过临床实践，发挥药学专业技术人员在药物治疗过程中的作用，在临床用药实践中发现、解决、预防潜在的或实际存在的用药问题，促进药物合理使用。其主要工作职责为：

①参与临床药物治疗，负责临床药物遴选，审核用药医嘱或处方，进行个体化药物治疗方案的设计与实施。

②参与查房、会诊、病例讨论、危重患者的救治，对临床药物治疗提出意见或调整建议，与医师共同对药物治疗负责。对用药难度大的患者，应实施药学监护、查房和书写药历。

③根据临床药物治疗的需要进行治疗药物的监测，并依据其临床诊断和药动学、药效学的特点设计个体化给药方案。

④指导护士做好药品请领、保管和正确使用工作。

⑤指导医师开展药品不良反应监测和报告。

⑥掌握与临床用药有关的药物信息，为医务人员和患者提供及时、准确、完整的用药信息及咨询服务；开展合理用药教育，宣传用药知识，指导患者安全用药。

⑦开展抗菌药物临床应用监测，实施处方点评与超常预警，协助临床做好细菌耐药监测，促进药物的合理使用。

⑧协助临床医师共同做好各类药物临床观察，特别是新药上市后的安全性和有效性监测，并进行相关资料的收集、整理、分析、评估和反馈工作。

⑨结合临床用药，开展合理用药、药物评价和药物利用的研究。

五、静脉用药集中调配管理

近年来，我国开展静脉药物集中调配业务的医疗机构越来越多，因此，卫生部办公厅于2010年4月印发了《静脉用药集中调配质量管理规范》（以下简称《规范》）和《静脉用药集中调配操作规程》，用以规范静脉药物的调配业务。

（一）静脉用药集中调配的概念

静脉用药集中调配（pharmacy intravenous admixture services，PIVAS）是指医疗机构药学部门根据医师处方或用药医嘱，经药师进行适宜性审核，由药学专业技术人员按照无菌操作要求，在洁净环境下对静脉用药物进行加药混合调配，使其成为可供临床直接静脉输注使用的成品输液操作的过程。静脉用药集中调配是药品调剂的一部分，调配的范围包括肠外营养液、危害药品和其他静脉用药。

（二）静脉用药集中调配的目的

静脉用药集中调配的目的是为了加强对药品使用环节的质量控制，保证药品质量的连续性，提高患者用药的安全性、有效性、经济性，使医院药学由单纯的供应保障型向技术服务型转变，实现以患者为中心的药学服务模式，提升静脉药物治疗水平，提高医院的现代化医疗质量和管理水平。

（三）静脉用药集中调配的要求

1. 人员　工作人员由药师、护士和辅助人员组成。①静脉药物调配中心的负责人应当具有本科以上学历，本专业中级以上技术职务任职资格，有丰富的实际工作经验，责任心强，有一定的管理能力。②负责静脉用药医嘱或处方适宜性审核的人员，应当具有药学专业本科以上学历、5年以上临床用药或调剂工作经验、药师以上专业技术职务任职资格。③其他岗位的药学技术人员应当具有药士以上专业技术任职资格。④从事该项工作的专业技术人员应当接受岗前培训并经考核合格，定期接受药学专业继续教育。⑤参加的人员，每年至少进行一次健康检查，建立健康档案，患有传染病、精神病等的人员，不得从事该项工作。其他人员也必须达到相应的要求才能从事该项工作。

2. 房屋、设施和布局　①静脉药物集中调配中心（室）划分为洁净区、辅助工作区和生活区三部分，工作间的布局要合理并与工作量相适应，人流、物流分开，远离污染源。②静脉药物集中调配中心（室）应当设有温度、湿度、气压等监测设备和通风换气设施，保证静脉药物调配中心（室）温度 18～26℃，相对湿度 40%～60%，保持一定量的新风送入。③洁净区的净化要求万级，层流操作台为百级，一次更衣间为十万级，二次更衣间为万级。④静脉药物调配中心（室）应当根据药物性质建立不同的送、排（回）风系统。

3. 仪器和设备　静脉药物集中调配中心（室）应具有适合静脉药物调配中心需要的仪器、层流操作台、生物安全柜等，确保静脉药物调配的质量，加强调配人员的职业防护。

4. 规章制度　按照《规范》建立健全全面质量管理体系，制定岗位责任制、清洁卫生、健康检查等各项制度和岗位操作规程。各项操作须严格按操作规程进行，确保配制输液质量和患者用药安全、有效；调配流程包括接收处方或医嘱、药师审方、核对、摆药、贴签、调配、核对、运送病区等；调配所用药品均应符合静脉注射剂标准，药品生产厂家或批号应及时登记，发现药品包装或外观有疑问时，做出相应处理；配制全过程要进行全面核对，调配出现问题时应及时查找原因，并做出相应处理。每道工作程序结束时，执行人要签字确认，配制完毕要彻底清场。除了以上规定以外，对药品、耗材、物料、卫生、消毒、信息系统等多方面还有相关具体规定。

（四）调配程序及操作规程

1. 静脉注射药物调配医嘱接收　调配中心药师通过电脑网络接收静脉注射药物调配医嘱，药师审查调配处方，合格的按用药量领取药物，并记录使用量，打印标签。

2. 审方与贴标签　药师或护士在核对处方无误后，根据标签挑选药品放入塑料篮内（一位患者配一个篮子），并将标签贴在输液袋上。

3. 混合调配　调配室人员将药品与标签进行核对，准确无误后开始混合调配。由药师对空安瓿、空抗生素瓶与输液标签核对并签名，调配后再核对输液成品。

4. 包装　将灭菌塑料袋套于静脉输液袋外，封口。

5. 分发　将封口后的输液按病区分别放置于有病区标识的整理箱内，记录数量，加锁或封条。将整理箱置于专用药车上，由勤杂人员送至各病区交病区药疗护士，并由药疗护士在送达记录本上签收。给患者用药前，护士应当再次与病历用药医嘱核对，然后给患者静脉输注用药。

其流程见图 8-2。

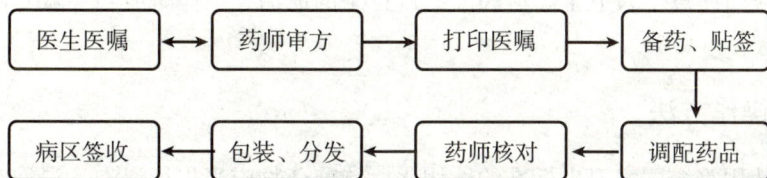

医生医嘱 ⟷ 药师审方 → 打印医嘱 → 备药、贴签 ↓ 调配药品 ← 药师核对 ← 包装、分发 → 病区签收

图 8-2　静脉输注用药流程图

（五）质量保证

建立输液调配质量管理规范和相关文件，如质量管理文件、人员管理文件、药物领用流程、配药工作流程、设备管理文件、安全和环保措施、质量控制总则等。用一系列的规章制度规范约束静脉输液调配中心人员的行为，确保调配质量。

医疗机构静脉用药调配中心（室）建设应当符合《静脉用药集中调配质量管理规范》相关规定。由县级和设区的市级卫生行政部门核发《医疗机构执业许可证》的医疗机构，设置静脉用药调配中心（室）应当通过设区的市级卫生行政部门审核、验收、批准，报省级卫生行政部门备案；由省级卫生行政部门核发《医疗机构执业许可证》的医疗机构，设置静脉用药调配中心（室）应当通过省级卫生行政部门审核、验收、批准。

六、煎药室管理

为保证中药汤剂煎煮质量，确保中药调剂安全有效，加强中药煎药室规范化、制度化建设，原卫生部、国家中医药管理局组织有关专家对 1997 年制定的《中药煎药室管理规范》进行了修订，新的《医疗机构中药煎药室管理规范》于 2009 年 3 月 16 日正式施行。具体内容如下。

（一）设施与设备要求

①中药煎药室（以下简称煎药室）应当远离各种污染源，周围的地面、路面、植被等应当避免对煎药造成污染。

②煎药室的房屋和面积应当根据本医疗机构的规模和煎药量合理配置。工作区和生活区应当分开，工作区内应当设有储藏（药）、准备、煎煮、清洗等功能区域。

③煎药室应当宽敞、明亮，地面、墙面、屋顶应当平整、洁净、无污染、易清洁，应当有有效的通风、除尘、防积水以及消防等设施，各种管道、灯具、风口以及其他设施应当避免出现不易清洁的部位。

④煎药室应当配备完善的煎药设备设施，并根据实际需要配备储药设施、冷藏设施以及量杯（筒）、过滤装置、计时器、储药容器、药瓶架等。

⑤煎药工作台面应当平整、洁净。

（二）人员要求

①煎药室应当由具备一定理论水平和实际操作经验的中药师具体负责煎药室的业务指导、质量监督及组织管理工作。

②煎药人员应当经过中药煎药相关知识和技能培训并考核合格后方可从事中药煎药工作。

③煎药人员应当每年至少体检一次。传染病、皮肤病等患者和乙肝病毒携带者、体表有伤口未愈合者不得从事煎药工作。

④煎药人员应当注意个人卫生。煎药前要进行手的清洁，工作时应当穿戴专用的工作服并保持工作服清洁。

（三）煎药操作方法

①煎药应当使用符合国家卫生标准的饮用水。待煎药物应当先行浸泡，浸泡时间一般不少于30分钟。

②每剂药一般煎煮两次，将两煎药汁混合后再分装。

③煎药量应当根据儿童和成人分别确定。儿童每剂一般煎至100～300mL，成人每剂一般煎至400～600mL，一般每剂按两份等量分装，或遵医嘱。

④凡注明有先煎、后下、另煎、烊化、包煎、煎汤代水等特殊要求的中药饮片，应当按照要求或医嘱操作。

⑤药料应当充分煎透，做到无糊状块、无白心、无硬心。

⑥内服药与外用药应当使用不同的标识区分。

⑦煎煮好的药液应当装入经过清洗和消毒并符合盛放食品要求的容器内，严防污染。

⑧使用煎药机煎煮中药，煎药机的煎药功能应当符合相关要求。

⑨包装药液的材料应当符合药品包装材料国家标准。

（四）煎药室的管理细则

①煎药室应当由药剂部门统一管理。药剂部门应有专人负责煎药室的组织协调和管理工作。

②药剂部门应当根据本单位的实际情况制定相应的煎药室工作制度和相关设备的标准操作程序（SOP），工作制度、操作程序应当装订成册并张挂在煎药室的适宜位置，严格执行。

③煎药人员在领药、煎药、装药、送药、发药时应当认真核对处方（或煎药凭证）有关内容，建立收发记录，内容真实、记录完整。

④急煎药物应在2小时内完成，要建立中药急煎制度并规范急煎记录。

⑤煎药设备设施、容器使用前应确保清洁，要有清洁规程和每日清洁记录。用于清扫、清洗和消毒的设备、用具应放置在专用场所妥善保管。

⑥传染病患者的盛药器具原则上应当使用一次性用品，用后按照医疗废物进行管理和处置。

不具备上述条件的，对重复使用的盛药器具应当加强管理，固定专人使用，且严格消毒，防止交叉污染。

⑦加强煎药的质量控制、监测工作。药剂科负责人应当定期（每季度至少一次）对煎药工作质量进行评估、检查，征求医护人员和住院患者意见，并建立质量控制、监测档案。

【课后案例】

一起用药错误引起的医疗事故

2012年12月4日晚，随父母从外地来上海的"小毅"因为呕吐症状前往某大医院就诊。一名来自河北保定的进修医生在操作计算机开方时，将抗病毒的静脉注射药物阿糖腺苷误选为阿糖胞苷。当天患儿输液200mL。第二天，一名护士发现了这一错误。2012年12月13日，医院通过微博寻人找到了"小毅"，与"小毅"在同一天就诊的用错药的9名沪籍患儿，也皆被院方通知用药错误。这些患儿在用药错误后，曾出现发热、呕吐，部分幼儿的身上还出现了白色脂肪粒或红疹以及大便出血等情况。2012年12月18日下午，医院相关负责人与10名当事患儿的家属见面，家长们向院方提出了三项诉求，分别为：尽快安排对当事患儿进行第三方会诊；书面做出承诺，今后当事患儿若因本次用药错误产生副作用，医院负责到底；事件当事医生向患儿家属当面道歉，医院通过官方发表致歉声明，同时彻底公布该起事件中当事患儿的具体人数等信息。

【思考】

1. 试从医院各环节分析，如何避免此类医疗事故的再次发生？
2. 此类医疗事故发生后我们应当如何应对？

【思考题】

1. 医疗机构如何防止用药错误的发生？
2. 我国医疗机构药品经营有何特点，如何监管医疗机构药品经营？
3. 不同等级医疗机构的药事监管有何区别，为什么？
4. 叙述医疗机构制剂研产供销用的过程，如何将疗效确切的医疗机构制剂扩大使用范围？
5. 你如何看待医疗机构药事服务收费。
6. 你对提高患者的用药依从性有何建议。

第九章

药物警戒

【学习目标】

1. 掌握：药物警戒、药品风险管理、药品不良反应、药品召回的概念，药品不良反应监测管理机构及专业技术机构，药品不良反应监测方法，药品上市后再评价的内容。

2. 熟悉：药品不良反应的表现与分类，药品不良反应报告处置及评价管理。

3. 了解：药品上市后监督管理的现状与发展。

【引导案例】

2020 年药品不良反应监测报告数据

2020 年，国家药品监督管理局发布药品不良反应监测数据如下：

发布关于注销安乃近注射液等品种、含磺胺二甲嘧啶制剂、羟布宗片药品注册证书的公告共 3 期。

发布甲磺酸阿帕替尼片、银杏叶片、复方甘草片等药品说明书修订公告共 47 期，增加或完善 57 个（类）品种说明书中的警示语、不良反应、注意事项、禁忌等安全性信息。

发布《药物警戒快讯》12 期，报道国外药品安全信息 61 条。

根据 2020 年药品不良反应监测数据和分析评价结果，国家药品监督管理局对发现存在安全隐患的药品及时采取相应风险控制措施，以保障公众用药安全。

【思考】

如何加强药物警戒及药品风险管理？

第一节　药物警戒概述

一、药物警戒内涵

"药物警戒"一词最早于 1974 年由法国医药学家提出，其意为"监视、守卫，时刻准备应付可能来自药物的危害"。2002 年，世界卫生组织（WHO）将药物警戒定义为：有关不良反应或任何其他可能与药物相关问题的发现、评估、理解与防范的科学与活动。早期的药物警戒活动主要围绕药品不良反应监测展开，以规范药品不良反应和不良事件的信息收集，促进国家间报告的交流和传输等为工作重点。随着医药技术发展及公众对药品安全要求的提高，药物警戒的内涵和范围不断扩展。2004 年，人用药品注册技术国际协调会（ICH）在其发布的《药物警戒计划指南》中，正式将上市前药品安全评估与上市后监测整合到药物警戒活动范围中。

2019 年新修订的《中华人民共和国药品管理法》（以下简称《药品管理法》）规定"国家建立药物警戒制度，对药品不良反应及其他与用药有关的有害反应进行监测、识别、评估和控制"。这是我国法律法规首次明确提出国家应建立药物警戒制度，由相对单纯的药品不良反应监测工作提升为药物警戒工作，其内涵、范围、工作内容均有变化。药物警戒理念贯穿药品全生命周期，不仅关注药品不良反应，也涉及不合理用药、质量不合格等多种药品相关问题，其核心是由药品不良反应监测提升为药品风险管理。药物警戒的职能也从被动应对到主动作为，从被动监测到主动监测，围绕药品生命周期的不同阶段进行一体化管理。

药物警戒和药品风险管理是当前国际领域及各国药品管理部门均关注并大力开展的两项活动，两者之间既有着密切的交叉联系，又有各自的特点。药物警戒与药品风险管理均贯穿于药品生命周期全过程，以降低药品风险、保障用药安全为最终目标，两者在很多环节上相通或互为补充，如药品不良反应监测和信息沟通等。但药品风险管理强调通过风险识别、评估、干预和沟通，进行药品风险控制和管理，提高用药安全性；而药物警戒则更强调通过监测与分析已发现的不良事件，提升不良事件预警能力，预防风险发生，减小风险危害。药品风险管理关注于通过政府干预或规范企业行为，促进科学决策，完善相关法律法规，促进药品安全、合理使用，因此通常采用监测、沟通、修改说明书、暂停、召回、撤市等管理措施实现；药物警戒则更关注于药物效益、风险和危害的技术评估，并通过警戒信息向公众的渗透、沟通、培训，鼓励安全、合理、有效地用药。药物警戒活动可作为重要的技术支撑和循证手段，提高药品风险管理的决策能力和水平。

药物警戒与药品不良反应监测具有很多相似之处，它们的最终目的都是为了提高临床合理用药水平，保障公众用药安全，改善公众身体健康状况，提高公众生活质量。药物警戒与药品不良反应监测工作又有着较大区别。药物警戒包括了药物从研发直到上市使用的整个过程，而药品不良反应监测仅仅是指药品上市前提下的监测。药物警戒扩展了药品不良反应监测工作的内涵，其监测对象和工作内容均不相同。药品不良反应监测工作集中在药物不良信息的收集、分析与监测等方面，是一种相对被动的手段。而药物警戒则是积极主动地开展药物安全性相关的各项评价工作。药物警戒是对药品不良反应监测的进一步完善，也是药学监测更前沿的工作。警戒就是要使医务工作者对严重不良反应更敏感，从而更迅速地采取有力的措施。药物警戒提出之前，药品不良反应监测起着药物警戒作用。药物警戒是人们开展不良反应监测之后，对药物安全性日益认识和重视，进而提出的比药品不良反应监测更系统、更全面、更科学的定义。

二、药品风险管理

（一）药品风险的涵义及来源

药品风险是指药品整个生命周期中存在或产生的可能影响用药者安全的潜在或显在危害。由于医药技术水平的制约和上市前临床试验的局限性，任何获得上市的药品，都可能存在已知或尚未发现的不良反应风险；药品在生产、流通、使用过程中，也可能由于各种人为或客观因素，产生影响药品质量或使用安全的风险。

药品风险的来源可以分为天然风险和人为风险。天然风险包括已知的药品不良反应、毒副作用、不良相互作用、适应证禁忌，以及未发现的不良反应、特殊人群应用风险等，药品天然风险主要是由医药科技水平、管理水平和研究局限性等造成，是客观存在、不可避免的，只能通过药品不良反应报告等上市后监测手段进行警戒和预防；人为风险包括由于药品的设计缺陷、生产缺陷、标识缺陷导致的药品在质量标准、处方工艺、原辅料、生产过程、适应证、说明书等方面可能影响药品使用安全性的隐患，以及假劣药品、用药差错、药品不合理使用甚至滥用所导致的风险。人为风险可以通过规范药品研发、生产、流通、使用等环节的行为，加强各环节监督管理予以控制和减少。

（二）药品风险管理的概念及主要内容

药品风险管理是发现、识别和监测药品相关风险，并对药品风险和效益进行综合评估，以采取适当的干预策略与方法，降低药品风险，实现风险效益最优化的管理过程。药品风险管理贯穿于药品生命周期的全过程。药品风险管理的实施者，既可以是药品监督管理部门，也可以是具体的药品研发、生产、流通、使用机构。前者通过制定相关法规、规范、指南或实施相应的监督管理措施控制药品风险，保障药品安全；后者则通过具体技术或管理方案的实施，减少药品风险。

根据药品批准上市的时间，药品风险管理可分为药品上市前风险管理和上市后风险管理。

1. 药品上市前风险管理　任何一个药品在上市前，都需要经过一系列临床前和临床研究，获得足够的安全性、有效性证据，并进行充分的利益/风险分析后方可被批准上市。药品上市前的风险管理主要依赖于药品上市前规范的临床前和临床研究，以及严格的评价和审批管理。一些国家，如美国，专门制定了"上市前风险评估指南"。

2. 药品上市后风险管理　药品上市后的风险管理涵盖药品上市后的每个环节，包括对已批准上市药品的有效性、安全性、经济性以及用药方案的再评价，药品质量抽查检验及质量公告，药品不良反应监测与报告，药品暂停、召回、撤市，药品淘汰等。药品上市后风险管理是药品风险管理的重要部分，很多国家均制定了药品上市后风险管理的制度。

三、药品不良反应

俗话说，"是药三分毒"，药品是一把双刃剑，药品不良反应是药品的固有属性。只要使用药品，就有发生不良反应的可能。如使用马来酸氯苯那敏（扑尔敏）容易出现嗜睡、困倦、乏力；使用卡托普利等易引起干咳；癌症患者使用化疗药品会引起脱发、身体虚弱；服用四环素可导致"四环素牙"，这些都是药品的不良反应。但说明书上写的不良反应并不一定在每个人身上都发生，不要因怕发生不良反应而拒绝用药。通过遵从医嘱、在药师指导下使用，就可以将药品不良反应的损害减轻，甚至避免发生药品不良反应。

我国已加入 ICH，通过药品不良反应监测数据的分析，对不良反应大或有新的药品不良反应的药品，发布修订有关药品说明书公告，要求药品生产企业按时按要求修改说明书，更换标签和说明书，并对新的药品不良反应机制开展深入研究，采取有效措施做好药品使用和安全性问题的宣传培训，指导医师和患者合理用药。

（一）药品不良反应的定义

1. 药品不良反应　药品不良反应（ADR）是指合格药品在正常用法用量下出现的与用药目的

无关的有害反应。药品不良反应是药品的固有属性。

2. 药品不良反应的相关定义

（1）新的药品不良反应 新的药品不良反应是指药品说明书中未载明的不良反应。说明书中已有描述，但不良反应发生的性质、程度、后果或者频率与说明书描述不一致或者更严重的，按照新的药品不良反应处理。

（2）严重的药品不良反应 严重的药品不良反应是指因使用药品引起以下损害情形之一的反应：①导致死亡；②危及生命；③致癌、致畸、致出生缺陷；④导致显著的或者永久的人体伤残或者器官功能的损伤；⑤导致住院或者住院时间延长；⑥导致其他重要医学事件，如不进行治疗可能出现上述所列情况的。

（3）药品群体不良事件 药品群体不良事件是指同一药品在使用过程中，在相对集中的时间、区域内，对一定数量人群的身体健康或者生命安全造成损害或者威胁，需要予以紧急处置的事件。

同一药品：指同一生产企业生产的同一药品名称、同一剂型、同一规格的药品。

（4）药品不良事件 药物治疗过程中出现的任何有害的医学事件，不一定与该药有明确的因果关系。包括使用某药品期间出现的病情恶化、并发症，各种原因的死亡。

（5）药品重点监测 药品重点监测是指为进一步了解药品的临床使用和不良反应发生情况，研究不良反应的发生特征、严重程度、发生率等，开展的药品安全性监测活动。

药品不良反应与药品不良事件异同比较见表9-1。

表 9-1 药品不良反应与药品不良事件异同比较

项目	药品不良反应	药品不良事件
药品质量	合格药品	合格药品和（或）不合格药品
用法用量	正常用法、正常剂量	不强调与用法、剂量的关系
因果关系	药品与不良反应有因果关系	药品与不良事件未必有因果关系
用药行为	排除了意向性和意外性过量用药、用药不当行为	不排除意向性和意外性过量用药与用药不当的行为
风险责任	不属医疗纠纷，不承担赔偿责任	常规使用合格药品，且药品与事件有因果关系，不属医疗纠纷；误用、滥用、故意使用，使用不合格药品等的后果因医方导致，属医疗纠纷并承担相应责任

（二）药品不良反应的表现和分类

1. 药品不良反应的表现

（1）副作用 药品按正常用法用量使用时所出现的与药品的药理学活性相关但与用药目的无关的作用。一般都较轻微，多为一过性可逆性功能变化，伴随治疗作用同时出现。

（2）毒性反应 也叫毒性作用，是指药物引起身体较重的功能紊乱或组织病理变化。一般是由于患者的个体差异、病理状态或合用其他药物引起敏感性增加而引起的。

（3）变态反应 药物或药物在体内的代谢产物作为抗原刺激机体而发生的不正常的免疫反应。这种反应的发生与药物剂量无关或关系甚少，治疗量或极少量都可发生。临床主要表现为皮疹、血管神经性水肿、过敏性休克、血清病综合征、哮喘等。

（4）后遗反应 药后血药浓度已降至阈浓度以下时残存的药理效应。

（5）致畸、致癌、致突变作用　药物引起的三种特殊毒性，均为药物和遗传物质或遗传物质在细胞的表达发生相互作用的结果。

2. 药品不良反应的分类

（1）A型药品不良反应（量变型）　此类不良反应是由于药品本身的药理作用加强而产生的有害反应。一般与剂量或合并用药有关。通常发生率高、死亡率低、易预测。

（2）B型药品不良反应（质变型）　此类不良反应是与药品本身的药理作用无关的有害反应，常与剂量无关。一般发生率低、死亡率高、难预测。

（3）C型药品不良反应（迟现型）　此类不良反应与药品无明确的时间关系，发生时间一般在长期用药后出现，潜伏期长。一般难预测、机制不清楚。

第二节　药品不良反应监测管理

我国的药品不良反应监测工作始于20世纪80年代末，1998年3月我国正式加入WHO国际药品监测合作中心并成为第68个成员国。1999年11月，国家药品监督管理局和卫生部正式颁布实施了《药品不良反应监测管理办法（试行）》，并于2004年、2011年经历两次修订和完善。新修订的《药品不良反应报告和监测管理办法》（卫生部令第81号）于2011年7月1日正式实施，对于有力推动我国药品不良反应监测工作向纵深发展具有重要意义。目前我国已建立了国家药品不良反应监测中心和省级药品不良反应监测机构，初步建成了以国家、省、地市为基础的药品不良反应监测和管理组织体系。经过多年的努力，在法规和监测体系建设方面取得了长足的发展。

一、药品不良反应报告与监测的必要性

药品不良反应报告与监测是指药品不良反应的发现、报告、评价和控制的过程。药品不良反应报告与监测非常必要。

（一）药品研制的局限性

由于种属差异，部分不良反应动物实验难以观察，临床前评价中的实验动物数量有限，使得许多药品不良反应在动物体内难以发现；同时，新药临床试验对象选择相对狭窄，也排除合并用药或其他疗法对安全性的影响。药物上市后，在广泛的患者中，所采用的治疗剂量、治疗持续时间和并存疾病都将超过批准前临床试验中所遇到的情况。

（二）药品研制的有限性

我国目前新药审批的Ⅰ、Ⅱ、Ⅲ期临床试验病例数一般在500例左右，因此，不足以发现和发生频度低于1%的不良反应。另外，临床实验中用药条件控制严格，易出现研究偏倚，不同于临床实际，药品上市前后与临床试验不良反应种类及出现率存在着明显差异。

（三）临床用药不合理

临床不合理用药是发生不良反应的重要原因之一。如用药指征不明确、疗程过长、合并用药、违反药物禁忌等。

二、药品不良反应监测管理机构及其职责

（一）各级药品监督管理机构

1. 国家药品监督管理局 国家药品监督管理局负责全国药品不良反应报告和监测的管理工作。

2. 地方各级药品监督管理部门 负责本行政区域内药品不良反应报告和监测的管理工作；与同级卫生行政部门联合组织开展本行政区域内发生的药品群体不良事件的调查，并采取必要控制措施；组织开展本行政区域内药品不良反应报告和监测的宣传、培训工作。

（二）各级卫生行政部门

各级卫生行政部门负责本行政区域内医疗机构与实施药品不良反应报告制度有关的管理工作。县级以上卫生行政部门应当加强对医疗机构临床用药的监督管理，在职责范围内依法对已确认的严重药品不良反应或者药品群体不良事件采取相关的紧急控制措施。

（三）药品不良反应报告与监测专业技术机构

1. 国家药品不良反应监测中心 负责全国药品不良反应报告和监测的技术工作；承担国家药品不良反应报告和监测资料的收集、评价、反馈和上报，以及全国药品不良反应监测信息网络的建设和维护；制定药品不良反应报告和监测的技术标准和规范，对地方各级药品不良反应监测机构进行技术指导；发布药品不良反应警示信息等工作。

2. 各级药品不良反应监测机构 负责本行政区域内药品不良反应报告和监测资料的收集、核实、评价、反馈和上报；开展本行政区域内严重药品不良反应的调查和评价；协助有关部门开展药品群体不良事件的调查；承担药品不良反应报告和监测的宣传、培训等工作。

三、药品不良反应报告单位及要求

（一）药品不良反应报告单位

药品上市许可持有人、药品生产企业、药品经营企业和医疗机构应当建立药品不良反应报告和监测管理制度。药品上市许可持有人、药品生产企业、药品经营企业和医疗机构获知或者发现可能与用药有关的不良反应，应当通过国家药品不良反应监测信息网络报告；不具备在线报告条件的，应当通过纸质报表报所在地药品不良反应监测机构，由所在地药品不良反应监测机构代为在线报告。报告内容应当真实、完整、准确。

同时，药品上市许可持有人、药品生产企业、药品经营企业和医疗机构应当配合药品监督管理部门、卫生行政部门和药品不良反应监测机构对药品不良反应或者群体不良事件的调查，并提供调查所需的资料。

药品上市许可持有人、药品生产企业、药品经营企业和医疗机构应当建立并保存药品不良反应报告和监测档案。

（二）药品不良反应报告单位监测机构设置和人员要求

药品上市许可持有人、药品生产企业应当设立专门机构并配备专职人员，药品经营企业和医疗机构应当设立或者指定机构并配备专（兼）职人员，承担本单位的药品不良反应报告和监测

工作。

从事药品不良反应报告和监测的工作人员应当具有医学、药学、流行病学或者统计学等相关专业知识，具备科学分析评价药品不良反应的能力。

第三节　药品不良反应报告处置及评价管理

一、药品不良反应报告的基本要求

（一）药品不良反应报告主体

药品不良反应报告的主体是药品上市许可持有人、药品生产企业、药品经营企业和医疗卫生机构，国家药品不良反应监测中心，省级药品不良反应监测中心和个人。

（二）药品不良反应报告形式

有书面报告和电子报告两种。书面报告是指对发现的药品不良反应，相关机构按要求填写《药品不良反应/事件报告表》或《药品群体不良事件基本信息表》《药品不良反应/事件定期汇总表》，并向上级药品不良反应监测中心传送；电子报告指对发现的药品不良反应，相关机构在全国药品不良反应监测网络上填写电子版《药品不良反应/事件报告表》，并向上级药品不良反应监测中心传送。为落实药品上市许可持有人药品安全主体责任，报告个例药品不良反应，药品上市许可持有人需在药品不良反应直报系统填写《上市许可持有人药品不良反应报告表（试行）》。

（三）药品不良反应报告内容

《药品不良反应/事件报告表》有以下基本内容：①患者的基本资料（如年龄、性别、简单病史、过敏史、是否妊娠等情况）。②原来所患疾病史。③对不良反应的描述，包括发生时的严重性与关联性评价。④被怀疑药品信息，如药品名称、用药剂量、给药时间与合并用药情况、静脉用药速度以及药品批号等。⑤报告填写人信息。

（四）药品不良反应报告填写及上报要求

药品不良反应报告内容应真实、完整、准确，填写人最好是直接接触药品不良反应的临床医护人员，并提供联系方式。内容中最重要的是对不良反应的描述，应按照关联性等级划分要求准确评价关联性。

药品上市许可持有人、药品生产企业、药品经营企业和医疗卫生机构必须指定专（兼）职人员负责本单位生产、经营、使用药品不良反应报告和监测工作，发现可能与用药有关的不良反应详细记录、调查、分析、评价和处理，并填写《上市许可持有人药品不良反应报告表（试行）》《药品不良反应/事件报告表》，其中新的或严重的药品不良反应应于发生之日起15日内报告，死亡病例须及时报告。药品生产企业还应以《药品不良反应/事件定期汇总表》的形式进行年度汇报后，向所在地的省级药品不良反应监测中心报告。对新药监测期内的药品，每年汇报一次；对新药监测期已满的药品，在首次药品批准文件有效期届满当年汇总报告一次，以后每5年汇总报告一次。

（五）药品不良反应报告的评价部门

药品上市许可持有人、药品生产企业、药品经营企业和医疗卫生机构及个人的药品不良反应报告的评价部门为省级药品不良反应监测中心及国家药品不良反应监测中心。省级药品不良反应监测中心，应每季度向国家药品不良反应监测中心报告所收集的一般不良反应；对新的或严重的不良反应应当进行核实，并于接到报告之日起 3 日内报告，同时抄送所在地省级药品监督管理局和卫生厅（局），每年向国家药品监测中心报告所收集的定期汇总报告。国家不良反应监测中心应每年向国家药品监督管理局和国家卫生健康委员会报告药品不良反应监测统计资料，其中新的或严重的不良反应报告和群体不良反应报告资料应分析评价后及时报告。

二、药品不良反应报告及处置

（一）个例药品不良反应报告及处置

药品上市许可持有人、药品生产企业、药品经营企业和医疗机构发现或者获知新的、严重的药品不良反应应当在 15 日内报告，其中死亡病例须立即报告；其他药品不良反应应当在 30 日内报告。有随访信息的，应当及时报告。个人发现新的或者严重的药品不良反应，可以向经治医师报告，也可以向药品生产企业、药品经营企业或者当地的药品不良反应监测机构报告，必要时提供相关的病历资料。设区的市级、县级药品不良反应监测机构应当对收到的药品不良反应报告的真实性、完整性和准确性进行审核。严重药品不良反应报告的审核和评价应当自收到报告之日起 3 个工作日内完成，其他报告的审核与评价应当在 15 个工作日内完成。

设区的市级、县级药品不良反应监测机构应当对死亡病例进行调查，详细了解死亡病例的基本信息、药品使用情况、不良反应发生及诊治情况等，自收到报告之日起 15 个工作日内完成调查报告，报同级药品监督管理部门和卫生行政部门以及上一级药品不良反应监测机构。

省级药品不良反应监测机构应当在收到下一级药品不良反应监测机构提交的严重药品不良反应评价意见之日起 7 个工作日内完成评价工作。

对死亡病例，事件发生地和药品生产企业所在地的省级药品不良反应监测机构均应当及时根据调查报告进行分析、评价，必要时进行现场调查，并将评价结果报省级药品监督管理部门和卫生行政部门以及国家药品不良反应监测中心。国家药品不良反应监测中心应当及时对死亡病例进行分析、评价，并将评价结果报国家药品监督管理局和国家卫生健康委员会。

（二）药品群体不良事件报告及处置

药品上市许可持有人、药品生产企业、药品经营企业和医疗机构获知或者发现药品群体不良事件后，应当立即通过电话或者传真等方式报所在地的县级药品监督管理部门、卫生行政部门和药品不良反应监测机构，必要时可以越级报告；同时填写《药品群体不良事件基本信息表》，对每一病例还应当及时填写《药品不良反应／事件报告表》，通过国家药品不良反应监测信息网络报告。

设区的市级、县级药品监督管理部门获知药品群体不良事件后，应当立即与同级卫生行政部门联合组织开展现场调查，并及时将调查结果逐级报至省级药品监督管理部门和卫生行政部门。

省级药品监督管理部门与同级卫生行政部门联合对设区的市级、县级的调查进行督促、指导，对药品群体不良事件进行分析、评价，对本行政区域内发生的影响较大的药品群体不良事件，还应当组织现场调查，评价和调查结果应当及时报国家药品监督管理局和国家卫生健康委员会。

对全国范围内影响较大并造成严重后果的药品群体不良事件，国家药品监督管理局应当与国家卫生健康委员会联合开展相关调查工作。

药品生产企业获知药品群体不良事件后应当立即开展调查，详细了解药品群体不良事件的发生、药品使用、患者诊治以及药品生产、储存、流通、既往类似不良事件等情况，在 7 日内完成调查报告，报所在地省级药品监督管理部门和药品不良反应监测机构；同时迅速开展自查，分析事件发生的原因，必要时应当暂停生产、销售、使用和召回相关药品，并报所在地省级药品监督管理部门。药品经营企业发现药品群体不良事件应当立即告知药品生产企业，同时迅速开展自查，必要时应当暂停药品的销售，并协助药品生产企业采取相关控制措施。医疗机构发现药品群体不良事件后应当积极救治患者，迅速开展临床调查，分析事件发生的原因，必要时可采取暂停药品的使用等紧急措施。

药品监督管理部门可以采取暂停生产、销售、使用或者召回药品等控制措施。卫生行政部门应当采取措施积极组织救治患者。

（三）境外发生的严重药品不良反应报告及处置

进口药品和国产药品在境外发生的严重药品不良反应（包括自发报告系统收集的、上市后临床研究发现的、文献报道的），药品生产企业应当填写《境外发生的药品不良反应 / 事件报告表》，自获知之日起 30 日内报送国家药品不良反应监测中心。国家药品不良反应监测中心要求提供原始报表及相关信息的，药品生产企业应当在 5 日内提交。

国家药品不良反应监测中心应当对收到的药品不良反应报告进行分析、评价，每半年向国家药品监督管理局和国家卫生健康委员会报告，发现提示药品可能存在安全隐患的信息应当及时报告。

进口药品和国产药品在境外因药品不良反应被暂停销售、使用或者撤市的，药品生产企业应当在获知后 24 小时内书面报国家药品监督管理局和国家药品不良反应监测中心。

进口药品的境外制药厂商可以委托其驻中国境内的办事机构或者中国境内代理机构，按照对药品生产企业的规定，履行药品不良反应报告和监测义务。

（四）定期安全性更新报告

药品生产企业应当对本企业生产药品的不良反应报告和监测资料进行定期汇总分析，汇总国内外安全性信息，进行风险和效益评估，撰写定期安全性更新报告。定期安全性更新报告的撰写规范由国家药品不良反应监测中心负责制定。

设立新药监测期的国产药品，应当自取得批准证明文件之日起每满 1 年提交一次定期安全性更新报告，直至首次再注册，之后每 5 年报告一次；其他国产药品，每 5 年报告一次。

首次进口的药品，自取得进口药品批准证明文件之日起每满 1 年提交一次定期安全性更新报告，直至首次再注册，之后每 5 年报告一次。

定期安全性更新报告的汇总时间以取得药品批准证明文件的日期为起点计，上报日期应当在汇总数据截止日期后 60 日内。

国产药品的定期安全性更新报告向药品生产企业所在地省级药品不良反应监测机构提交。进口药品（包括进口分包装药品）的定期安全性更新报告向国家药品不良反应监测中心提交。

省级药品不良反应监测机构应当对收到的定期安全性更新报告进行汇总、分析和评价，于每年 4 月 1 日前将上一年度定期安全性更新报告统计情况和分析评价结果报省级药品监督管理部门和国家药品不良反应监测中心。

国家药品不良反应监测中心应当对收到的定期安全性更新报告进行汇总、分析和评价，于每年 7 月 1 日前将上一年度国产药品和进口药品的定期安全性更新报告统计情况和分析评价结果报国家药品监督管理局和国家卫生健康委员会。

三、药品不良反应重点监测

（一）重点监测的意义

药品重点监测，是指为进一步了解药品的临床使用和不良反应发生情况，研究不良反应的发生特征、严重程度、发生率等，开展的药品安全性监测活动。药品重点监测是上市后药品防范风险模式的一种新尝试，可以有效弥补现行自发报告系统存在的不足，全面科学地评价药品安全性。

（二）重点监测的发起模式

药品生产企业应当经常考察本企业生产药品的安全性，对新药监测期内的药品和首次进口 5 年内的药品，应当开展重点监测。省级以上药品监督管理部门根据药品临床使用和不良反应监测情况，可以要求药品生产企业对特定药品进行重点监测；必要时，也可以直接组织药品不良反应监测机构、医疗机构和科研单位开展药品重点监测。

（三）重点监测的管理

药品生产企业应按要求对监测数据进行汇总、分析、评价和报告；对本企业生产的其他药品，应当根据安全性情况主动开展重点监测。省级以上药品不良反应监测机构负责对药品生产企业开展的重点监测进行监督、检查，并对监测报告进行技术评价。省级以上药品监督管理部门可以联合同级卫生行政部门指定医疗机构作为监测点，承担药品重点监测工作。

国家卫生健康委员会和国家药品监督管理局对疫苗不良反应报告和监测另有规定的，从其规定。

四、药品不良反应的评价和控制

（一）药品不良反应的评价

药品不良反应的评价内容主要是药品与不良反应的关联性和严重性。

我国使用的分析方法主要遵循 5 条原则：①用药与不良反应 / 事件的出现有无合理的时间关系；②反应是否符合该药已知的不良反应类型；③停药或减量后，反应是否消失或减轻；④再次使用可疑药品是否再次出现同样反应 / 事件；⑤反应 / 事件是否可用合并用药的作用、患者病情的进展、其他治疗的影响来解释。依据不良反应 / 事件分析的 5 条原则将关联性评价分为肯定、很可能、可能、可能无关、待评价、无法评价 6 级。

药品生产企业应当对收集到的药品不良反应报告和监测资料进行分析、评价，并主动开展药品安全性研究。

（二）药品不良反应的控制

药品上市许可持有人应当开展药品上市后不良反应监测，主动收集、跟踪分析疑似药品不良反应信息，对已识别风险的药品及时采取风险控制措施。

药品生产企业对已确认发生严重不良反应的药品，应当通过各种有效途径将药品不良反应、合理用药信息及时告知医务人员、患者和公众；采取修改标签和说明书，暂停生产、销售、使用和召回等措施，减少和防止药品不良反应的重复发生。对不良反应大的药品，应当主动申请注销其批准证明文件。药品生产企业应当将药品安全性信息及采取的措施报所在地省级药品监督管理部门和国家药品监督管理局。

药品经营企业和医疗机构应当对收集到的药品不良反应报告和监测资料进行分析和评价，并采取有效措施减少和防止药品不良反应的重复发生。

省级药品不良反应监测机构应当每季度对收到的药品不良反应报告进行综合分析，提取需要关注的安全性信息，并进行评价，提出风险管理建议，及时报省级药品监督管理部门、卫生行政部门和国家药品不良反应监测中心。省级药品监督管理部门根据分析评价结果，可以采取暂停生产、销售、使用和召回药品等措施，并监督检查，同时将采取的措施通报同级卫生行政部门。

国家药品不良反应监测中心应当每季度对收到的严重药品不良反应报告进行综合分析，提取需要关注的安全性信息，并进行评价，提出风险管理建议，及时报国家药品监督管理局和国家卫生健康委员会。国家药品监督管理局根据药品分析评价结果，可以要求企业开展药品安全性、有效性相关研究。必要时，应当采取责令修改药品说明书，暂停生产、销售、使用和召回药品等措施，对不良反应大的药品，应当撤销药品批准证明文件，并将有关措施及时通报国家卫生健康委员会。

省级以上药品不良反应监测机构根据分析评价工作需要，可以要求药品生产、经营企业和医疗机构提供相关资料，相关单位应当积极配合。

（三）药品不良反应的信息管理

药品不良反应报告的内容和统计资料是加强药品监督管理、指导合理用药的依据。各级药品不良反应监测机构应当对收到的药品不良反应报告和监测资料进行统计和分析，并以适当形式反馈。

国家药品不良反应监测中心应当根据对药品不良反应报告和监测资料的综合分析和评价结果，及时发布药品不良反应警示信息。省级以上药品监督管理部门应当定期发布药品不良反应报告和监测情况。

下列信息由国家药品监督管理局和国家卫生健康委员会统一发布：①影响较大并造成严重后果的药品群体不良事件；②其他重要的药品不良反应信息和认为需要统一发布的信息。前款规定统一发布的信息，国家药品监督管理局和国家卫生健康委员会也可以授权省级药品监督管理部门和卫生行政部门发布。

在药品不良反应报告和监测过程中获取的商业秘密、个人隐私、患者和报告者信息应当予以保密。鼓励医疗机构、药品生产企业、药品经营企业、药品上市许可持有人之间共享药品不良反应信息。

五、药品不良反应报告与监测的法律责任

（一）药品上市许可持有人的法律责任

我国 2019 年修订的《药品管理法》法律责任中明确规定：药品上市许可持有人未按照规定开展药品不良反应监测或者报告疑似药品不良反应的，责令限期改正，给予警告；逾期不改正的，责令停产停业整顿，并处十万元以上一百万元以下的罚款。

（二）药品生产企业的法律责任

按照我国 2011 年由国家食品药品监督管理局颁布的《药品不良反应报告和监测管理办法》（以下简称《办法》），药品生产企业有下列情形之一的，由所在地药品监督管理部门给予警告，责令限期改正，可以并处五千元以上三万元以下的罚款。①未按照规定建立药品不良反应报告和监测管理制度，或者无专门机构、专职人员负责本单位药品不良反应报告和监测工作的。②未建立和保存药品不良反应监测档案的。③未按照要求开展药品不良反应或者群体不良事件报告、调查、评价和处理的。④未按照要求提交定期安全性更新报告的。⑤未按照要求开展重点监测的。⑥不配合严重药品不良反应或者群体不良事件相关调查工作的。⑦其他违反本办法规定的。

药品生产企业有前款规定第④项、第⑤项情形之一的，按照《药品注册管理办法》的规定对相应药品不予再注册。

（三）药品经营企业的法律责任

药品经营企业有下列情形之一的，由所在地药品监督管理部门给予警告，责令限期改正；逾期不改的，处三万元以下的罚款。①无专职或者兼职人员负责本单位药品不良反应监测工作的。②未按照要求开展药品不良反应或者群体不良事件报告、调查、评价和处理的。③不配合严重药品不良反应或者群体不良事件相关调查工作的。

（四）医疗机构的法律责任

医疗机构有下列情形之一的，由所在地卫生行政部门给予警告，责令限期改正；逾期不改的，处三万元以下的罚款。情节严重并造成严重后果的，由所在地卫生行政部门对相关责任人给予行政处分。①无专职或者兼职人员负责本单位药品不良反应监测工作的。②未按照要求开展药品不良反应或者群体不良事件报告、调查、评价和处理的。③不配合严重药品不良反应和群体不良事件相关调查工作的。

药品监督管理部门发现医疗机构有前款规定行为之一的，应当移交同级卫生行政部门处理。卫生行政部门对医疗机构做出行政处罚决定的，应当及时通报同级药品监督管理部门。

（五）监管部门的法律责任

各级药品监督管理部门、卫生行政部门和药品不良反应监测机构及其有关工作人员在药品不良反应报告和监测管理工作中违反相关规定，造成严重后果的，依照有关规定给予行政处分。药品上市许可持有人、药品生产企业、药品经营企业和医疗机构违反相关规定，给药品使用者造成损害的，依法承担赔偿责任。

第四节　药品上市后再评价

一、药品上市后再评价概述

（一）药品上市后再评价的概念

药品上市后再评价是指通过对已经批准上市的药品进行不良反应监测结果分析、药物经济学分析、药物流行病学相关研究等处理，对其安全性、有效性、经济性及合理性做出科学的评估。

（二）药品上市后再评价的意义

药品上市后再评价是我国药品监督管理的薄弱环节，还没有出台专门的药物上市后再评价管理办法，主要依据是《药品管理法》和《药品不良反应报告与监测管理办法》。完善健全的药品上市后再评价体系可以为新药研究开发提供理论依据，为最佳药物治疗反应提供参考资料，指导和促进临床合理用药。

由于临床前研究、临床实验研究的局限性和实际应用中的复杂因素，药品上市后必须对药品的安全性、有效性等进行跟踪调查，以不断获取最新的药物市场情况。

二、药品上市后再评价的内容

药品上市后再评价是指根据医药学的最新学术水平，从药理学、药剂学、临床医学、药物流行病学、药物经济学及药物政策等方面，对已批准上市的药品在社会人群中的疗效、不良反应、用药方案、稳定性及费用等是否符合安全、有效、经济的合理用药原则做出科学评价和估计。

（一）药品上市后安全性再评价

药品上市后安全性再评价是药品上市后再评价的一个非常重要的内容，它需要在广大人群中考察经长期应用药品发生的 ADR、停药后发生的 ADR 以及引起 ADR 发生的因素如机体因素、遗传因素、给药方法、药物相互作用等。由于上市前研究的局限性，导致上市前安全性评价所获得的信息有限，存在一定的偏倚，部分罕见的或长期 ADR 发生情况无法得到充分提示，使得药品上市后的应用存在风险，因此尽管药物被批准上市时已经做出了药物给患者带来的利益优于风险的评价，仍然需要进行上市后安全性再评价。

（二）药品上市后有效性评价

药品上市后的有效性评价是指对已上市的药品在实际人群应用中的有效率、长期效果和新的适应证进行跟踪调查。其作用是补充上市前实验研究的不足。药品有效性评价可使用药效学、药代动力学、药剂学方法等。

（三）药品上市后药物经济性评价

广义的药物经济学（pharmaceutical economics）主要研究药品供需方的经济行为、供需双方相互作用下的药品市场定价以及药品领域的各种干预政策措施等。狭义的药物经济学（pharmacoeconomics）是一门将经济学基本原理、方法和分析技术运用于临床药物治疗过程，并以药物流行病学的人群观为指导，从全社会角度展开研究，以求最大限度地合理利用现有医药卫生资源的综合性应用科学。其主要任务是测量，以及对比分析和评价不同药物治疗方案、药物治疗方案与其他治疗方案（如手术治疗、理疗等）及不同卫生服务项目所产生的相对社会经济效果，为临床合理用药和疾病防治决策提供科学依据。常用的分析方法有最小成本分析、成本效果分析、成本效益分析等。

三、药品上市后再评价的实施

（一）药品上市后再评价的实施主体

由国家药品监督管理部门组织药学、医学和其他技术人员对新药进行审核，对已批准生产的药品进行再评价。国家药品监督管理局评价中心承担药品再评价和淘汰药品的技术工作及其相关业务组织工作，承担全国药品不良反应检测的技术工作及其相关业务组织工作，对省级药品不良反应监测中心进行技术指导。

（二）药品上市后再评价的处理方式

药品上市后再评价首先是对上市后研究资料、不良反应监测信息以及相关的国内外资料进行收集，根据现有资料确定药品不良事件即不良反应信号，根据研究结果，结合药品的风险利益评估，得出再评价结论并提出技术建议和措施。

这些措施包括责令生产企业修改药品说明书，暂停生产、销售和使用，对疗效不确切、不良反应大或者其他原因危害人体健康的药品，应当撤销其批准证明文件，进口药品还应撤销进口药品注册证书。其他措施还包括转换药品性质（由 OTC 药品转为处方药），在国家和省级药品监督管理部门网站上发布药品安全信息，撤出市场等行政管理手段。

【课后案例】

《药物警戒快讯》第 2 期（总第 214 期）

2021 年 3 月，国家药品监督管理局发布《药物警戒快讯》（第 2 期），主要内容如下：

英国警示氨基糖苷类药物线粒体突变患者耳聋风险增加

加拿大警示奥司他韦潜在的出血风险

欧盟修订含氟氯西林药品说明书

加拿大警示含索非布韦药品重度皮肤不良反应的潜在风险

英国提示芬戈莫德的严重肝损伤和疱疹性脑膜脑炎风险

【思考】

如何发挥药物警戒作用？

【思考题】

1. 为什么药品不良反应报告量、严重不良反应报告比例逐年增加？

2. 如何更好地进行药品召回？

3. 区分药品不良反应和不良事件的意义是什么?
4. 药品个体不良反应报告和群体不良反应报告及处置有何不同?
5. 各级药品相关单位的法律责任有何不同?
6. 药品上市后再评价的内容是什么?

第十章
药品信息管理

扫一扫，查阅本章数字资源，含PPT、音视频、图片等

【学习目标】

1. 掌握：药品安全信息国家统一公布制度；药品追溯制度的主要内容；药品说明书和标签管理的规定，药品广告的管理，互联网药品信息服务管理。

2. 熟悉：药品信息管理的法律体系，药品信息化追溯体系。

3. 了解：药品信息的类型与来源，药品质量公告。

【引导案例】

加强药品信息管理，促进用药安全

药品说明书是药品信息最重要的载体，能正确指导医生、患者使用药品，同时也是药品审批的重要科学资料。世界各国药品监督管理部门都通过对药品说明书进行严格管理以利于消费者合理使用药品。

2021年1月，国家药品监督管理局根据药品不良反应评估结果，为进一步保障公众用药安全，决定对速效救心丸说明书的警示语、不良反应、禁忌和注意事项进行统一修订。要求药品的上市许可持有人应依据《药品注册管理办法》等有关规定，按照相应说明书修订要求修订说明书，于2021年4月13日前报省级药品监督管理部门备案。在备案之日起生产的药品，不得继续使用原药品说明书。药品上市许可持有人应当在备案后9个月内对已出厂的药品说明书及标签予以更换。临床医师应当仔细阅读药品说明书的修订内容，在选择用药时，应当根据新修订说明书进行充分的获益/风险分析。患者用药前应当仔细阅读药品说明书，使用处方药的，应严格遵医嘱用药。省级药品监督管理部门应当督促行政区域内本品的药品上市许可持有人按要求做好相应说明书修订和标签、说明书更换工作，对违法违规行为依法严厉查处。

【思考】

如何通过加强药品信息管理来确保用药安全？

第一节　药品信息管理概述

随着信息技术的快速发展和社会经济水平的不断提高，药品信息资源的数量不断增长与聚集，对药品信息的处理、加工、传递与利用水平也提出了更高的要求。有效掌握和利用信息成为促进医药产业健康快速发展的重要影响因素。美国著名企业管理学者彼得·德鲁克说："在信息社会里，知识已成为生产力、竞争力和经济成就的关键因素，知识已成为最重要的工业，这个工业向经济提供生产所需要的重要中心资源。"

一、药品信息

（一）药品信息的含义

信息一词来源于拉丁文"informatio"，原意是解释、陈述。信息无处不在，它存在于自然界，也存在于人类社会，存在于物质世界，也存在于精神领域。药品信息是有关药品存在与运动状态的表现。药品信息包括关于药品的有效性、安全性和经济性方面的信息和关于药品研发、生产、流通、使用等变化过程的信息。

（二）药品信息的类型

依照不同的分类标准，药品信息可划分为不同的类型。

1. 按照药品信息的内容划分　可以分为药品市场信息、药品科技信息、药品安全信息、药品质量信息、药品监督管理信息和药品教育信息等。

2. 按照药品信息的产生领域划分　可以分为药品上市前信息、药品注册审批信息和药品上市后信息等。药品上市前信息主要包括药物临床前研究和药物临床试验信息；药品注册审批信息主要是指药品监督管理部门对拟申请上市药品进行的安全性、有效性和质量可控性的审批信息，包括药品批准文号、药品标准、药品说明书和标签等；药品上市后信息是对上市前评价的延续和有效补充，主要包括药品上市许可持有人、药品生产企业、药品经营企业、医疗机构、个人和药品监督管理部门提供的有关药品安全性、有效性和经济性等信息。

3. 按照药品信息的应用领域划分　可以分为药品研发信息、药品注册信息、药品生产信息、药品流通信息和药品使用信息等。

4. 按照药品信息的载体划分　可以分为语音信息、图像信息、文字信息、数据信息、多媒体信息、互联网信息等。

5. 按照药品信息的来源机构划分　可分为药品监督管理信息、药品生产经营使用组织信息、药品消费者个人信息和药学社团信息等。例如在药品注册审评过程中，药品监督管理部门及时发布药品供求和注册信息，严格控制市场供大于求、低水平重复、生产工艺落后的仿制药生产和审批，鼓励市场短缺药品的研发和生产；在药品广告宣传中，药品生产、经营企业所发布的药品广告信息；在药品不良反应监测中，国家鼓励公民报告药品不良反应。

二、药品信息监督管理

《药品管理法》规定国家必须建立健全药品追溯制度。由于药品信息监督管理是药品信息追溯制度的重要内容，也是确保用药安全的必然要求。因此，必须加强药品信息监督管理。

我国《药品管理法》规定"国家实行药品安全信息统一公布制度。国家药品安全总体情况、药品安全风险警示信息、重大药品安全事件及其调查处理信息和国务院确定需要统一公布的其他信息由国务院药品监督管理部门统一公布。药品安全风险警示信息和重大药品安全事件及其调查处理信息的影响限于特定区域的，也可以由有关省、自治区、直辖市人民政府药品监督管理部门公布。未经授权不得发布上述信息。公布药品安全信息，应当及时、准确、全面，并进行必要的说明，避免误导。任何单位和个人不得编造、散布虚假药品安全信息"。药品信息在国家药品监督管理部门官网上进行实时公布，供药品的监管部门、科研单位、生产经营企业、医疗机构和广大用户进行查阅。

（一）药品信息管理的内容

药品信息管理不仅包括对药品信息的管理，即对药品信息进行组织、控制、加工、规划等，还包括对涉及药品信息活动的各种要素（信息、人、设备、机构）进行合理的组织和控制，以实现药品信息及有关资源的合理配置，从而满足人们用药需求的过程。

（二）药品信息管理法律体系

与其他产品的信息管理相比，由于药品与人民的生命健康息息相关，药品信息管理显得尤为重要。为加强药品信息管理、保证药品信息的真实准确和保障公众用药安全，国家制定发布了有关药品信息管理的一系列法律规范，内容上主要包括药品说明书和标签的管理、药品广告管理和互联网药品信息服务管理等。

（三）药品信息监督管理机构

1. 国务院药品监督管理部门 主要负责起草药品监督管理的法律法规草案、拟定政策规划、组织制定和公布国家药典等药品标准以及建立药品重大信息直报制度，是药品信息监督管理主体。

2. 省、自治区、直辖市药品监督管理部门 负责本行政区域内有关药品研发、生产、经营等信息的监督管理。以互联网药品信息服务监督管理为例，省级药品监督管理部门对本行政区域内提供互联网药品信息服务活动的网站实施监督管理。

三、药品质量公告

药品质量公告是药品质量信息的重要来源，是国务院和省级药品监督管理部门向公众发布的有关药品质量抽查检验结果的公告。《药品管理法》规定：国务院和省、自治区、直辖市人民政府的药品监督管理部门应当定期公告药品质量抽查检验结果，定时发布药品质量公告；公告不当的，必须在原公告范围内予以更正。《药品质量监督抽查检验工作管理暂行规定》（国药监市〔2001〕388号）在对药品质量监督抽查检验做出相关规定的基础上，进一步明确了药品质量公告的发布主体、时间、内容等。

第二节 药品标识物管理

药品标识物是标识药品质量属性的载体，是药品监督管理的依据，也是医师和药师决定用药和指导消费者购买选择的重要信息来源，主要包括药品的包装、标签、说明书和药品编码等。药品品种数量众多，不同剂型、规格的药品对药品运输、储存、销售和使用要求也各不相同。药品信息标识物管理能保证药品信息的准确、科学和全面，进而有效指导人们正确销售、保管和使用药品，保障公众的用药合法权益。

一、药品包装的管理

药品包装指药品生产企业生产的药品和医疗机构配制的制剂所使用的直接接触药品的包装材料和容器，简称药包材。药包材伴随药品生产、流通和使用的全过程，是药品不可分割的部分。《药品管理法》规定："直接接触药品的包装材料和容器，应当符合药用要求，符合保障人体健康、安全的标准，并由药品监督管理部门在审批药品时一并审批。药品生产企业禁止使用未经批准的直接接触药品的包装材料和容器。对不合格的直接接触药品的包装材料和容器，由药品监督管理部门责令停止使用。药品包装应当适合药品质量的要求，方便储存、运输和医疗使用。发运中药材应当有包装。在每件包装上，应当注明品名、产地、日期、供货单位，并附有质量合格的标志。"

（一）药包材的标准

我国对药包材实行国家标准。生产、进口和使用药包材，必须符合药包材国家标准。

1. 药包材国家标准的含义　药包材国家标准是指国家为保证药包材质量、确保药包材的质量可控性而制定的质量指标、检验方法等技术要求。

2. 药包材国家标准的技术监督机构　药包材国家标准由国家药品监督管理局组织国家药典委员会制定和修订，并由国家药品监督管理局颁布实施。国家药品监督管理局设置或者确定的药包材检验机构承担药包材国家标准拟定和修订方案的起草、方法学验证、实验室复核工作。中国食品药品检定研究院承担药包材等相关包装材料和药用辅料的注册检验、监督检验、委托检验、进口检验以及相关检验检测的复验和技术检定工作。国家药典委员会根据国家药品监督管理局的要求，组织专家进行药包材国家标准的审定工作。

（二）药包材的注册

《药品注册管理办法》规定"药品审评中心在审评药品制剂注册申请时，对药品制剂选用的化学原料药、辅料及直接接触药品的包装材料和容器进行关联审评"，国家药品监督管理局制定公布实行关联审评审批的药包材、药用辅料范围见表10-1。

表 10-1　实行关联审评审批的药包材和药用辅料范围表

制剂类别	剂型	包装系统	包装组件
经口鼻吸入制剂	气雾剂、喷雾剂、粉雾剂	吸入制剂密闭系统	罐（筒）、阀门
注射制剂	小容量注射剂	预灌封注射剂密闭系统	针筒（塑料、玻璃）、注射钢针（或者鲁尔锥头）、活塞
		笔式注射器密闭系统	卡式玻璃瓶＋玻璃珠、活塞、垫片＋铝盖

续表

制剂类别	剂型	包装系统	包装组件
		抗生素玻璃瓶密闭系统	玻璃瓶、胶塞、铝盖（铝塑组合盖）
		玻璃安瓿、塑料安瓿	
	大容量注射剂	玻璃瓶密闭系统	玻璃瓶、胶塞、铝盖（铝塑组合盖）
		软袋密闭系统	多层共挤输液袋、塑料组合盖
		塑料瓶密闭系统	塑料瓶、塑料组合盖
	冲洗液、腹膜透析液、肠内营养液等	软袋密闭系统	输液袋、塑料组合盖或者其他输注配件
眼用制剂	眼用液体制剂	塑料瓶密闭系统	
	其他眼用制剂，如眼膏剂等	眼膏剂管系统	软膏管、盖、垫片
透皮制剂	贴剂	透皮制剂包装系统	基材、格拉辛纸＋复合膜袋
口服制剂	口服固体制剂	塑料瓶系统、玻璃瓶系统	瓶身、瓶盖、垫片
		泡罩包装系统	泡罩材料、易穿刺膜
	口服液体制剂	塑料瓶系统、玻璃瓶系统	瓶身、瓶盖、垫片
外用制剂	气雾剂、喷雾剂、粉雾剂	外用制剂密闭系统	罐（筒）、阀门
	软膏剂、糊剂、乳膏剂、凝胶剂、洗剂、乳剂、溶液剂、搽剂、涂剂、涂膜剂、酊剂	外用制剂包装系统	

二、药品说明书和标签管理

药品说明书是药品生产企业印制并提供的，包含药品安全性、有效性的重要科学数据、结论和信息，用以指导安全、合理使用药品的技术性资料。药品标签是药品包装上印有或者贴有的内容。《药品管理法》规定："药品包装必须按照规定印有或者贴有标签并附有说明书。"为规范在中华人民共和国境内上市销售的药品的说明书和标签的管理，国家食品药品监督管理局于2006年3月15日颁布了《药品说明书和标签管理规定》，自2006年6月1日起施行。

（一）药品说明书和标签的管理原则

1.国家审批制度 国家药品监督管理局负责药品说明书和标签的核准与监管，成立专职部门统一负责说明书和标签的技术审评和管理工作。药品说明书的具体格式、内容和书写要求由国家药品监督管理局制定并发布。

申请人／药品上市许可持有人为药品说明书和标签的责任主体，负责药品说明书和标签的制定、修订和维护。申请人负责药品说明书撰写工作。在提交新药上市申请时，申请人根据前期支持性研究数据撰写说明书，国家药品监督管理局药品审评机构负责说明书技术审核，并报国家药品监督管理局发布。

2.药品标签的管理原则 药品包装必须按照规定印有或者贴有标签，不得夹带其他任何介绍或者宣传产品、企业的文字、音像及其他资料。药品的标签应当以说明书为依据，其内容不得超出说明书的范围，不得印有暗示疗效、误导使用和不适当宣传产品的文字和标识。

3. 药品说明书的管理原则　药品生产企业生产供上市销售的最小包装必须附有说明书。

4. 药品说明书和标签的文字要求　药品说明书和标签的文字表述应当科学、规范、准确，文字清晰易辨，标识清楚醒目，不得有印字脱落、涂改等现象。

（二）药品说明书的管理规定

1. 药品说明书的内容要求　药品说明书对疾病名称、药学专业名词、药品名称、临床检验名称和结果的表述，应当采用国家统一颁布或规范的专用词汇，度量衡单位应当符合国家标准的规定。

2. 药品说明书的修订　药品上市许可持有人负责药品说明书的修订和维护。在药品上市后的全生命周期内，药品上市许可持有人应主动收集药品的安全性、有效性信息，包括个例不良反应报告、药品定期安全性修订报告、有关药物不良反应的文献，以及上市后研究数据等，对新药的安全性、有效性信息进行汇总分析，及时/定期进行获益/风险评估。当明确新药存在新的安全性风险，或已有数据提示现行版说明书不准确、虚假或有误导性时，及时修订说明书安全性和有效性信息，并报国家药品监督管理局药品审评机构审核确认。

根据药品不良反应监测、药品再评价结果等信息，国家药品监督管理局也可以要求药品上市许可持有人修改药品说明书。药品说明书获准修改后，药品上市许可持有人应当将修改的内容立即通知相关药品经营企业、使用单位及其他部门，并按要求及时使用修改后的说明书和标签。

3. 药品说明书的格式　为规范药品说明书格式和内容，依据《药品说明书和标签管理规定》，国家药品监督管理局先后制定了《关于印发化学药品和生物制品说明书规范细则的通知》《关于印发中药、天然药物处方药说明书格式内容书写要求及撰写指导原则的通知》《关于印发放射性药品说明书规范细则的通知》《关于印发非处方药说明书规范细则的通知》。

（三）药品标签的管理规定

1. 药品标签内容的规定

（1）内标签　药品内标签指直接接触药品的包装的标签。药品的内标签应当包含药品通用名称、适应证或者功能主治、规格、用法用量、生产日期、产品批号、有效期、生产企业和上市许可持有人等内容。包装尺寸过小无法全部标明上述内容的，至少应当标注药品通用名称、规格、产品批号、有效期等内容。

（2）外标签　外标签指内标签以外的其他包装的标签。药品外标签应当注明药品通用名称、成分、性状、适应证或者功能主治、规格、用法用量、不良反应、禁忌、注意事项、贮藏、生产日期、产品批号、有效期、批准文号、生产企业和上市许可持有人等内容。适应证或者功能主治、用法用量、不良反应、禁忌、注意事项不能全部注明的，应当标出主要内容并注明"详见说明书"字样。

（3）用于运输、储藏的包装的标签　至少应当注明药品通用名称、规格、贮藏、生产日期、产品批号、有效期、批准文号、生产企业和上市许可持有人，也可以根据需要注明包装数量、运输注意事项或者其他标记等必要内容。

（4）原料药的标签　应当注明药品名称、贮藏、生产日期、产品批号、有效期、执行标准、批准文号、生产企业和上市许可持有人，同时还需注明包装数量以及运输注意事项等必要内容。

2. 对于同一药品生产企业生产的同一药品的管理规定 同一药品生产企业生产的同一药品，药品规格和包装规格均相同的，其标签的内容、格式及颜色必须一致；药品规格或者包装规格不同的，其标签应当明显区别或者规格项明显标注；分别按处方药与非处方药管理的，两者的包装颜色应当明显区别。

3. 有效期的表述 药品标签中的有效期应当按照年、月、日的顺序标注，年份用四位数字表示，月、日用两位数表示。其具体标注格式为"有效期至XXXX年XX月"或者"有效期至XXXX年XX月XX日"；也可以用数字和其他符号表示为"有效期至XXXX.XX."或者"有效期至XXXX/XX/XX"等。有效期若标注到日，应当为起算日期对应年月日的前一天，若标注到月，应当为起算月份对应年月的前一个月。

预防用生物制品有效期的标注按照国家药品监督管理局批准的注册标准执行，治疗用生物制品有效期的标注自分装日期计算，其他药品有效期的标注自生产日期计算。

（四）药品名称和注册商标的使用

1. 药品名称和注册商标的使用原则 药品说明书和标签中标注的药品名称必须符合国家药品监督管理局公布的药品通用名称和商品名称的命名原则，并与药品批准证明文件的相应内容一致。禁止使用未经注册的商标以及其他未经国家药品监督管理局批准的药品名称。

2. 药品名称的印制要求 药品通用名称是列入国家药品标准的名称，它是药品的法定名称，应符合国务院药品监督管理部门制定的《药品通用名称命名原则》，其特点是它的通用性，即不论何处生产的同种药品都可使用的名称。药品商品名是药品上市许可持有人自己确定，经国务院药品监督管理部门核准的药品名称，应符合国务院药品监督管理部门制定的《药品商品名称命名原则》。

药品通用名称应当显著、突出，其字体、字号和颜色必须一致，并符合以下要求：

①对于横版标签，必须在上三分之一范围内显著位置标出；对于竖版标签，必须在右三分之一范围内显著位置标出。

②不得选用草书、篆书等不易识别的字体，不得使用斜体、中空、阴影等形式对字体进行修饰。

③字体颜色应当使用黑色或者白色，与相应的浅色或者深色背景形成强烈反差。

④除因包装尺寸的限制而无法同行书写的，不得分行书写。

药品商品名称不得与通用名称同行书写，其字体和颜色不得比通用名称更突出和显著，其字体以单字面积计不得大于通用名称所用字体的二分之一。

3. 药品注册商标的印制要求 药品标签使用注册商标的，应当印刷在药品标签的边角，含文字的，其字体以单字面积计不得大于通用名称所用字体的四分之一。

（五）专有标识

麻醉药品、精神药品、医疗用毒性药品、放射性药品、外用药品和非处方药品等国家规定有专用标识的，其说明书和标签必须印有规定的标识。见图10-1。

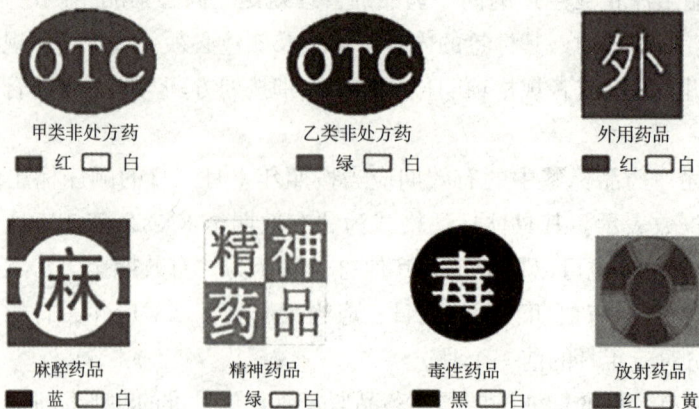

图 10-1 不同类别药品专有标识

三、药品信息化追溯体系

2015 年 12 月 30 日，按照国务院决策部署，国务院办公厅发布《国务院办公厅关于加快推进重要产品追溯体系建设的意见》（国办发〔2015〕95 号）。随后，原国家食品药品监督管理总局《食品药品监管总局关于推动食品药品生产经营者完善追溯体系的意见》（食药监科〔2016〕122 号）和国家药品监督管理局《关于药品信息化追溯体系建设的指导意见》（国药监药管〔2018〕35 号）提出相关指导意见，并与商务部等部门发布《关于推进重要产品信息化追溯体系建设的指导意见》（商秩发〔2017〕53 号）。2019 年 4 月 28 日，国家药品监督管理局又发布了《药品信息化追溯体系建设导则》和《药品追溯码编码要求》两项信息化标准，并即日起实施。上述相关国家政策，都要求坚持以落实企业追溯管理责任为基础，以推进信息化追溯为方向，加强统筹规划，健全标准规范，创新推进模式，强化互通共享，加快建设覆盖全国、先进适用的药品追溯体系，促进质量安全综合治理，提升药品质量安全与公共安全水平，更好地满足人民群众生活和经济社会发展需要。

药品信息化追溯体系是药品上市许可持有人、生产企业、经营企业、使用单位、监管部门、消费者等药品追溯参与方，通过信息化手段，对药品生产、流通、使用等各环节的信息进行追踪、溯源的有机整体。药品信息化追溯体系建设以保障公众用药安全为目标，落实企业主体责任，以实现"一物一码，物码同追"为方向，这对加快推进药品信息化追溯体系建设，强化追溯信息互通共享，实现全品种、全过程追溯，促进我国药品质量安全综合治理，提升药品质量安全保障水平有着重要意义。

（一）药品信息化追溯体系含义

药品上市许可持有人、生产企业、经营企业、使用单位通过信息化手段建立药品追溯系统，及时准确记录、保存药品追溯数据，形成互联互通药品追溯数据链，实现药品生产、流通和使用全过程来源可查、去向可追；有效防范非法药品进入合法渠道；确保发生质量安全风险的药品可召回、责任可追究。

药品生产、流通和使用等环节共同建成覆盖全过程的药品追溯系统，将提升药品上市许可持有人、生产企业、经营企业、使用单位质量管理水平；提高药品监督管理部门的监管信息化水平和监管效率，发挥行业协会在药品信息化追溯体系建设中的桥梁纽带和引领示范作用；实现药品信息化追溯数据社会公众可自主查验，提升全社会对药品信息化追溯的认知度。

（二）药品信息化追溯体系原则

1. 药品上市许可持有人、生产企业、经营企业、使用单位各负其责　药品上市许可持有人、生产企业、经营企业、使用单位是药品质量安全的责任主体，负有追溯义务。药品上市许可持有人和生产企业承担药品追溯系统建设的主要责任，药品经营企业和使用单位应当配合药品上市许可持有人和生产企业，建成完整药品追溯系统，履行各自追溯责任。

2. 部门监督指导　药品监督管理部门根据有关法规与技术标准，监督药品上市许可持有人、生产企业、经营企业、使用单位建立药品追溯系统，指导行业协会在药品信息化追溯体系建设中发挥积极作用。

3. 分类分步实施　充分考虑药品上市许可持有人、生产企业、经营企业、使用单位的数量、规模和管理水平，以及行业发展实际，坚持企业建立的原则，逐步有序推进。

4. 各方统筹协调　按照属地管理原则，药品监督管理部门要在地方政府统一领导下，注重同市场监管、工信、商务、卫生健康、医保等部门统筹协调、密切合作，促进药品信息化追溯体系协同管理、资源共享。

（三）药品信息化追溯体系要求

1. 药品信息化追溯体系的构成　药品信息化追溯体系应包含药品追溯系统、药品追溯协同服务平台（以下简称协同平台）和药品追溯监管系统。见图10-2。

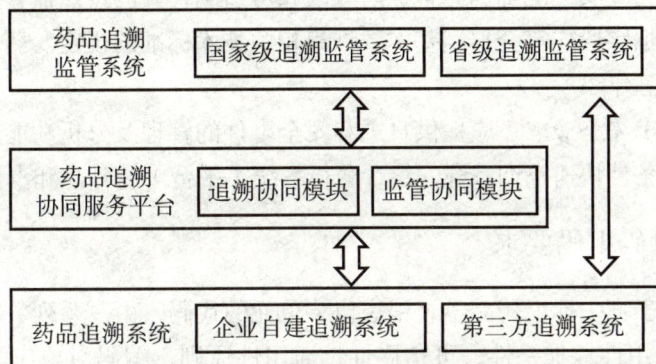

图 10-2　药品信息化追溯体系基本构成图

（1）**药品追溯系统**　应包含药品在生产、流通及使用等全过程的追溯信息，并具有对追溯信息进行采集、存储和共享的功能，可分为企业自建追溯系统和第三方机构提供的追溯系统两大类。

药品上市许可持有人和生产企业承担药品追溯系统建设的主要责任，可以自建药品追溯系统，也可以采用第三方技术机构提供的药品追溯系统。药品经营企业和药品使用单位应配合药品上市许可持有人和生产企业建设追溯系统，并将相应追溯信息上传到追溯系统。

（2）**协同平台**　应包含追溯协同模块和监管协同模块，追溯协同模块服务企业和消费者，监管协同模块服务监管工作。应可提供准确的药品品种及企业基本信息、药品追溯码编码规则的备案和管理服务以及不同药品追溯系统的地址服务，辅助实现不同药品追溯系统互联互通。

国家药品监管部门应建设协同平台，提供准确的药品品种及企业基本信息、药品追溯码编码规则的备案和管理服务以及不同药品追溯系统的地址服务，为药品追溯系统互联互通提供支持。

（3）药品追溯监管系统　包括国家和各省药品追溯监管系统，根据各自监管需求采集数据，监控药品流向，应包含追溯数据获取、数据统计、数据分析、智能预警、召回管理、信息发布等功能。

国家和省级药品监管部门应建设药品追溯监管系统，根据各自监管需求采集其行政区域内药品追溯相关数据，充分发挥追溯数据在日常监管、风险防控、产品召回、应急处置等监管工作中的作用。

2. 药品信息化追溯体系的功能要求

（1）系统（平台）数据交换要求　药品追溯系统、协同平台、药品追溯监管系统之间的数据交换应符合国家药品监督管理局制定的数据交换相关技术标准。

（2）系统（平台）建设安全性要求

①用户安全访问　应提供用户的身份注册、验证和统一管理功能；应提供用户认证、权限管理与访问控制功能。

②数据安全传输　应提供数据接入验证功能，以确保数据接收的有效性；应提供数据传输过程中的隐私保护和防篡改功能。

③数据安全存储　应采用有效的数据安全存储技术，防止数据泄露；应能够验证存储数据的完整性和有效性，防止非授权用户非法获取及修改数据，记录授权用户对数据的修改行为及内容；应具备数据备份与容灾功能。

药品上市许可持有人、生产企业、经营企业和使用单位应当按照质量管理规范要求对相关活动进行记录，记录应当真实、准确、完整、防篡改和可追溯，并应按照监管要求，向监管部门提供相关数据，追溯数据字段应符合追溯基本数据集相关技术标准的规定。药品追溯数据记录和凭证保存期限应不少于五年。

（3）系统（平台）安全管理　应提供日志和安全事件的管理及分析功能，可统计安全事件的相关情况，可按不同条件快速查询系统、统计分析系统（平台）的日志和事件。

（四）药品追溯码编码要求

药品追溯码是用于唯一标识药品各级销售包装单元的代码，由一系列数字、字母和（或）符号组成。编码遵循实用性、唯一性、可扩展性、通用性原则。编码对象应为药品各级销售包装单元。

1. 药品追溯码基本要求

①药品追溯码应关联药品上市许可持有人名称、药品生产企业名称、药品通用名、药品批准文号、药品本位码、剂型、制剂规格、包装规格、生产日期、药品生产批号、有效期和单品序列号等信息。

②应符合以下两项要求中的一项：代码长度为 20 个字符，前 7 位为药品标识码；符合 ISO 相关国际标准（如 ISO/IEC 15459 系列标准）的编码规则。

2. 药品追溯码的构成应满足以下要求

①可由数字、字母和（或）符号组成，包括 GB/T 1988—1998 表 2 中的所有字符。

②包含药品标识码（用于标识特定于某种与药品上市许可持有人、生产企业、药品通用名、剂型、制剂规格和包装规格对应的药品的唯一性代码），并确保药品标识码在各级别的药品销售包装上保持唯一。

③包含生产标识码（用于识别药品在生产过程中相关数据的代码），生产标识码应包含单品序列号，并可根据实际需求，包含药品生产批号、生产日期、有效期或失效期等。

④包含校验位，以验证药品追溯码的正确性。

3. 药品追溯码载体基本要求 根据实际需要，药品追溯码的载体可以选择一维条码、二维条码或 RFID 标签等，药品追溯码应可被设备和人眼识读。

4. 药品上市许可持有人、生产企业基本要求 应选择符合要求的发码机构，根据其编码规则编制或获取药品追溯码，对所生产药品的各级销售包装单元赋码，并做好各级销售包装单元药品追溯码之间的关联。在赋码前，应向协同平台进行备案，服从协同平台统筹，保证药品追溯码的唯一性。

第三节　药品广告管理

一、药品广告管理概述

（一）药品广告概述

广告一词来源于拉丁语 "Adverture"，原意是大声说话以引起注意，带有通知、诱导、披露的意思。《中华人民共和国广告法》规定：广告是指商品经营者或服务提供者承担费用，通过一定媒介和形式直接或间接地介绍自己所推销的商品或所提供的服务的商业广告活动。

1. 药品广告的定义 药品广告是指凡利用各种媒介或者形式发布的含有药品名称、药品适应证（功能主治）或者与药品有关的其他内容的广告。

2. 药品广告的功能 药品广告最基本的功能是传播药品信息，指导公众合理安全用药，促进药品销售，增强医药企业的竞争力，提高企业的社会效益。

3. 药品广告的传播媒介 药品广告媒介是药品广告信息的传播工具。药品广告的传播媒介主要包括报纸、杂志、广播、电视、户外广告、POP 广告（point-of-purchase advertising）、直接邮寄广告、网络广告、各种专业学术会议和教育等。

（二）药品广告管理相关法律法规

药品关系人民的生命与健康，世界各国对药品广告都制定了严格的管理法规与审查制度。为加强药品广告管理，保证药品广告信息的真实性和合法性，2019 年 12 月 13 日，根据《中华人民共和国广告法》，国家市场监督管理总局发布《药品、医疗器械、保健食品、特殊医学用途配方食品广告审查管理暂行办法》，自 2020 年 3 月 1 日起施行，对药品等产品的广告进行了全方位和严格的规范，确保了药品广告信息的真实、合法。

二、药品广告审查程序及罚则

国家市场监督管理总局颁布的《药品、医疗器械、保健食品、特殊医学用途配方食品广告审查管理暂行办法》，共 34 条，对药品广告审批和备案的程序、时限、申请人的义务、药品广告的监督管理及有关法律责任等内容做出了规定，确保了药品广告信息的真实、合法。

（一）药品广告管理机构

1. 审查机关　各省、自治区、直辖市市场监督管理部门、药品监督管理部门（以下称广告审查机关）负责药品广告审查，依法可以委托其他行政机关具体实施广告审查。

2. 指导机关　国家市场监督管理总局负责组织指导药品广告审查工作。

（二）药品广告批准文号的审批管理

1. 申请人的条件　药品注册证明文件或者备案凭证持有人及其授权同意的生产、经营企业为广告申请人（以下简称申请人）。

申请人可以委托代理人办理药品广告审查申请。

2. 审查机关　药品广告审查申请应当依法向生产企业或者进口代理人等广告主所在地广告审查机关提出。

3. 申请程序

（1）药品广告批准文号申请材料及申请方式

1）申请药品广告审查，应当依法提交《广告审查表》、与发布内容一致的广告样件，以及下列合法有效的材料：

①申请人的主体资格相关材料，或者合法有效的登记文件。

②产品注册证明文件或者备案凭证、注册或者备案的产品标签和说明书，以及生产许可文件。

③广告中涉及的知识产权相关有效证明材料。

经授权同意作为申请人的生产、经营企业，还应当提交合法的授权文件；委托代理人进行申请的，还应当提交委托书和代理人的主体资格相关材料。

2）申请方式：申请人可以到广告审查机关受理窗口提出申请，也可以通过信函、传真、电子邮件或者电子政务平台提交药品广告申请。

（2）审查机关审查流程

①广告审查机关收到申请人提交的申请后，应当在五个工作日内做出受理或者不予受理决定。申请材料齐全、符合法定形式的，应当予以受理，出具《广告审查受理通知书》。申请材料不齐全、不符合法定形式的，应当一次性告知申请人需要补正的全部内容。

②广告审查机关应当对申请人提交的材料进行审查，自受理之日起十个工作日内完成审查工作。经审查，对符合法律、行政法规和本办法规定的广告，应当做出审查批准的决定，编发广告批准文号。

对不符合法律、行政法规和本办法规定的广告，应当做出不予批准的决定，送达申请人并说明理由，同时告知其享有依法申请行政复议或者提起行政诉讼的权利。

③经审查批准的药品广告，广告审查机关应当通过本部门网站以及其他方便公众查询的方式，在十个工作日内向社会公开。公开的信息应当包括广告批准文号、申请人名称、广告发布内容、广告批准文号有效期、广告类别、产品名称、产品注册证明文件或者备案凭证编号等内容。

4. 药品广告批准文号有效期　药品广告批准文号的有效期与产品注册证明文件、备案凭证或者生产许可文件中最短的有效期一致。

产品注册证明文件、备案凭证或者生产许可文件未规定有效期的，广告批准文号有效期为两年。

5. 注销的情形　申请人有下列情形的，不得继续发布审查批准的广告，并应当主动申请注销药品广告批准文号：

①主体资格证照被吊销、撤销、注销的。

②产品注册证明文件、备案凭证或者生产许可文件被撤销、注销的。

③法律、行政法规规定应当注销的其他情形。

广告审查机关发现申请人有前款情形的，应当依法注销其药品广告批准文号。

（三）违法行为的处罚

1. 药品广告中未显著、清晰表示广告中应当显著标明内容的，由市场监督管理部门责令停止发布广告，对广告主处十万元以下的罚款。

2. 有下列情形之一的，由市场监督管理部门责令停止发布广告，责令广告主在相应范围内消除影响，处广告费用一倍以上三倍以下的罚款，广告费用无法计算或者明显偏低的，处十万元以上二十万元以下的罚款；情节严重的，处广告费用三倍以上五倍以下的罚款，广告费用无法计算或者明显偏低的，处二十万元以上一百万元以下的罚款，可以吊销营业执照，并由广告审查机关撤销广告审查批准文件、一年内不受理其广告审查申请。

①未经审查发布药品广告。

②广告批准文号已注销或者广告批准文号已超过有效期，仍继续发布药品广告。

③擅自修改广告内容，未按照审查通过的内容发布药品广告。

3. 有下列情形之一，发布药品广告的，由市场监督管理部门责令停止发布广告，责令广告主在相应范围内消除影响，处广告费用一倍以上三倍以下的罚款，广告费用无法计算或者明显偏低的，处十万元以上二十万元以下的罚款；情节严重的，处广告费用三倍以上五倍以下的罚款，广告费用无法计算或者明显偏低的，处二十万元以上一百万元以下的罚款，可以吊销营业执照，并由广告审查机关撤销广告审查批准文件、一年内不受理其广告审查申请。

①使用科研单位、学术机构、行业协会或者专家、学者、医师、药师、临床营养师、患者等的名义或者形象作推荐、证明。

②违反科学规律，明示或者暗示可以治疗所有疾病、适应所有症状、适应所有人群，或者正常生活和治疗病症所必需等内容。

③引起公众对所处健康状况和所患疾病产生不必要的担忧和恐惧，或者使公众误解不使用该产品会患某种疾病或者加重病情的内容。

④含有"安全""安全无毒副作用""毒副作用小"；明示或者暗示成分为"天然"，因而安全性有保证等内容。

构成虚假广告的，由市场监督管理部门责令停止发布广告，责令广告主在相应范围内消除影响，处广告费用三倍以上五倍以下的罚款，广告费用无法计算或者明显偏低的，处二十万元以上一百万元以下的罚款；两年内有三次以上违法行为或者有其他严重情节的，处广告费用五倍以上十倍以下的罚款，广告费用无法计算或者明显偏低的，处一百万元以上二百万元以下的罚款，可以吊销营业执照，并由广告审查机关撤销广告审查批准文件、一年内不受理其广告审查申请。

4. 有下列情形之一，发布药品广告的，《中华人民共和国广告法》及其他法律法规有规定的，依照相关规定处罚，没有规定的，由县级以上市场监督管理部门责令改正；对负有责任的广告主、广告经营者、广告发布者处以违法所得三倍以下罚款，但最高不超过三万元；没有违法所得的，可处一万元以下罚款。

①含有"热销、抢购、试用""家庭必备、免费治疗、免费赠送"等诱导性内容,"评比、排序、推荐、指定、选用、获奖"等综合性评价内容,"无效退款、保险公司保险"等保证性内容,怂恿消费者任意、过量使用药品的内容。

②含有医疗机构的名称、地址、联系方式、诊疗项目、诊疗方法以及有关义诊、医疗咨询电话、开设特约门诊等医疗服务的内容。

③法律、行政法规规定不得含有的其他内容。

5. 有下列情形之一,发布药品广告的,由市场监督管理部门责令停止发布广告,对广告主处二十万元以上一百万元以下的罚款,情节严重的,并可以吊销营业执照,由广告审查机关撤销广告审查批准文件、一年内不受理其广告审查申请;对广告经营者、广告发布者,由市场监督管理部门没收广告费用,处二十万元以上一百万元以下的罚款,情节严重的,并可以吊销营业执照、吊销广告发布登记证件。

①使用或者变相使用国家机关、国家机关工作人员、军队单位或者军队人员的名义或者形象,或者利用军队装备、设施等从事广告宣传。

②麻醉药品、精神药品、医疗用毒性药品、放射性药品、药品类易制毒化学品,以及戒毒治疗的药品、医疗器械;军队特需药品、军队医疗机构配制的制剂;医疗机构配制的制剂;依法停止或者禁止生产、销售或者使用的药品;法律、行政法规禁止发布广告的情形。

③处方药广告在非国务院卫生行政部门和国务院药品监督管理部门共同指定的医学、药学专业刊物上发布广告。

6. 有下列情形之一的,隐瞒真实情况或者提供虚假材料申请广告审查的,广告审查机关不予受理或者不予批准,予以警告,一年内不受理该申请人的广告审查申请;以欺骗、贿赂等不正当手段取得广告审查批准的,广告审查机关予以撤销,处十万元以上二十万元以下的罚款,三年内不受理该申请人的广告审查申请。

①隐瞒真实情况或者提供虚假材料申请药品广告审查的。

②以欺骗、贿赂等不正当手段取得药品广告批准文号的。

7. 市场监督管理部门做出行政处罚决定后,应当依法通过国家企业信用信息公示系统向社会公示。

8. 广告审查机关的工作人员玩忽职守、滥用职权、徇私舞弊的,依法给予处分。构成犯罪的,依法追究刑事责任。

三、药品广告审查

为保证药品广告信息的真实、合法,应按照《药品、医疗器械、保健食品、特殊医学用途配方食品广告审查管理暂行办法》对药品广告信息进行审查。

(一) 药品广告信息范围

1. 品种范围　不得发布药品广告的品种包括:

①麻醉药品、精神药品、医疗用毒性药品、放射性药品、药品类易制毒化学品,以及戒毒治疗的药品、医疗器械。

②军队特需药品、军队医疗机构配制的制剂。

③医疗机构配制的制剂。

④依法停止或者禁止生产、销售或者使用的药品、医疗器械、保健食品和特殊医学用途配方

食品。

　　⑤法律、行政法规禁止发布广告的情形。

2. 媒介范围

　　①处方药广告只能在国务院卫生行政部门和国务院药品监督管理部门共同指定的医学、药学专业刊物上发布。

　　②不得利用处方药名称为各种活动冠名进行广告宣传。不得使用与处方药名称相同的商标、企业字号在医学、药学专业刊物以外的媒介变相发布广告，也不得利用该商标、企业字号为各种活动冠名进行广告宣传。

　　③经广告审查机关审查通过并向社会公开的药品广告，可以依法在全国范围内发布。

（二）对药品广告信息内容的要求

　　①药品广告的内容应当以国务院药品监督管理部门核准的说明书为准。药品广告涉及药品名称、药品适应证或者功能主治、药理作用等内容的，不得超出说明书范围。

　　②药品广告应当显著标明禁忌、不良反应，处方药广告还应当显著标明"本广告仅供医学药学专业人士阅读"，非处方药广告还应当显著标明非处方药标识（OTC）和"请按药品说明书或者在药师指导下购买和使用"。

　　③药品广告应当真实、合法，不得含有虚假或者引人误解的内容。

　　④药品广告应当显著标明广告批准文号。

　　⑤药品广告中应当显著标明的内容，其字体和颜色必须清晰可见、易于辨认，在视频广告中应当持续显示。

　　⑥已经审查通过的广告内容需要改动的，应当重新申请广告审查。

　　⑦药品广告中只宣传产品名称（含药品通用名称和药品商品名称）的，不再对其内容进行审查。

（三）禁止性规定

　　依据《中华人民共和国广告法》规定：

1. 广告不得有下列情形

　　①使用或者变相使用中华人民共和国的国旗、国歌、国徽，军旗、军歌、军徽。

　　②使用或者变相使用国家机关、国家机关工作人员的名义或者形象。

　　③使用"国家级""最高级""最佳"等用语。

　　④损害国家的尊严或者利益，泄露国家秘密。

　　⑤妨碍社会安定，损害社会公共利益。

　　⑥危害人身、财产安全，泄露个人隐私。

　　⑦妨碍社会公共秩序或者违背社会良好风尚。

　　⑧含有淫秽、色情、赌博、迷信、恐怖、暴力的内容。

　　⑨含有民族、种族、宗教、性别歧视的内容。

　　⑩妨碍环境、自然资源或者文化遗产保护。

　　⑪法律、行政法规规定禁止的其他情形。

2. 药品广告不得含有下列内容

　　①表示功效、安全性的断言或者保证。

②说明治愈率或者有效率。

③与其他药品、医疗器械的功效和安全性或者其他医疗机构比较。

④利用广告代言人作推荐、证明。

⑤法律、行政法规规定禁止的其他内容。

3. 其他规定　除医疗、药品、医疗器械广告外，禁止其他任何广告涉及疾病治疗功能，并不得使用医疗用语或者易使推销的商品与药品相混淆的用语。

第四节　互联网药品信息服务管理

随着互联网技术的快速发展和电子商务的广泛应用，互联网成为人们获取药品信息的重要途径。根据网经社公布的数据显示，2019 年我国医药电商交易规模达 964.3 亿元，同比增长 46.68%。目前，我国有关互联网药品监管规范主要有《互联网药品信息服务管理办法》《互联网药品交易服务审批暂行规定》。

一、互联网药品信息服务概述

（一）互联网药品信息服务的定义

互联网药品信息服务，是指通过互联网向上网用户提供药品（含医疗器械）信息的服务活动。互联网药品信息服务分为经营性和非经营性两类。经营性互联网药品信息服务是指通过互联网向上网用户有偿提供药品信息等服务的活动。非经营性互联网药品信息服务是指通过互联网向上网用户无偿提供公开的、共享性的药品信息等服务的活动。

（二）互联网药品信息服务的监督管理机构

互联网药品信息服务监督管理机构有：①国务院药品监督管理部门：负责对全国提供互联网药品信息服务活动的网站实施监督管理。②省、自治区、直辖市药品监督管理局：负责对本行政区域内提供互联网药品信息服务活动的网站实施监督管理，并将检查情况向社会公告。

二、互联网药品信息服务监督管理

（一）互联网药品信息服务的申请程序

1. 互联网药品信息服务的申请受理、审核部门　省、自治区、直辖市药品监督管理部门。国家药品监督管理局对各省、自治区、直辖市药品监督管理部门的审核工作进行监督。

2. 互联网药品信息服务申请流程

①拟提供互联网药品信息服务的网站，应当在向国务院信息产业主管部门或者省级电信管理机构申请办理经营许可证或者办理备案手续之前，按照属地监督管理的原则，向该网站主办单位所在地省、自治区、直辖市药品监督管理部门提出申请。

②申请提供互联网药品信息服务，应当填写国家药品监督管理局统一制发的《互联网药品信息服务申请表》，向网站主办单位所在地省、自治区、直辖市药品监督管理部门提出申请，同时提交以下材料：

a. 企业营业执照复印件（新办企业提供工商行政管理部门出具的名称预核准通知书及相关

材料）。

　　b.网站域名注册的相关证书或者证明文件。从事互联网药品信息服务网站的中文名称，除与主办单位名称相同的以外，不得以"中国""中华""全国"等冠名；除取得药品招标代理机构资格证书的单位开办的互联网站外，其他提供互联网药品信息服务的网站名称中不得出现"电子商务""药品招商""药品招标"等内容。

　　c.网站栏目设置说明（申请经营性互联网药品信息服务的网站需提供收费栏目及收费方式的说明）。

　　d.网站对历史发布信息进行备份和查阅的相关管理制度及执行情况说明。

　　e.药品监督管理部门在线浏览网站上所有栏目、内容的方法及操作说明。

　　f.药品及医疗器械相关专业技术人员学历证明或者其专业技术资格证书复印件、网站负责人身份证复印件及简历。

　　g.健全的网络与信息安全保障措施，包括网站安全保障措施、信息安全保密管理制度、用户信息安全管理制度。

　　h.保证药品信息来源合法、真实、安全的管理措施、情况说明及相关证明。

　　③省、自治区、直辖市药品监督管理部门在收到申请材料之日起 5 日内做出受理与否的决定，受理的，发给受理通知书；不受理的，书面通知申请人并说明理由，同时告知申请人享有依法申请行政复议或者提起行政诉讼的权利。

　　④对于申请材料不规范、不完整的，省、自治区、直辖市药品监督管理部门自申请之日起 5 日内一次告知申请人需要补正的全部内容；逾期不告知的，自收到材料之日起即为受理。

　　⑤省、自治区、直辖市药品监督管理部门自受理之日起 20 日内对申请提供互联网药品信息服务的材料进行审核，并做出同意或者不同意的决定。同意的，由省、自治区、直辖市药品监督管理部门核发《互联网药品信息服务资格证书》，同时报国家药品监督管理局备案并发布公告；不同意的，应当书面通知申请人并说明理由，同时告知申请人享有依法申请行政复议或者提起行政诉讼的权利。

（二）提供互联网药品信息服务的条件

　　1.提供互联网药品信息服务的申请应当以一个网站为基本单元。

　　2.申请提供互联网药品信息服务，除应当符合《互联网信息服务管理办法》规定的要求外，还应当具备下列条件：

　　①互联网药品信息服务的提供者应当为依法设立的企事业单位或者其他组织。

　　②具有与开展互联网药品信息服务活动相适应的专业人员、设施及相关制度。

　　③有两名以上熟悉药品、医疗器械管理法律、法规和药品、医疗器械专业知识，或者依法经资格认定的药学、医疗器械技术人员。

（三）发布药品信息的要求

　　1.提供互联网药品信息服务网站所登载的药品信息必须科学、准确，必须符合国家的法律、法规和国家有关药品、医疗器械管理的相关规定。

　　2.提供互联网药品信息服务的网站不得发布麻醉药品、精神药品、医疗用毒性药品、放射性药品、戒毒药品和医疗机构制剂的产品信息。

　　3.提供互联网药品信息服务的网站发布的药品广告，必须经过药品监督管理部门审查批准。

4. 提供互联网药品信息服务的网站发布的药品广告要注明广告审查批准文号。

（四）《互联网药品信息服务资格证书》的管理

《互联网药品信息服务资格证书》的有效期为 5 年，其格式由国家药品监督管理局统一制定。提供互联网药品信息服务的网站，应当在其网站主页显著位置标注《互联网药品信息服务资格证书》的证书编号。

1. 换发

①有效期届满，需要继续提供互联网药品信息服务的，持证单位应当在有效期届满前 6 个月内，向原发证机关申请换发《互联网药品信息服务资格证书》。原发证机关进行审核后，认为符合条件的，予以换发新证；认为不符合条件的，发给不予换发新证的通知并说明理由，原《互联网药品信息服务资格证书》由原发证机关收回并公告注销。

②省、自治区、直辖市药品监督管理部门根据申请人的申请，应当在《互联网药品信息服务资格证书》有效期届满前做出是否准予其换证的决定。逾期未做出决定的，视为准予换证。

2. 收回

《互联网药品信息服务资格证书》可以根据互联网药品信息服务提供者的书面申请，由原发证机关收回，原发证机关应当报国家药品监督管理局备案并发布公告。被收回《互联网药品信息服务资格证书》的网站不得继续从事互联网药品信息服务。

3. 变更

（1）互联网药品信息服务提供者提出变更要求，应当向原发证机关申请办理变更手续，填写《互联网药品信息服务项目变更申请表》，同时提供以下相关证明文件：

①《互联网药品信息服务资格证书》中审核批准的项目（互联网药品信息服务提供者单位名称、网站名称、IP 地址等）。

②互联网药品信息服务提供者的基本项目（地址、法定代表人、企业负责人等）。

③网站提供互联网药品信息服务的基本情况（服务方式、服务项目等）。

（2）省、自治区、直辖市药品监督管理部门自受理变更申请之日起 20 个工作日内做出是否同意变更的审核决定。同意变更的，将变更结果予以公告并报国家药品监督管理局备案；不同意变更的，以书面形式通知申请人并说明理由。

（3）省、自治区、直辖市药品监督管理部门对申请人的申请进行审查时，应当公示审批过程和审批结果。申请人和利害关系人可以对直接关系其重大利益的事项提交书面意见进行陈述和申辩。依法应当听证的，按照法定程序举行听证。

（五）法律责任

1. 未取得或者超出有效期使用《互联网药品信息服务资格证书》从事互联网药品信息服务的，由国家药品监督管理局或者省、自治区、直辖市药品监督管理部门给予警告，并责令其停止从事互联网药品信息服务；情节严重的，移送相关部门，依照有关法律、法规给予处罚。

2. 提供互联网药品信息服务的网站不在其网站主页的显著位置标注《互联网药品信息服务资格证书》的证书编号的，国家药品监督管理局或者省、自治区、直辖市药品监督管理部门给予警告，责令限期改正；在限定期限内拒不改正的，对提供非经营性互联网药品信息服务的网站处以 500 元以下罚款，对提供经营性互联网药品信息服务的网站处以 5000 元以上 1 万元以下罚款。

3. 互联网药品信息服务提供者违反本办法，有下列情形之一的，由国家药品监督管理局或者省、自治区、直辖市药品监督管理部门给予警告，责令限期改正；情节严重的，对提供非经营性互联网药品信息服务的网站处以 1000 元以下罚款，对提供经营性互联网药品信息服务的网站处以 1 万元以上 3 万元以下罚款；构成犯罪的，移送司法部门追究刑事责任。

①已经获得《互联网药品信息服务资格证书》，但提供的药品信息直接撮合药品网上交易的。

②已经获得《互联网药品信息服务资格证书》，但超出审核同意的范围提供互联网药品信息服务的。

③提供不真实互联网药品信息服务并造成不良社会影响的。

④擅自变更互联网药品信息服务项目的。

4. 互联网药品信息服务提供者在其业务活动中，违法使用《互联网药品信息服务资格证书》的，由国家药品监督管理局或者省、自治区、直辖市药品监督管理部门依照有关法律、法规的规定处罚。

【课后案例】

药品虚假广告案例

某省某县广播电视台违法发布"唐通 5.0""好身板暖甲""康谷丹舒筋活络丸""古霸王大风丸""追骨宁舒筋活络丸"等广告。广告利用专家、患者名义对产品的疗效、治愈率、有效性、安全性做出保证，违反了《广告法》第四条、第十五条、第十六条、第十七条等规定。当地市场监督管理局做出处以罚款 20.5 万元的行政处罚。

【思考】

药品广告违法大致包括哪些主要违法现象？

【思考题】

1. 药品安全信息为何要实行国家统一发布制度？

2. 建立健全药品追溯制度的意义是什么？

3. 违法药品广告的危害是什么？

4. 您对保障互联网药品交易服务有何建议。

5. 试述药品信息管理对保障药品信息安全的作用。

6. 国家应从哪些方面做好药品信息的监管工作？

第十一章

中药管理

【学习目标】

1. 掌握：野生药材资源保护管理，中药材生产质量管理规范，中药品种保护管理的主要内容。
2. 熟悉：中药的概念与分类，中药材、中药饮片、中成药管理的相关法律法规。
3. 了解：国家中医药事业的发展目标，中药材进出口管理。

【引导案例】

屠呦呦：青蒿素是中医药献给世界的礼物

20世纪60年代，在氯喹抗疟失效、人类饱受疟疾之害的情况下，在原卫生部中医研究院中药研究所任研究实习员的屠呦呦于1969年接受了国家疟疾防治项目"523"办公室艰巨的抗疟研究任务，从此与中药抗疟结下了不解之缘。

通过整理中医药典籍、走访名老中医，她汇集了640余种治疗疟疾的中药单秘验方。在青蒿提取物实验药效不稳定的情况下，出自东晋葛洪《肘后备急方》中对青蒿截疟的记载"青蒿一握，以水二升渍，绞取汁，尽服之"，这给了屠呦呦新的灵感。通过改用低沸点溶剂的提取方法，富集了青蒿的抗疟组分，屠呦呦团队最终于1972年发现了青蒿素。

据世卫组织不完全统计，在过去的20年里，青蒿素作为一线抗疟药物，在全世界已挽救数百万人生命，每年治疗患者数亿人。"中医药人撸起袖子加油干，一定能把中医药这一祖先留给我们的宝贵财富继承好、发展好、利用好。"中国中医科学院终身研究员、国家最高科学技术奖获得者、诺贝尔生理学或医学奖获得者屠呦呦的声音铿锵有力。60多年来，她从未停止中医药研究实践。

【思考】

1. 为什么说青蒿素是中药?
2. 从屠呦呦的成功案例，深刻理解中药传承与创新的关系。

第一节　中药管理概述

中医药学凝聚着深邃的哲学智慧和中华民族几千年的健康养生理念及其实践经验，是中国古代科学的瑰宝，也是打开中华文明宝库的钥匙。深入研究和科学总结中医药学，对丰富世界医学事业、推进生命科学研究具有积极意义。在此次应对新冠肺炎疫情中，中医药在缓解症状以及减少轻症发展为重症方面，发挥了重要作用。

《中共中央 国务院关于促进中医药传承创新发展的意见》提出"健全中医药服务体系，发挥中医药在维护和促进人民健康中的独特作用，大力推动中药质量提升和产业高质量发展，加强中医药人才队伍建设，促进中医药传承与开放创新发展，改革完善中医药管理体制机制"六大重点任务。

加强中药管理、提升中药质量既是政策要求，又是保证中药安全、有效、经济及合理使用的必然要求。

一、中药概述

中药一般是指在我国中医药理论指导下，用于预防、治疗人的疾病的物质及其制剂，一些中医师使用的单方、偏方、验方及其中药现代制剂，无须中医药理论指导，也属于中药。包括植物、动物、微生物和矿物药材，或其有效成分、有效部位的单、复方制剂。

中药材是指药用植物、动物、矿物的药用部分采收后经产地初加工形成的原料药材，大部分为植物药。国家鼓励培育中药材。

中药饮片是以中医药理论为指导，对中药材经净选、切片或进行特殊炮制后具有一定规格的制成品。

中成药是在中医药理论指导下，经过临床运用证实其疗效确切、应用广泛的处方、验方或秘方，获得国家药品监督管理部门批准，以中医处方为依据，中药饮片为原料，按照规定的生产工艺和质量标准制成一定剂型、质量可控、安全有效的中药成方制剂。

中药饮片和中成药都应由依法取得《药品生产许可证》的企业生产。中药饮片有国家标准的执行国家标准，没有国家标准的，执行省级中药饮片炮制规范；中成药质量应当符合国家药品标准，包装、标签、说明书应当符合《药品管理法》规定。

二、中医药发展战略规划

中医药作为我国独特的卫生资源、潜力巨大的经济资源、具有原创优势的科技资源、优秀的文化资源和重要的生态资源，在经济社会发展中发挥着重要作用。随着我国新型工业化、信息化、城镇化、农业现代化深入发展，人口老龄化进程加快，健康服务业蓬勃发展，人民群众对中医药服务的需求越来越旺盛，迫切需要继承、发展、利用好中医药，充分发挥中医药在深化医药卫生体制改革中的作用，造福人类健康。《中医药发展战略规划纲要（2016—2030年）》（国发〔2016〕15号）明确了未来十五年我国中医药发展方向和工作重点。

（一）发展目标

到2030年，中医药治理体系和治理能力现代化水平显著提升，中医药服务领域实现全覆盖，中医药健康服务能力显著增强，在治未病中的主导作用、在重大疾病治疗中的协同作用、在疾病康复中的核心作用得到充分发挥；中医药科技水平显著提高，基本形成一支由百名国医大师、万名中医名师、百万中医师、千万职业技能人员组成的中医药人才队伍；公民中医健康文化素养大幅度提升；中医药工业智能化水平迈上新台阶，对经济社会发展的贡献率进一步增强，我国在世界传统医药发展中的引领地位更加巩固，实现中医药继承创新发展、统筹协调发展、生态绿色发展、包容开放发展和人民共享发展，为健康中国建设奠定坚实基础。

（二）重点任务（这里只涉及中药管理相关的任务）

1. 提高中医药防病治病能力。
2. 促进民族医药发展。
3. 放宽中医药服务准入。
4. 加强中医药传统知识保护与技术挖掘。
5. 健全中医药协同创新体系。
6. 加强中医药科学研究。
7. 完善中医药科研评价体系。
8. 加强中药资源保护利用。
9. 推进中药材规范化种植养殖。
10. 促进中药工业转型升级。
11. 构建现代中药材流通体系。
12. 加强中医药对外交流合作。
13. 扩大中医药国际贸易。

三、中药管理相关法律法规

（一）《中华人民共和国中医药法》

《中华人民共和国中医药法》（以下简称《中医药法》）由中华人民共和国第十二届全国人民代表大会常务委员会第二十五次会议于 2016 年 12 月 25 日通过，自 2017 年 7 月 1 日起施行。

《中医药法》共 9 章 63 条，包括中医药服务、中药保护与发展、中医药人才培养、中医药科学研究、中医药文化传播等内容。

（二）《中华人民共和国药品管理法》

《中华人民共和国药品管理法》（以下简称《药品管理法》）由中华人民共和国第十三届全国人民代表大会常务委员会第十二次会议于 2019 年 8 月 26 日修订通过，自 2019 年 12 月 1 日起施行。

《药品管理法》涉及中药管理的法条，主要如"国家发展现代药和传统药""国家保护野生药材资源和中药品种，鼓励培育道地中药材""国家鼓励运用现代科学技术和传统中药研究方法开展中药科学技术研究和药物开发，建立和完善符合中药特点的技术评价体系，促进中药传承创新""中药饮片生产企业履行药品上市许可持有人的相关义务，对中药饮片生产、销售实行全过程管理，建立中药饮片追溯体系，保证中药饮片安全、有效、可追溯"。同时，明确了对生产、销售不合格中药饮片行为的处罚，规定生产、销售的中药饮片不符合药品标准，尚不影响安全性、有效性的，责令限期改正，给予警告；可以处十万元以上五十万元以下的罚款。《药品管理法》规定对医疗机构中药制剂实行备案管理。

（三）《野生药材资源保护管理条例》

《野生药材资源保护管理条例》（国发〔1987〕第96号）是为保护和合理利用野生药材资源，适应人民医疗保健事业的需要而制定，自1987年12月1日起施行。《野生药材资源保护管理条例》全文包括国家重点保护野生药材物种分级、野生药材资源保护等内容。

（四）《中药品种保护条例》

《中药品种保护条例》（国务院令第106号）是为了提高中药品种的质量，保护中药生产企业的合法权益，促进中药事业的发展而制定的，自1993年1月1日起施行。《中药品种保护条例》适用于中国境内生产制造的中药品种，包括中成药、天然药物的提取物及其制剂和中药人工制成品。但申请专利的中药品种，依照专利法的规定办理。《中药品种保护条例》主要规定了中药保护品种等级的划分和审批、中药保护品种的保护。

中药品种保护制度属于行政保护措施，是对名优中成药的保护措施。

（五）《进口药材管理办法》

《进口药材管理办法》是为加强进口药材监督管理，保证进口药材质量，根据《药品管理法》《药品管理法实施条例》等法律、行政法规制定。由国家市场监督管理总局于2019年5月16日发布，自2020年1月1日起施行。

《进口药材管理办法》共7章35条，对以下问题做出了详细规定和解答，包括：①可申请进口的药材品种有哪些；②药材进口单位需要具备哪些资质；③哪些药材品种可列入《非首次进口药材品种目录》；④首次进口程序适用于哪些情形；⑤药材可从哪些（边境）口岸办理进口通关；⑥如何办理进口药材的审批；⑦如何办理进口药材的备案；⑧什么是口岸药品检验机构；⑨如何办理进口药材的口岸检验；⑩如何保证进口药材的质量；⑪将来能否实现电子化申报。

其中，《进口药材管理办法》对中药、中成药的进出口做了相应要求。

第二节　野生药材资源保护

中药材、中药饮片和中成药是中药的三大组成部分，也是中药质量管理的主要内容，而中药材作为中药饮片和中成药的原料，其质量和可持续利用将会影响整个中药行业的健康发展。野生药材资源是中药资源的重要来源，一些野生药材资源遭到了掠夺式的采挖和捕猎，已造成野生药材资源的锐减，个别野生药材物种濒临灭绝。

2011～2020年，国家中医药管理局组织开展了第四次全国中药资源普查，对全国31个省近2800个县开展中药资源调查，获取了200多万条调查记录，汇总了1.3万多种中药资源的种类和分布等信息，其中有上千种为中国特有种。发现新物种79种，其中60%以上的物种具有潜在的药用价值。野生药材资源是中药资源的重要组成部分，目前市场上流通的多是栽培品，野生资源越来越少。因此，保护及合理利用野生药材资源尤为重要。1987年10月国务院颁布的《野生药材资源保护管理条例》，在一定程度上推动了中药资源保护工作。

《中医药法》明确，国家保护药用野生动植物资源，对药用野生动植物资源实行动态监测和定期普查，建立药用野生动植物资源种质基因库，支持依法开展珍贵、濒危药用野生动植物的保护、繁育及其相关研究。

2021 年 2 月 24 日，全国人民代表大会常务委员会《关于全面禁止非法野生动物交易、革除滥食野生动物陋习、切实保障人民群众生命健康安全的决定》（以下简称《决定》）出台，决定全面禁止食用"有重要生态、科学、社会价值的陆生野生动物"以及其他陆生野生动物，包括人工繁育、人工饲养的陆生野生动物。《决定》要求严厉打击乱捕滥猎、非法交易野生动物等活动，坚决取缔非法野生动物市场。同时整顿野生动物人工繁育和经营利用从业机构，依法清理许可证件及文书。

一、野生药材资源保护的原则

国家对野生药材资源实行保护、采猎相结合的原则，并创造条件开展人工种养。

二、野生药材物种的分级管理

（一）国家重点保护的野生药材物种分级

国家重点保护的野生药材物种分为三级。

一级：濒临灭绝状态的稀有珍贵野生药材物种（以下简称一级保护野生药材物种）。

二级：分布区域缩小、资源处于衰竭状态的重要野生药材物种（以下简称二级保护野生药材物种）。

三级：资源严重减少的主要常用野生药材物种（以下简称三级保护野生药材物种）。

（二）国家重点保护的野生药材物种名录

国务院制定公布了《国家重点保护野生动物名录》，于 2021 年 2 月 5 日起施行。《国家重点保护野生动物名录》共收载野生药材保护物种 76 种，一级保护野生药材物种 8 种（中药材 6 种），二级保护野生药材物种 23 种（中药材 15 种），三级保护野生药材物种 45 种（中药材 22 种）。注意：鹿茸分梅花鹿鹿茸和马鹿鹿茸，物种是两个，药材为一种。

同时，在国家重点保护的野生药材物种名录之外，需要增加的野生药材保护物种，由省级人民政府制定并抄送国家药品监督管理部门备案。

一级保护野生药材：虎骨（已禁用）、豹骨、羚羊角、鹿茸（梅花鹿）、麝香（3 个品种）、穿山甲。

二级保护野生药材：鹿茸（马鹿）、熊胆（2 个品种）、蟾酥（2 个品种）、哈蟆油、金钱白花蛇、乌梢蛇、蕲蛇、蛤蚧、甘草（3 个品种）、黄连（3 个品种）、人参、杜仲、厚朴（2 个品种）、黄柏（2 个品种）、血竭。

三级保护野生药材：川贝母（4 个品种）、伊贝母（2 个品种）、刺五加、黄芩、天冬、猪苓、龙胆（4 个品种）、防风、远志（2 个品种）、胡黄连、肉苁蓉、秦艽（4 个品种）、细辛（3 个品种）、紫草（2 个品种）、五味子（2 个品种）、蔓荆子（2 个品种）、诃子（2 个品种）、山茱萸、石斛（5 个品种）、阿魏（2 个品种）、连翘、羌活（2 个品种）。

三、野生药材资源保护管理的具体措施

（一）对采猎、收购保护野生药材物种的管理

禁止采猎一级保护野生药材物种。采猎、收购二、三级保护野生药材物种的，必须持有采药

证，并按照批准的计划执行，不得在禁止采猎区、禁止采猎期进行采猎，不得使用禁用工具进行采猎。取得采药证后，如需要进行采伐或狩猎的，还必须分别向有关部门申请采伐证或狩猎证。

（二）对野生药材资源保护区的管理

建立国家或地方野生药材资源保护区，需经国务院或县以上地方人民政府批准。在国家或地方自然保护区内建立野生药材资源保护区，必须征得国家或地方自然保护区主管部门同意。进入野生药材资源保护区从事科研、教学、旅游等活动的，必须经该保护区管理部门批准。进入设在国家或地方自然保护区范围内野生药材资源保护区的，还须征得该自然保护区主管部门的同意。

（三）对野生药材保护物种的经营管理

一级保护野生药材物种属于自然淘汰的，其药用部分由各级药材公司负责经营管理，但不得出口。二、三级保护野生药材物种属于国家计划管理的品种，由中国药材公司统一经营管理，其余品种由产地县药材公司或其委托单位按照计划收购。二、三级保护野生药材物种的药用部分，除国家另有规定外，实行限量出口。实行限量出口和出口许可证制度的品种，由国家医药管理部门会同国务院有关部门确定。

（四）违反野生药材资源保护管理条例的法律责任

违反条例规定采猎受保护野生药材物种的，由当地县以上药品监督管理部门会同同级相关部门没收其非法采猎的野生药材及使用工具，并处以罚款。

采猎一级保护野生药材物种或违反规定采猎、收购二、三级保护野生药材物种的，由当地县以上医药管理部门会同同级有关部门没收其非法采猎的野生药材及使用工具，并处以罚款。

未经批准进入野生药材资源保护区的，当地县以上医药管理部门和自然保护区主管部门有权制止；造成损失的，必须承担赔偿责任。

违反条例规定经营野生药材保护物种的，由市场监督管理部门没收其野生药材和全部违法所得，并处以罚款。

保护野生药材资源管理部门工作人员徇私舞弊的，由所在单位或上级管理部门给予行政处分；造成野生药材资源损失的，必须承担赔偿责任。

破坏野生药材资源情节严重，构成犯罪的，由司法机关依法追究刑事责任。

第三节 中药材管理

中药材是中药饮片和中成药的基础原料，其质量直接影响中药饮片和中成药疗效进而影响中医临床效果。《中医药法》明确，国家鼓励发展药用动植物的人工种植养殖。

为规范中药材生产，保证其质量，实现中药材标准化，国家药品监督管理局颁布《中药材生产质量管理规范（试行）》（good agricultural practice，GAP），于2002年6月1日起正式实施。2017年10月25日国家药品监督管理局依据《中华人民共和国药品管理法》和《中华人民共和国中医药法》组织起草了《中药材生产质量管理规范（修订稿）》，共14章145条，并向社会公开征求意见。国家对中药材GAP实行备案管理。

此外，《中医药法》第三章"中药保护与发展"专门对中药材，包括道地药材的种植养殖、生产加工、质量监测、经营管理进行了明确规定。

一、GAP 简介

（一）GAP 概况

GAP 是中药材生产和质量管理的基本要求，适用于中药材生产企业（以下简称企业）种植、养殖或野生抚育中药材的全过程。企业应当严格按照本规范要求组织中药材生产，保护野生中药材资源和生态环境，促进中药材资源的可持续利用与发展。企业应当坚持诚实守信，禁止任何虚假、欺骗行为。

（二）实施 GAP 的意义

实施 GAP，对中药材生产全过程进行有效的质量控制，是保证中药材质量稳定、可控，保障中医临床用药安全有效的重要措施；有利于中药资源保护和持续利用，促进中药材种植（养殖）的规模化、规范化和产业化发展。为药品监督管理部门进一步加强中药监督管理提供法律保证，同时对促进中药现代化，具有重要意义。

实施 GAP 也是企业的需要。中药材生产、经营企业为了获得来源稳定、质量高、农药残留量少的中药材，强烈要求在产地建立中药材基地，使中药材生产企业有章可循。

（三）GAP 的主要内容

1. 质量管理

（1）质量保证与质量控制

①风险管理　企业应当根据中药材生产属性开展质量风险评估，明确影响中药材质量的关键环节、质量风险因素，制定有效的生产与质量控制、预防措施。

②规范管理　企业应当对基地规划、种子种苗或种源、农药与兽药等农业投入品，田间或饲养管理措施，采收加工，包装储运和质量检验等各环节实行规范管理。

③基本条件　企业应当配备与生产规模相适应的人员、设施、设备等，确保生产和质量管理顺利实施。

④五统一　结合中药材生产特点，企业应当统一规划基地，统一供应种子种苗与种源、化肥、农药、兽药等农业投入品，统一种养场地管理措施，统一采收与产地初加工方法，统一包装与贮藏方法。

⑤变更控制　企业应当建立变更控制系统，对影响中药材质量的重大变更进行评估和管理。

⑥生产批　根据中药材质量一致性和可追溯原则，依据土地分布、种子种苗和种源（种群）、生产过程、采收、产地初加工等情况，确定中药材生产批。

⑦文件记录　企业应当建立文件管理系统；生产全过程应有记录，保证关键环节记录完整；批生产、批检验、发运等记录应能够追溯到该批中药材的生产、质量、产地初加工、发运等情况。

⑧追溯体系　企业应当建立中药材追溯体系，保证从生产地块、种子种苗或种源、种植养殖、采收和产地初加工、包装储运到发运的全过程实现可追溯；鼓励企业采用物联网、云计算等现代信息技术建设追溯体系。

⑨质量控制体系　企业应当建立质量控制体系，包括相应的组织机构、文件系统以及取样、检验等，确保中药材在放行前完成必要的检验，确认其质量符合要求。

（2）技术规程与标准

①技术规程 企业应当按照本规范要求结合药材生产实际，根据文献、种植养殖历史及使用反馈，制定相应的中药材生产技术规程。

②质量标准 企业应当按《中国药典》的规定，根据种植养殖实际情况，制定用于企业内部控制的质量标准和检测方法；《中国药典》未收录的中药材依据部颁标准，其次为地方中药材标准。

2. 机构与人员 企业应当建立相应的生产和质量管理部门，质量管理部门独立于生产管理部门，行使质量保证和控制职能。应配备足够数量并具有和岗位职责相对应资质的生产和质量管理人员，生产、质量的管理负责人应有药学、种植、养殖等相关专业大专以上学历并有中药材生产或质量管理三年以上实践经验，或有中药材生产或质量管理五年以上的实践经验，且经过本规范的培训；生产管理负责人和质量管理负责人不得相互兼任。

企业应当开展人员培训工作，制订培训计划、建立培训档案。应当对管理和生产人员的健康进行管理；患有传染病、皮肤病或外伤性疾病等人员不得直接从事养殖、产地初加工、包装等工作。

3. 设施、设备与工具 设施包括种植或养殖场地、产地初加工工厂、中药材贮藏仓库、质量控制区、临时包装场所、暂存库及环保设施等，可以集中在一个区域建设或分散建设。分散和集中的产地初加工设施均应当达到基本要求，可按技术规程实施加工，保证不污染和影响中药材质量。暂时性或集中贮藏仓库均应当符合贮藏条件要求，易清理，保证贮藏不会导致中药材品质下降或污染，有避光、遮光、通风、防潮和防虫、鼠禽畜等设施。质量检验室功能布局应当满足中药材的检验条件要求，应当设置检验、仪器、样品、标本、留样等工作室（柜），并能保证质量检验、留样观察等工作的正常开展。生产设备与工具选用与配置应当符合预定用途，便于操作、清洁、维护，并符合生产和检验的要求。

4. 生产基地

（1）选址要求 中药材生产基地一般应选址于道地产区，在非道地产区选址，应当提供充分文献或科学数据证明其可行性。基地选址范围内，企业至少有按本规范管理的两个收获期中药材质量检测数据，并符合企业内控质量标准的相关规定。

（2）生产基地管理 企业应当按照生产基地选址要求确定产地和地块，明确种植养殖规模、具体地址和地块布局，地址明确至乡级行政区划。基础设施建设应当与中药材种植、养殖规模和条件相适应。

5. 种子种苗与种源

（1）要求 企业应当明确使用种子种苗或种源的种质，包括种、亚种、变种或变型、农家品种或选育品种；使用的种植、养殖物种应符合法定标准，优选多基原物种中品质优良、临床与工业制药使用广的物种。另外，在品种选育与嫁接、种子种苗标准与检测方法、繁育加工规程、种子运输与保存方面应当符合国家标准或行业标准，并符合 GAP 的相关要求。

（2）管理 一个中药材基地应当只使用一种经鉴定符合要求的种质，防止其他种质的混杂和混入；鼓励企业提纯复壮种质，优先采用经国家有关部门鉴定，性状整齐、稳定、优良的选育新品种。企业应当鉴定每批次种子种苗或种源的基原和种质，确保与种子种苗或种源的要求一致。企业应当使用产地明确、固定的种子种苗或种源；鼓励企业自建繁育基地，或使用具有中药材种子种苗生产经营资质单位繁育的种子种苗或种源。

6. 种植与养殖

（1）种植技术规程　企业应当根据药用植物生长特性和对环境条件要求制定种植技术规程。企业应当根据种植中药材营养需求特性和土壤肥力科学制定肥料使用技术规程。病虫草害防治应遵循"预防为主、综合防治"原则，优先采用生物、物理、农业等绿色防控技术；制定突发性病虫草害防治预案。企业应当根据种植、养殖的中药材实际情况，结合基地的管理模式，制定农药使用技术规程。按野生抚育方式生产中药材，应当制定相应抚育技术规程，包括种群补种和更新措施、田间管理措施、病虫草害管理措施等。

（2）种植管理　企业应当按照制定的技术规程有序开展中药材生产，根据气候变化、植物生长、病虫草害发生等情况，及时实施种植措施；对中药材质量有重大影响的管理措施变更须有充足依据和记录。中药材种植过程中的基础设施、田地整理和清理、投入品（农药、肥料等）使用、灌溉水污染、施肥、灌排、病虫草害防治、农药施用等要符合技术规程要求。

企业应注意采取措施避免邻近地块等使用农药对种植中药材的不良影响。突发病虫草害或异常气象灾害时，根据预案及时采取措施，最大限度降低对中药材生产的不利影响；生长或质量受严重影响地块要做好标记，单独管理。野生抚育中药材应按技术规程管理，坚持"最大持续产量"原则，有计划补种、封育、轮采轮种。

（3）养殖技术规程　企业应当根据药用动物特性、动物福利与环境要求制定养殖技术规程。严格按照国家有关规定使用饲料及添加剂，按国家相关标准选择养殖场所使用的消毒剂。动物疾病防治应当以预防为主、治疗为辅，科学使用兽用药品及生物制品；应当制定各种突发性疫病发生的防治预案。按国家相关标准和规范确定预防和治疗的药物使用技术规程。制定患病动物处理技术规程，按有关规定处理患病动物、动物尸体及废弃物；禁止将中毒、感染疾病的药用动物加工成中药材。

（4）养殖管理　企业应当按照制定的技术规程，根据动物生长、病害发生等情况，及时实施养殖措施；对中药材质量有重大影响的管理措施变更须有充足依据和记录。

7. 采收与产地初加工

（1）技术规程　企业应当制定种植、养殖和野生抚育中药材的采收与产地初加工技术规程。

①采收期　坚持质量优先兼顾产量原则，参照传统采收经验和现代研究，明确合适的采收年限，确定基于物候期的适宜采收季节和采收时限。

②采收方法　采收流程和方法应当科学合理；鼓励采用不影响药材质量和产量的机械化采收方法；避免采收对生态环境造成不良影响。

中药材的干燥方法、鲜中药材保鲜方法及毒麻中药材的采收与产地加工应符合国家有关规定。涉及特殊加工要求的中药材，应当根据传统加工方法，充分考虑中药饮片炮制与深加工利用的相应要求进行初加工。禁止使用硫黄熏蒸、染色增重、漂白、掺杂使假等。

（2）采收管理　根据中药材生长情况、采收时气候情况等，严格按照技术规程要求，在规定期限内，适时、及时完成采收。

（3）产地初加工管理　应当严格按照技术规程操作，避免品质下降、外源污染或造成生态环境污染。

8. 包装、放行与储运

（1）技术规程　企业应当制定包装、放行和储运技术规程。中药材包装材料、包装方法、贮存、养护等应当符合国家相关标准和药材特点。

（2）包装管理　企业应当按照制定的包装技术规程，选用包装材料，进行规范包装。包装前确保工作场所和包装材料已处于清洁或待用状态，无其他异物。包装袋应当有清晰标识，不易脱落或损坏；标示内容包括品名、批号、规格、产地、数量或重量、采收时间、生产单位等信息。确保包装操作不影响中药材质量，防止混淆和差错。

（3）放行与储运管理 企业应当执行中药材放行制度，对每批药材进行质量评价，审核批生产、检验、产地初加工等相关记录；由质量管理负责人签名批准放行，确保每批中药材生产、检验符合标准和技术规程要求。

按技术规程严格分区存放中药材，保证贮藏所需要的洁净、温度、湿度、光照和通风条件。建立中药材贮藏定期检查制度，防止虫蛀、霉变、腐烂、泛油等发生。养护工作应当严格按技术规程要求并由专业人员实施。有特殊贮藏要求的中药材应当符合国家相关规定。运输时严格按照技术规程装卸、运输；防止发生混淆、污染、异物混入、包装破损、雨雪淋湿等影响质量的不利条件。产品发运应当有记录，可追查每批产品销售情况；防止发运过程中的破损、混淆和差错等。

9. 文件 文件包括标准、技术规程（要求）、记录、报告、操作规程等。企业应当严格规范文件的起草、修订、变更、审核、批准、替换或撤销、保存和存档、发放和使用。

标准和技术规程的制定、重大修订应当有充分的文献和数据支持，并经过充分的评估。

记录包括生产记录、培训记录和检验记录，均应当简单易行、清晰明了；不得撕毁和任意涂改；记录更改应签注姓名和日期，并保证原信息清晰可辨；记录重新誊写，原记录不得销毁，作为重新誊写记录的附件保存；记录保存至该批中药材出库后至少3年以上。

10. 质量检验 企业应当按内控质量标准，对种子种苗实行按批检测并出具质量检验报告书，或备存供应商提供的质量检验报告书；对农药、商品肥料、兽用药品、生物制品、饲料及添加剂应当索取符合规定的合格证或质量检验报告。企业应当按内控质量标准和检测方法，对中药材按批检测并出具质量检验报告书。

检验可以在企业或其集团公司的质量检测实验室进行，或委托其他具有检验资质的单位进行检验。质量检测实验室人员、设施、设备应当与产品性质和生产规模相适应。委托检验时，委托方可对受托方进行检查或现场质量审计，可调阅或检查记录和样品。

11. 自检 企业应当制订自检计划，对质量管理、机构与人员、设施设备与工具、生产基地、种子种苗与种源、种植与养殖、采收与产地初加工、包装、放行与储运、文件、质量检验等项目进行检查。企业应当指定人员定期进行独立、系统、全面的自检，或由外部人员依据本规范进行独立审计。自检应有记录和自检报告；针对影响中药材质量的重大偏差，提出必要的纠正、预防建议及措施。

12. 投诉与召回 企业应当建立操作规程，规定投诉登记、评价、调查和处理的程序，并规定因可能的中药材缺陷发生投诉时所采取的措施，包括考虑是否有必要从市场召回中药材。企业应当建立召回制度，指定专人负责组织协调召回工作，确保召回工作有效实施。

二、《中医药法》涉及中药材管理的相关内容

（一）道地中药材及其保护

根据《中医药法》，道地中药材是指经过中医临床长期应用优选出来的，产在特定地域，与其他地区所产同种中药材相比，品质和疗效更好，且质量稳定，具有较高知名度的中药材。

国家建立道地中药材评价体系，支持道地中药材品种选育，扶持道地中药材生产基地建设，

加强道地中药材生产基地生态环境保护，鼓励采取地理标志产品保护等措施保护道地中药材。

（二）中药材生产、经营与使用

《中医药法》强调国家制定中药材种植养殖、采集、贮存和初加工的技术规范、标准，加强对中药材生产流通全过程的质量监督管理，保障中药材质量安全。采集、贮存中药材以及对中药材进行初加工，应当符合国家有关技术规范、标准和管理规定。

国家鼓励发展中药材规范化种植养殖，严格管理农药、肥料等农业投入品的使用，禁止在中药材种植过程中使用剧毒、高毒农药，支持中药材良种繁育，提高中药材质量。

加强中药材质量的监测。国务院药品监督管理部门应当组织并加强对中药材质量的监测，定期向社会公布监测结果。国务院有关部门应当协助做好中药材质量监测有关工作。

国家鼓励发展中药材现代流通体系，提高中药材包装、仓储等技术水平，建立中药材流通追溯体系。药品生产企业购进中药材应当建立进货查验记录制度。中药材经营者应当建立进货查验和购销记录制度，并标明中药材产地。

在村医疗机构执业的中医医师、具备中药材知识和识别能力的乡村医生，按照国家有关规定可以自种、自采地产中药材并在其执业活动中使用。

第四节　中药饮片管理

中药饮片的管理包括中药饮片生产管理、中药饮片经营管理和医疗机构中药饮片管理。中药配方颗粒管理也纳入中药饮片管理的范畴。

一、中药饮片管理规定

（一）中药饮片生产管理

《药品管理法》规定"从事药品生产活动，应当遵守药品生产质量管理规范，建立健全药品生产质量管理体系，保证药品生产全过程持续符合法定要求""在中国境内上市的药品，应当经国务院药品监督管理部门批准，取得药品注册证书；但是，未实施审批管理的中药材和中药饮片除外。实施审批管理的中药材、中药饮片品种目录由国务院药品监督管理部门会同国务院中医药主管部门制定""中药饮片生产企业履行药品上市许可持有人的相关义务，对中药饮片生产、销售实行全过程管理，建立中药饮片追溯体系，保证中药饮片安全、有效、可追溯""中药饮片应当按照国家药品标准炮制；国家药品标准没有规定的，应当按照省、自治区、直辖市人民政府药品监督管理部门制定的炮制规范炮制。省、自治区、直辖市人民政府药品监督管理部门制定的炮制规范应当报国务院药品监督管理部门备案。不符合国家药品标准或者不按照省、自治区、直辖市人民政府药品监督管理部门制定的炮制规范炮制的，不得出厂、销售"。

《药品管理法实施条例》中规定，生产中药饮片，应当选用与药品质量相适应的包装材料和容器，包装不符合规定的中药饮片，不得销售。中药饮片包装必须印有或贴有标签。中药饮片的标签应注明品名、规格、产地、生产企业、批号、生产日期和批准文号（未实施批准文号管理的除外）等。

国家中医药管理部门对毒性中药饮片依据统一规划，合理布局，定点生产原则安排生产，一般来说对市场需求较大、毒性药材生产较多的地区定点要合理，布局相对集中，一省2～3个，且定点生产企业要符合《医疗用毒性药品管理办法》中相关要求。对于产地集中的品种如朱砂、雄黄、附子等，逐步实现以主产区为中心择优定点，供应全国。

（二）中药饮片经营管理

在《药品管理法》中明确规定药品经营企业必须从具有药品生产、经营资格的企业购进药品。针对中药的特殊性，《药品经营管理规范》中做了较为详细的规定：经营中药饮片应划分零货称取专库（区），各库（区）应设有明显标志；分装中药饮片应有符合规定的专门场所，其面积和设备应与分装要求相适宜；药品零售企业经营中药饮片应配有所需的调配处方和临方炮制的设备；中药饮片装斗前应做质量复核，不得错斗、串斗，防止混药，饮片斗前应写正名正字；中药饮片应有包装且标明品名、生产企业、生产日期等，实施批准文号管理的中药饮片和中药材，在包装上还应标明批准文号。

中药饮片应凭处方销售。中药饮片调剂应严格执行审方制度，对有十八反十九畏等配伍禁忌、妊娠禁忌以及违反国家有关规定的处方，应拒绝调配。遇到毒性中药饮片未注明生用的，一律付炮制品。调剂后的处方必须由专人逐一进行复核并签字；发药时要认真核对患者姓名、取药凭证号码，以及药剂付数，防止差错。

调配用的计量器应定期校验，并有合格标志。应做到计量准确，严禁以手代秤。

（三）医疗机构中药饮片管理

为加强医疗机构中药饮片管理，保障人体用药安全、有效，2007年3月20日国家中医药管理局和卫生部发布了《医院中药饮片管理规范》，明确了对各级各类医疗机构中药饮片的采购、验收、保管、调剂、临方炮制、煎煮等的管理。

二、中药配方颗粒管理

（一）概念

中药配方颗粒是由单味中药饮片经水提、分离、浓缩、干燥、制粒而成的颗粒，在中医药理论指导下，按照中医临床处方调配后，供患者冲服使用。中药配方颗粒的质量监管纳入中药饮片管理范畴。

中药配方颗粒品种实施备案管理，不实施批准文号管理，在上市前由生产企业报所在地省级药品监督管理部门备案。

（二）中药配方颗粒的生产管理

生产中药配方颗粒的中药生产企业应当取得《药品生产许可证》，并同时具有中药饮片和颗粒剂生产范围。中药配方颗粒生产企业应当具备中药炮制、提取、分离、浓缩、干燥、制粒等完整的生产能力，并具备与其生产、销售的品种数量相应的生产规模。生产企业应当自行炮制用于中药配方颗粒生产的中药饮片。

生产企业应当履行药品全生命周期的主体责任和相关义务，实施生产全过程管理，建立追溯体系，逐步实现来源可查、去向可追，加强风险管理。中药饮片炮制、水提、分离、浓缩、干燥、制粒等中药配方颗粒的生产过程应当符合药品GMP相关要求。生产中药配方颗粒所需中药材，能人工种植养殖的，应当优先使用来源于符合中药材GAP要求的中药材种植养殖基地的中药材。提倡使用道地药材。

中药配方颗粒应当按照备案的生产工艺进行生产，并符合国家药品标准。国家药品标准没有规定的，应当符合省级药品监督管理部门制定的标准。不具有国家药品标准或省级药品监督管理部门制定标准的中药配方颗粒不得上市销售。

（三）中药配方颗粒的经营管理

省级药品监督管理部门会同省级中医药主管部门应当结合国家及地方产业政策的有关规定以及临床实际需求制定相应的管理细则，坚持中药饮片的主体地位，确保辖区内中药配方颗粒的平稳有序发展及合理规范使用。

跨省销售使用中药配方颗粒的，生产企业应当报使用地省级药品监督管理部门备案。无国家药品标准的中药配方颗粒跨省使用的，应当符合使用地省级药品监督管理部门制定的标准。

中药配方颗粒不得在医疗机构以外销售。医疗机构使用的中药配方颗粒应当通过省级药品集中采购平台阳光采购、网上交易。由生产企业直接配送，或者由生产企业委托具备储存、运输条件的药品经营企业配送。接受配送中药配方颗粒的企业不得委托配送。医疗机构应当与生产企业签订质量保证协议。

第五节　中成药管理

中成药管理包括中成药研制与注册管理和中成药生产管理。

一、中成药研制与注册管理

根据国务院办公厅印发《关于加快中医药特色发展若干政策措施的通知》（国办发〔2021〕3号），为提高中药产业发展活力，在中成药研制注册管理方面的政策措施包括以下几点：

1. 优化中药审评审批管理　加快推进中药审评审批机制改革，加强技术支撑能力建设，提升中药注册申请技术指导水平和注册服务能力，强化部门横向联动，建立科技、医疗、中医药等部门推荐符合条件的中药新药进入快速审评审批通道的有效机制。以中医临床需求为导向，加快推进国家重大科技项目成果转化。统筹内外部技术评估力量，探索授予第三方中医药研究平台专业资质、承担国家级中医药技术评估工作。增加第三方中药新药注册检验机构数量。

2. 完善中药分类注册管理　尊重中药研发规律，完善中药注册分类和申报要求。优化具有人用经验的中药新药审评审批，对符合条件的中药创新药、中药改良型新药、古代经典名方、同名同方药等，研究依法依规实施豁免非临床安全性研究及部分临床试验的管理机制。充分利用数据科学等现代技术手段，建立中医药理论、人用经验、临床试验"三结合"的中药注册审评证据体系，积极探索建立中药真实世界研究证据体系。优化古代经典名方中药复方制剂注册审批。完善中药新药全过程质量控制的技术研究指导原则体系。

二、中成药生产管理

GMP适用于中成药生产的全过程。在GMP附录中针对中药制剂生产做了详细规定，指出中药制剂的质量与中药材和中药饮片的质量、中药材前处理和中药提取工艺密切相关。应当对中药材和中药饮片的质量以及中药材前处理、中药提取工艺严格控制。在中药材前处理以及中药提取、储存和运输过程中，应当采取措施控制微生物污染，防止变质。

附录指出中药材来源应当相对稳定。中药注射剂生产所用中药材的产地应当与注册申报资料中的产地一致，并尽可能采用规范化生产的中药材。

该附录主要从机构人员、厂房设施、物料、文件管理、生产管理、质量管理、委托生产等方面规范中药制剂生产。

第六节　中药品种保护

为鼓励中药企业创新、控制低水平重复，提高中药品种质量，保护中药生产企业的合法权益，促进中药事业的发展，国务院颁布了《中药品种保护条例》，自1993年1月1日起施行。为更好地实施《中药品种保护条例》和加强中药品种保护监督管理，国家药品监督管理局先后制定并颁布了《关于中药品种保护有关事宜的通知》和《中药品种保护指导原则》。2018年9月30号，国务院又修改了《中药品种保护条例》部分条款。

一、中药保护品种的范围等级

（一）中药保护品种的范围

受保护的中药品种，必须是列入国家药品标准的品种。经国务院药品监督管理部门认定，列为省、自治区、直辖市药品标准的品种，也可以申请保护。

本条例适用于中国境内生产制造的中药品种，包括中成药、天然药物的提取物及其制剂和中药人工制成品。申请专利的中药品种，依照专利法的规定办理，不适用本条例。

（二）中药保护品种的等级划分

受保护的中药品种分为一、二级。

1. 符合下列条件之一的中药品种，可以申请一级保护

（1）对特定疾病有特殊疗效的　指对某一疾病在治疗效果上能取得重大突破性进展。例如，对常见病、多发病等疾病有特殊疗效；对既往无有效治疗方法的疾病能取得明显疗效；或者对改善重大疑难疾病、危急重症或罕见疾病的终点结局（病死率、致残率等）取得重大进展。

（2）相当于国家一级保护野生药材物种的人工制成品　指列为国家一级保护物种药材的人工制成品；或目前虽属于二级保护物种，但其野生资源已处于濒危状态物种药材的人工制成品。

（3）用于预防和治疗特殊疾病的　特殊疾病是指严重危害人民群众身体健康和正常社会生活经济秩序的重大疑难疾病、危急重症、烈性传染病和罕见病。如恶性肿瘤、终末期肾病、脑卒中、急性心肌梗死、艾滋病、传染性非典型肺炎、人禽流感、新冠肺炎、苯酮尿症、地中海贫血等疾病。用于预防和治疗重大疑难疾病、危急重症、烈性传染病的中药品种，其疗效应明显优于现有治疗方法。

2. 符合下列条件之一的中药品种，可以申请二级保护

（1）符合上述一级保护的品种或者已经解除一级保护的品种。

（2）对特定疾病有显著疗效的品种，是指能突出中医辨证用药理法特色，具有显著临床应用优势，或对主治的疾病、证候或症状的疗效优于同类品种。

（3）从天然药物中提取的有效物质及特殊制剂，是指从中药、天然药物中提取的有效成分、有效部位制成的制剂，且具有临床应用优势。

二、中药品种保护的申办程序

国务院药品监督管理部门负责全国中药品种保护的监督管理工作。中药品种保护的申办程序如下：

1. 申请 中药生产企业对其生产的符合《中药品种保护条例》相关条款规定的中药品种，可以向所在地省、自治区、直辖市人民政府药品监督管理部门提出申请，由省、自治区、直辖市人民政府药品监督管理部门初审签署意见后，报国务院药品监督管理部门。特殊情况下，中药生产企业也可以直接向国务院药品监督管理部门提出申请。

2. 审评 国务院药品监督管理部门委托国家中药品种保护审评委员会负责对申请保护的中药品种进行审评。国家中药品种保护审评委员会应当自接到申请报告书之日起六个月内做出审评结论。国务院药品监督管理部门负责组织国家中药品种保护审评委员会，委员会成员由国务院药品监督管理部门聘请中医药方面的医疗、科研、检验及经营、管理专家担任。

申请中药品种保护的企业，应当按照国务院药品监督管理部门的规定，向国家中药品种保护审评委员会提交完整的资料。

3. 批准发证 根据国家中药品种保护审评委员会的审评结论，由国务院药品监督管理部门决定是否给予保护。批准保护的中药品种，由国务院药品监督管理部门发给《中药保护品种证书》。

4. 公告 对批准保护的中药品种以及保护期满的中药品种，由国务院药品监督管理部门在指定的专业报刊上予以公告。

三、中药保护品种的保护措施

（一）中药保护品种的保护期限

中药一级保护品种的保护期限分别为三十年、二十年、十年。因特殊情况需要延长保护期限的，由生产企业在该品种保护期满前六个月，申请延长保护期。延长保护的保护期一般不超过第一次批准的保护年限。

中药二级保护品种的保护期限为七年，在保护期满后可以延长七年。申请延长保护期的中药二级保护品种，应当在保护期满前六个月，由生产企业依照规定的程序申报。

（二）中药保护品种保护的相关规定

1. 保密规定 中药一级保护品种的处方组成、工艺制法，在保护期限内由获得《中药保护品种证书》的生产企业和药品监督管理部门及有关单位和个人负责保密，不得公开。负有保密责任的有关部门、企业和单位应当按照国家有关规定，建立必要的保密制度。

向国外转让中药一级保护品种的处方组成、工艺制法的应当按照国家有关保密的规定办理。

2. 生产规定

（1）被批准保护的中药品种，在保护期内限于由获得《中药保护品种证书》的企业生产。

（2）未获得同品种保护的企业，应按规定停止该品种的生产，如继续生产的，将中止其该品种药品批准文号的效力，并以生产假药依法论处；对已受理同品种保护申请和延长保护期申请的企业，在该品种审批期间可继续生产、销售。

（3）生产中药保护品种的企业，应当根据省级药品监督管理部门提出的要求，改进生产条件，提高品种质量。中药保护品种在保护期内向国外申请注册的，须经国务院药品监督管理部门批准。

【课后案例】

"中药品种保护"同品种的保护申请

山西某药业有限公司（甲公司）就其生产的"银杏酮酯滴丸"申请了中药品种保护，后经国家药品监督管理局批准为国家中药品种保护二级保护，取得《中药保护品种证书》，保护期为 2013 年 5 月 8 日～2020 年 5 月 8 日，国家药品监督管理局对该信息进行了公告。江苏某药业公司（乙公司）也拥有"银杏酮酯滴丸"的批准文号，且一直在生产。根据《中药品种保护条例》等有关法律法规的规定，中药保护品种在保护期内只限于由取得保护的企业生产，其他非持有保护证书的企业一律不得仿制和生产。

【思考】

1. 乙公司如想继续生产该品种应该如何操作？

2. 如果乙公司不采取任何措施，继续生产该品种，可能会受到何种处罚？

【思考题】

1. 如何理解"中医药是我国独特的卫生资源、潜力巨大的经济资源、具有原创优势的科技资源、优秀的文化资源、重要的生态资源"？

2. 中药管理的重点、难点是什么？如何针对这些重点、难点进行管理？

3. 野生中药材减少，人工培植的中药材使用剧增，如何才能使人工培植的中药材达到野生中药材的相同功效？

4. 如何开展中医药知识的传播？

5. 什么是 GAP？为什么要制定 GAP？

6. 简述中药保护品种的等级是如何划分的。

第十二章
疫苗管理

【学习目标】

1. 掌握：疫苗的概念、分类及其特殊性；疫苗的研制、生产、流通和批签发管理。
2. 熟悉：疫苗预防接种、异常反应的监测和处理、疫苗上市后管理的规定。
3. 了解：《疫苗管理法》发布的背景，疫苗保障、监督和相应的法律责任规定。

【引导案例】

长春长生疫苗事件给予的警示

2018年7月15日，国家药品监督管理局发布通告称：在对长春长生生物科技有限责任公司生产现场的飞行检查发现，长春长生生物科技有限责任公司在冻干人用狂犬病疫苗生产过程中存在记录造假等严重违反《药品生产质量管理规范》行为，所幸，所有涉事批次产品尚未出厂和上市销售。但随后的检查还发现，该企业生产的"吸附无细胞百白破联合疫苗"（批号：201605014-01）经中国食品药品检定研究院检验，其效价测定项不符合规定。随后，国家药品监督管理局和原吉林省食品药品监督管理局按照当时的《药品管理法》，从严对长春长生生物科技有限责任公司违法违规生产狂犬病疫苗做出行政处罚，没收违法所得，并处违法生产销售货值金额三倍的罚款，两项合计罚款人民币91亿元。深交所启动对长春长生生物科技有限责任公司重大违法强制退市机制，相关责任人也被严肃处理。此事件直接促进了我国《疫苗管理法》的出台。

【思考】

为什么我国在已有《药品管理法》的基础上，还要制订一部专门的《疫苗管理法》？

第一节　概　述

疫苗是将病原微生物及其代谢产物，经过人工减毒、灭活或利用基因工程等方法制成的主要用于防控传染病的自动免疫制剂，是生物制药的一个重要分支。接种疫苗可以阻断并灭绝传染病的滋生和传播，是防控传染病发生和流行最经济、最有效的措施之一。健全疫苗供应体系并保持高效运作，及时研发生产和接种疫苗，是有效防控疫情的关键，对保障人民群众生命健康、维护经济社会稳定具有重要意义。

一、疫苗的含义、分类和特殊性

疫苗，是指为预防、控制疾病的发生、流行，用于人体免疫接种的预防性生物制品，包括免疫规划疫苗和非免疫规划疫苗。与一般药品相比，疫苗具有其特殊性，主要体现在：一是疫苗涉及公共安全和国家安全，疫苗管理法明确规定疫苗是国家战略性、公益性产品；二是疫苗是用来预防和控制传染病非常有效的公共卫生手段；三是疫苗产品在生产过程中具有复杂性，这意味着疫苗生产必然会有更多要求。国家对疫苗实行最严格的管理制度，坚持安全第一、风险管理、全程管控、科学监管、社会共治。

（一）免疫规划疫苗

免疫规划疫苗，是指居民应当按照政府的规定接种的疫苗，包括国家免疫规划确定的疫苗，省级人民政府在执行国家免疫规划疫苗时增加的疫苗，以及县级以上人民政府或者其卫生健康主管部门组织的应急接种或者群体性预防接种所使用的疫苗。国家免疫规划疫苗包括乙肝疫苗、卡介苗、脊灰灭活疫苗、脊灰减毒活疫苗、百白破疫苗、麻风疫苗等。

国家实行免疫规划制度，因此居住在中国境内的居民，依法享有接种免疫规划疫苗的权利，履行接种免疫规划疫苗的义务。政府免费向居民提供免疫规划疫苗。县级以上人民政府及其有关部门应当保障适龄儿童接种免疫规划疫苗。监护人应当依法保证适龄儿童按时接种免疫规划疫苗。

（二）非免疫规划疫苗

非免疫规划疫苗，是指由居民自愿接种的其他疫苗。如狂犬病疫苗、破伤风疫苗等。接种单位接种非免疫规划疫苗，除收取疫苗费用外，还可以收取接种服务费。接种服务费的收费标准由省级人民政府价格主管部门会同财政部门制定。

二、疫苗的发展简史

在漫长的历史长河中，人们一直寻求摆脱各种瘟疫和疾病的方法，中医最早进行了疫苗实践，并开创了用人痘接种预防天花的方法。到20世纪，大规模人群的常规疫苗接种才逐渐被推广开来，也日益被公众们广泛知晓和接受。疫苗接种体现了中医"治未病"未病先防的理念，该法是将沾有疱浆的患者的衣服给健康儿童穿戴，或将天花愈合后的局部痂皮研磨成细粉，经鼻使正常儿童吸入，从而对天花产生抵抗力达到免疫的作用。由于接种人痘具有一定的危险性（1%左右的感染率），所以此法未能广泛应用，但其发明对启发人类寻求预防天花的方法具有重要的意义。此后，随着科技进步，逐渐研制了疫苗，疫苗就是将病原微生物（如细菌、立克次体、病毒等）及其代谢产物，经过人工减毒、灭活或利用基因工程等方法制成的用于预防传染病的自动免疫制剂。疫苗保留了病原菌刺激动物体免疫系统的特性。当人体接触到这种不具伤害力的病原菌后，免疫系统便会产生一定的保护物质，如免疫激素、活性生理物质、特殊抗体等；当人体再次接触到这种病原菌时，人体的免疫系统便会依循其原有的记忆，制造更多的保护物质来阻止病原菌的伤害。

自我们的祖先发明人痘、英国人琴纳（Jenner）发明牛痘到今天，在这两百多年的历史进程中，疫苗的发展经历了多次革命，每次都有相应的研究成果被应用于抵御和治疗疾病，保卫人类健康。今天，疫苗的应用不仅使某些烈性传染病得到有效的控制或消灭，而且还广泛地应用于计划生育及肿瘤、自身免疫病、免疫缺陷、超敏反应等疾病的预防和治疗中。对人类健康保障、生活质量改善和社会发展做出了巨大贡献。

三、疫苗管理法沿革

为保障社会公众身体健康和公共卫生，国务院于 2005 年 3 月 24 日颁布了《疫苗流通和预防接种管理条例》，该条例自 2005 年 6 月 1 日起施行，在 2009 年应对甲型 H1N1 流感过程中，我国率先生产并接种疫苗，为全面有效防控疫情提供了关键手段。2016 年对《疫苗流通和预防接种管理条例》进行了修订。2017 年发布并实施《国务院办公厅关于进一步加强疫苗流通和预防接种管理工作的意见》（国办发〔2017〕5 号）。2016 年山东疫苗事件、2018 年吉林长春长生公司问题疫苗案件的发生，造成了十分恶劣的社会影响。

为了加强疫苗管理，保证疫苗质量和供应，规范预防接种，促进疫苗行业发展，保障公众健康，维护公共卫生安全，2019 年 6 月 29 日，第十三届全国人民代表大会常务委员会第十一次会议通过了《中华人民共和国疫苗管理法》，于 2019 年 12 月 1 日开始施行。在中华人民共和国境内从事疫苗研制、生产、流通和预防接种及其监督管理活动，适用该法。该法未做规定的，适用《中华人民共和国药品管理法》《中华人民共和国传染病防治法》《中华人民共和国生物安全法》《药品注册管理办法》《药品生产监督管理办法》以及 GMP 等法律法规的规定。

第二节　疫苗的研制和生产

一、疫苗的研制

国家坚持疫苗产品的战略性和公益性，支持疫苗基础研究和应用研究，促进疫苗研制和创新，将预防、控制重大疾病的疫苗研制、生产和储备纳入国家战略。

国家根据疾病流行情况、人群免疫状况等因素，制定相关研制规划，安排必要资金，支持多联多价等新型疫苗的研制。国家组织疫苗上市许可持有人、科研单位、医疗卫生机构联合攻关，研制疾病预防、控制急需的疫苗。国家鼓励疫苗上市许可持有人加大研制和创新资金投入，优化生产工艺，提升质量控制水平，推动疫苗技术进步。

在中国境内上市的疫苗应当经国务院药品监督管理部门批准，取得药品注册证书；申请疫苗注册，应当提供真实、充分、可靠的数据、资料和样品。

二、疫苗的临床试验要求

国家鼓励符合条件的医疗机构、疾病预防控制机构等依法开展疫苗临床试验。开展疫苗临床试验，应当经国务院药品监督管理部门依法批准，并由符合国务院药品监督管理部门和国务院卫生健康主管部门规定条件的三级医疗机构或者省级以上疾病预防控制机构实施或者组织实施。

疫苗临床试验申办者应当制订临床试验方案，建立临床试验安全监测与评价制度，审慎选择受试者，合理设置受试者群体和年龄组，并根据风险程度采取有效措施，保护受试者合法权益。

开展疫苗临床试验，应当取得受试者的书面知情同意；受试者为无民事行为能力人的，应当取得其监护人的书面知情同意；受试者为限制民事行为能力人的，应当取得本人及其监护人的书面知情同意。

三、疫苗的上市许可

疫苗的上市许可参照药品注册申请审批程序进行，但具有明显临床价值，用于疾病预防、控制急需的疫苗和创新疫苗，国务院药品监督管理部门应当予以优先审评审批。

对重大突发公共卫生事件急需的疫苗或者国务院卫生健康主管部门认定急需的其他疫苗，经评估获益大于风险的，可以提出附条件批准，国务院药品监督管理部门可以附条件批准疫苗注册申请。申请人应当就附条件批准上市的条件和上市后继续完成的研究工作等与药品审评中心沟通交流，经沟通交流确认后提出药品上市许可申请。经审评，符合附条件批准要求的，在药品注册证书中载明附条件批准药品注册证书的有效期、上市后需要继续完成的研究工作及完成时限等相关事项。

出现特别重大突发公共卫生事件或者其他严重威胁公众健康的紧急事件，国务院卫生健康主管部门根据传染病预防、控制需要提出紧急使用疫苗的建议，经国务院药品监督管理部门组织论证同意后可以在一定范围和期限内紧急使用。

国务院药品监督管理部门在批准疫苗注册申请时，对疫苗的生产工艺、质量控制标准和说明书、标签予以核准，并在其网站上向社会公开疫苗说明书、标签内容并及时更新。

四、疫苗的生产

国家制定疫苗行业发展规划和产业政策，支持疫苗产业发展和结构优化，鼓励疫苗生产规模化、集约化，不断提升疫苗生产工艺和质量水平。

国家对疫苗生产实行严格准入制度。从事疫苗生产活动，应当经省级以上人民政府药品监督管理部门批准，取得药品生产许可证。除符合《中华人民共和国药品管理法》规定的从事药品生产活动的条件外，还应当具备相应条件：具备适度规模和足够的产能储备；具有保证生物安全的制度和设施、设备；符合疾病预防、控制需要。

疫苗上市许可持有人应当具备疫苗生产能力；超出疫苗生产能力确需委托生产的，应当经国务院药品监督管理部门批准。

疫苗上市许可持有人的法定代表人、主要负责人应当具有良好的信用记录，生产管理负责人、质量管理负责人、质量受权人等关键岗位人员应当具有相关专业背景和从业经历。疫苗上市许可持有人应当加强以上人员的培训和考核，及时将其任职和变更情况向省级人民政府药品监督管理部门报告。

疫苗应当按照经核准的生产工艺和质量控制标准进行生产和检验，生产全过程应当符合药品生产质量管理规范的要求。疫苗上市许可持有人应当按照规定对疫苗生产全过程和疫苗质量进行审核、检验。疫苗上市许可持有人应当建立完整的生产质量管理体系，持续加强偏差管理，采用信息化手段如实记录生产、检验过程中形成的所有数据，确保生产全过程持续符合法定要求。

疫苗研制、生产、检验等过程中应当建立健全生物安全管理制度，严格控制生物安全风险，加强菌毒株等病原微生物的生物安全管理，保护操作人员和公众的健康，保证菌毒株等病原微生物用途合法、正当。疫苗研制、生产、检验等使用的菌毒株和细胞株，应当明确历史、生物学特征、代次，建立详细档案，保证来源合法、清晰、可追溯；来源不明的，不得使用。

五、疫苗的批签发

国家实行疫苗批签发制度。每批疫苗销售前或者进口时，应当经国务院药品监督管理部门指定的批签发机构按照相关技术要求进行审核、检验。

（一）批签发的申请

申请疫苗批签发应当按照规定向批签发机构提供批生产及检验记录摘要等资料和同批号产品等样品。对生产工艺偏差、质量差异、生产过程中的故障和事故以及采取的措施，疫苗上市许可持有人应当如实记录，并在相应批产品申请批签发的文件中载明；可能影响疫苗质量的，疫苗上市许可持有人应当立即采取措施，并向省级人民政府药品监督管理部门报告。

进口疫苗的批签发还应当提供原产地证明、批签发证明。在原产地免予批签发的，应当提供免予批签发证明。

预防、控制传染病疫情或者应对突发事件急需的疫苗，经国务院药品监督管理部门批准，免予批签发。

（二）批签发的审核

疫苗批签发应当逐批进行资料审核和抽样检验。疫苗批签发检验项目和检验频次应当根据疫苗质量风险评估情况进行动态调整。对疫苗批签发申请资料或者样品的真实性有疑问，或者存在其他需要进一步核实的情况的，批签发机构应当予以核实，必要时应当采用现场抽样检验等方式组织开展现场核实。批签发机构在批签发过程中发现疫苗存在重大质量风险的，应当及时向国务院药品监督管理部门和省级人民政府药品监督管理部门报告。接到报告的部门应当立即对疫苗上市许可持有人进行现场检查，根据检查结果通知批签发机构对疫苗上市许可持有人的相关产品或者所有产品不予批签发或者暂停批签发，并责令疫苗上市许可持有人整改。疫苗上市许可持有人应当立即整改，并及时将整改情况向责令其整改的部门报告。

（三）批签发的结果

经过审核检验符合要求的，由批签发机构发给批签发证明；不符合要求的，发给不予批签发通知书。不予批签发的疫苗不得销售，并应当由省级人民政府药品监督管理部门监督销毁；不予批签发的进口疫苗应当由口岸所在地药品监督管理部门监督销毁或者依法进行其他处理。国务院药品监督管理部门、批签发机构应当及时公布上市疫苗批签发结果，供公众查询。

第三节　疫苗的流通与上市后管理

疫苗的流通不同于普通药品的流通过程，疫苗上市许可持有人应当按照采购合同约定，向疾病预防控制机构供应疫苗，疾病预防控制机构则按照规定向接种单位供应疫苗。疾病预防控制机构以外的单位和个人不得向接种单位供应疫苗，接种单位不得接收该疫苗。

一、疫苗的采购与销售

国家免疫规划疫苗由国务院卫生健康主管部门会同国务院财政部门等组织集中招标或者统一谈判，形成并公布中标价格或者成交价格，各省、自治区、直辖市实行统一采购。国家免疫规划疫苗以外的其他免疫规划疫苗、非免疫规划疫苗由各省、自治区、直辖市通过省级公共资源交易平台组织采购。疫苗的价格由疫苗上市许可持有人依法自主合理制定。疫苗的价格水平、差价率、利润率应当保持在合理幅度。

省级疾病预防控制机构应当根据国家免疫规划和本行政区域疾病预防、控制需要，制订本行政区域免疫规划疫苗使用计划，并按照国家有关规定向组织采购疫苗的部门报告，同时报省级人民政府卫生健康主管部门备案。

疾病预防控制机构、接种单位在接收或者购进疫苗时，应当索取相关证明文件，并保存至疫苗有效期满后不少于五年备查。

疫苗上市许可持有人在销售疫苗时，应当提供加盖其印章的批签发证明复印件或者电子文件；销售进口疫苗的，还应当提供加盖其印章的进口药品通关单复印件或者电子文件。

疫苗上市许可持有人应当按照规定，建立真实、准确、完整的销售记录，并保存至疫苗有效期满后不少于五年备查。

二、疫苗的储存与配送

疫苗上市许可持有人、疾病预防控制机构自行配送疫苗应当具备疫苗冷链储存、运输条件，也可以委托符合条件的疫苗配送单位配送疫苗。疾病预防控制机构配送非免疫规划疫苗可以收取储存、运输费用，具体办法由国务院财政部门会同国务院价格主管部门制定，收费标准由省级人民政府价格主管部门会同财政部门制定。

疾病预防控制机构、接种单位、疫苗上市许可持有人、疫苗配送单位应当遵守疫苗储存、运输管理规范，保证疫苗质量。疫苗在储存、运输全过程中应当处于规定的温度环境，冷链储存、运输应当符合要求，并定时监测、记录温度。疫苗储存、运输管理规范由国务院药品监督管理部门、国务院卫生健康主管部门共同制定。

三、疫苗流通的记录与检查

疾病预防控制机构、接种单位、疫苗配送单位应当按照规定，建立真实、准确、完整的接收、购进、储存、配送、供应记录，并保存至疫苗有效期满后不少于五年备查。疾病预防控制机构、接种单位接收或者购进疫苗时，还应当索取加盖疫苗上市许可持有人印章的批签发证明复印件或者电子文件，以及本次运输、储存全过程温度监测记录，并保存至疫苗有效期满后不少于五年备查；对不能提供本次运输、储存全过程温度监测记录或者温度控制不符合要求的，不得接收或者购进，并应当立即向县级以上地方人民政府药品监督管理部门、卫生健康主管部门报告。

疾病预防控制机构、接种单位应当建立疫苗定期检查制度，对存在包装无法识别、储存温度不符合要求、超过有效期等问题的疫苗，采取隔离存放、设置警示标志等措施，并按照国务院药品监督管理部门、卫生健康主管部门、生态环境主管部门的规定处置。疾病预防控制机构、接种单位应当如实记录处置情况，处置记录应当保存至疫苗有效期满后不少于五年备查。

国家实行疫苗全程电子追溯制度。国务院药品监督管理部门会同国务院卫生健康主管部门制定统一的疫苗追溯标准和规范，建立全国疫苗电子追溯协同平台，整合疫苗生产、流通和预防接种全过程追溯信息，实现疫苗可追溯。疫苗上市许可持有人应当建立疫苗电子追溯系统，与全国疫苗电子追溯协同平台相衔接，实现生产、流通和预防接种全过程最小包装单位疫苗可追溯、可核查。疾病预防控制机构、接种单位应当依法如实记录疫苗流通、预防接种等情况，并按照规定向全国疫苗电子追溯协同平台提供追溯信息。

四、疫苗上市后研究与评价

疫苗上市后研究，主要指针对疫苗的安全性、有效性和质量可控性的进一步确证。疫苗上市许可持有人应当对疫苗进行质量跟踪分析，持续提升质量控制标准，改进生产工艺，提高生产工艺稳定性。生产工艺、生产场地、关键设备等发生变更的，应当进行评估、验证，按照国务院药品监督管理部门有关变更管理的规定备案或者报告；变更可能影响疫苗安全性、有效性和质量可控性的，应当经国务院药品监督管理部门批准。

疫苗上市许可持有人应当根据疫苗上市后研究、预防接种异常反应等情况持续更新说明书、标签，并按照规定申请核准或者备案。国务院药品监督管理部门应当在其网站上及时公布更新后的疫苗说明书、标签内容。

疫苗上市许可持有人应当建立疫苗质量回顾分析和风险报告制度，每年将疫苗生产流通、上市后研究、风险管理等情况按照规定如实向国务院药品监督管理部门报告。

国务院药品监督管理部门可以根据实际情况，责令疫苗上市许可持有人开展上市后评价，也可以根据疾病预防、控制需要和疫苗行业发展情况，直接组织对疫苗品种开展上市后评价。

对预防接种异常反应严重，或者其他原因危害人体健康，或者该疫苗品种的产品设计、生产工艺、安全性、有效性或者质量可控性明显劣于预防、控制同种疾病的其他疫苗品种的，国务院药品监督管理部门应当注销该疫苗的药品注册证书。

第四节　疫苗的预防接种

疫苗的预防接种是根据免疫计划而确定的，免疫接种单位严格按照预防接种技术和工作规范要求实施疫苗接种。由于疫苗的特殊性，我国采取最严谨的标准、最严格的监管、最严厉的处罚、最严肃的问责等"四个最严"为疫苗管理法的立法宗旨，规定构成疫苗违法犯罪，依法从重追究刑事责任。

一、免疫计划的确定

免疫计划分为国务院卫生健康主管部门制定国家免疫规划和省、自治区、直辖市根据本行政区域疾病预防、控制需要，增加的免疫规划。地方免疫规划疫苗需报国务院卫生健康主管部门备案并公布。

二、免疫接种的要求

各级疾病预防控制机构应当按照各自职责，开展与预防接种相关的宣传、培训、技术指导、监测、评价、流行病学调查、应急处置等工作。接种单位应当具备下列条件：①取得医疗机构执业许可证。②具有经过县级人民政府卫生健康主管部门组织的预防接种专业培训并考核合格的医师、护士或者乡村医生。③具有符合疫苗储存、运输管理规范的冷藏设施、设备和冷藏保管制度。

各级疾病预防控制机构应当加强对接种单位预防接种工作的技术指导和疫苗使用的管理。医疗卫生人员实施接种，应当告知受种者或者其监护人所接种疫苗的品种、作用、禁忌、不良反应以及现场留观等注意事项，询问受种者的健康状况以及是否有接种禁忌等情况，并如实记录告知和询问情况。医疗卫生人员在实施接种前，应当按照预防接种工作规范的要求，检查受种者健康状况、核查接种禁忌，查对预防接种证，检查疫苗、注射器的外观、批号、有效期，核对受种者的姓名、年龄和疫苗的品名、规格、剂量、接种部位、接种途径，做到受种者、预防接种证和疫苗信息相一致，确认无误后方可实施接种。接种记录应当保存至疫苗有效期满后不少于五年备查。

国家对儿童实行预防接种证制度。预防接种实行居住地管理，儿童离开原居住地期间，由现居住地承担预防接种工作的接种单位负责对其实施接种。儿童入托、入学时，托幼机构、学校应当查验预防接种证。疾病预防控制机构应当为托幼机构、学校查验预防接种证等提供技术指导。接种单位接种免疫规划疫苗不得收取任何费用。接种单位接种非免疫规划疫苗，除收取疫苗费用外，还可以收取接种服务费。

三、群体性预防接种要求

县级以上地方人民政府卫生健康主管部门根据传染病监测和预警信息，为预防、控制传染病暴发、流行，报经本级人民政府决定，并报省级以上人民政府卫生健康主管部门备案，可以在本行政区域进行群体性预防接种。需要在全国范围或者跨省、自治区、直辖市范围内进行群体性预防接种的，应当由国务院卫生健康主管部门决定。需组织有关部门做好人员培训、宣传教育、物资调用等工作。任何单位和个人不得擅自进行群体性预防接种。传染病暴发、流行时，县级以上地方人民政府或者其卫生健康主管部门需要采取应急接种措施的，依照法律、行政法规的规定执行。

四、疫苗异常反应监测

（一）预防接种异常反应的界定

预防接种异常反应，是指合格的疫苗在实施规范接种过程中或者实施规范接种后造成受种者机体组织器官、功能损害，相关各方均无过错的药品不良反应。

下列情形不属于预防接种异常反应：①因疫苗本身特性引起的接种后一般反应，主要指接种部位有局部红、肿、痛、热等炎症反应，是正常免疫反应，通常不需做任何处理。②因疫苗质量问题给受种者造成的损害。③因接种单位违反预防接种工作规范、免疫程序、疫苗使用指导原则、接种方案给受种者造成的损害。④受种者在接种时正处于某种疾病的潜伏期或者前驱期，接种后偶合发病。⑤受种者有疫苗说明书规定的接种禁忌，在接种前受种者或者其监护人未如实提供受种者的健康状况和接种禁忌等情况，接种后受种者原有疾病急性复发或者病情加重。⑥因心理因素发生的个体或者群体的心因性反应。

（二）预防接种异常反应的监测

接种单位、医疗机构等发现疑似预防接种异常反应的，应当按照规定向疾病预防控制机构报告。疫苗上市许可持有人应当设立专门机构，配备专职人员，主动收集、跟踪分析疑似预防接种异常反应，及时采取风险控制措施，将疑似预防接种异常反应向疾病预防控制机构报告，将质量分析报告提交省级人民政府药品监督管理部门。对疑似预防接种异常反应，疾病预防控制机构应当按照规定及时报告，组织调查、诊断，并将调查、诊断结论告知受种者或者其监护人。

（三）预防接种异常反应的补偿

国家实行预防接种异常反应补偿制度。因预防接种导致受种者死亡、严重残疾、器官组织损伤等损害，或者群体性疑似预防接种异常反应等对社会有重大影响的疑似预防接种异常反应，由设区的市级以上人民政府卫生健康主管部门、药品监督管理部门按照各自职责组织调查、处理。

如果确定属于预防接种异常反应或者不能排除的，应当给予补偿。

补偿范围实行目录管理，并根据实际情况进行动态调整。接种免疫规划疫苗所需的补偿费用，由省级人民政府财政部门在预防接种经费中安排；接种非免疫规划疫苗所需的补偿费用，由相关疫苗上市许可持有人承担。国家鼓励通过商业保险等多种形式对预防接种异常反应受种者予以补偿。预防接种异常反应补偿应当及时、便民、合理。

第五节　疫苗的监管与法律责任

一、疫苗的监管主体

国务院药品监督管理部门负责全国疫苗监督管理工作。国务院卫生健康主管部门负责全国预防接种监督管理工作。国务院其他有关部门在各自职责范围内负责与疫苗有关的监督管理工作。省级人民政府药品监督管理部门负责本行政区域疫苗监督管理工作。设区的市级、县级人民政府承担药品监督管理职责的部门负责本行政区域疫苗监督管理工作。县级以上地方人民政府卫生健康主管部门负责本行政区域预防接种监督管理工作。县级以上地方人民政府其他有关部门在各自职责范围内负责与疫苗有关的监督管理工作。

国务院和省级人民政府建立部门协调机制，统筹协调疫苗监督管理有关工作，定期分析疫苗安全形势，加强疫苗监督管理，保障疫苗供应。

县级以上人民政府应当将疫苗安全工作和预防接种工作纳入本级国民经济和社会发展规划，加强疫苗监督管理能力建设，建立健全疫苗监督管理工作机制。县级以上地方人民政府对本行政区域疫苗监督管理工作负责，统一领导、组织、协调本行政区域疫苗监督管理工作。

药品监督管理部门应当加强对疫苗上市许可持有人的现场检查；必要时，可以对为疫苗研制、生产、流通等活动提供产品或者服务的单位和个人进行延伸检查；有关单位和个人应当予以配合，不得拒绝和隐瞒。

疫苗行业协会应当加强行业自律，建立健全行业规范，推动行业诚信体系建设，引导和督促会员依法开展生产经营等活动。

二、法律责任

生产、销售的疫苗属于假药的，并处违法生产、销售疫苗货值金额十五倍以上五十倍以下的罚款，属于劣药的，并处违法生产、销售疫苗货值金额十倍以上三十倍以下的罚款，货值金额不足五十万元的，均按五十万元计算。

生产、销售的疫苗属于假药，或者生产、销售的疫苗属于劣药且情节严重的，由省级以上人民政府药品监督管理部门对法定代表人、主要负责人、直接负责的主管人员和关键岗位人员以及其他责任人员，没收违法行为发生期间自本单位所获收入，并处所获收入一倍以上十倍以下的罚款，终身禁止从事药品生产经营活动，由公安机关处五日以上十五日以下拘留。

申请疫苗临床试验、注册提供虚假数据、资料、样品或者有其他欺骗行为的，处违法生产、销售疫苗货值金额十五倍以上五十倍以下的罚款，货值金额不足五十万元的，按五十万元计算；情节严重的，吊销药品相关批准证明文件，直至吊销药品生产许可证等，对法定代表人、主要负责人、直接负责的主管人员和关键岗位人员以及其他责任人员，没收违法行为发生期间自本单位所获收入，并处所获收入百分之五十以上十倍以下的罚款，十年内直至终身禁止从事药品生产经营活动，由公安机关处五日以上十五日以下拘留。

【课后案例】

新冠病毒疫苗助力全球抗疫

2020 年年初，新冠肺炎疫情在全球肆虐，世界各国都在与时间赛跑，不仅加大了疫苗研制力度，更加快了疫苗上市的速度。以中国军事医学科学院陈薇院士为代表的药学科研工作者积极投入疫苗研制，取得了骄人的成绩：世界首个新冠病毒疫苗诞生在我国，并把第一针打在了武汉。同时，我们将本国的制度优势迅速转化为疫苗的产能优势。截至 2021 年 3 月 21 日，我国已有五款新冠病毒疫苗获得国家药品监督管理局的附条件批准或获准紧急使用，另有多个新冠病毒疫苗正在进行Ⅰ～Ⅲ期临床研究，新的疫苗还将陆续上市，疫苗日产能已超过 2500 万份。

我国生产的新冠病毒疫苗不但满足了全国人民的接种需求，还作为全球公共产品大量出口国外，为全球疫情防控做出了重要贡献。

【思考】

您认为该案例对重塑公众对国产疫苗的信心有何作用？

【思考题】

1. 疫苗为什么要分为免疫规划疫苗和非免疫规划疫苗？
2. 哪些因素如何影响是否接种非免疫规划疫苗？
3. 世界范围内的新冠疫苗接种异常反应有哪些？如何应对？
4. 免疫接种单位应当具备哪些条件？
5. 疫苗的监管主体有哪些？

第十三章
特殊管理药品的监管

【学习目标】

1. 掌握：特殊管理药品的特殊性及滥用危害，我国麻醉药品、精神药品、医疗用毒性药品的管理相关规定。

2. 熟悉：放射性药品、药品类易制毒化学品、其他特殊管理药品的相关规定。

3. 了解：麻醉药品、精神药品的国内外管制概况。

【引导案例】

曲马多单方口服剂说明书增加警示语

2021年3月3日，国家药品监督管理局发布关于修订曲马多注射剂和单方口服剂说明书的公告。其中曲马多单方口服剂说明书增加警示语包括：使用曲马多的患者，可能发生成瘾、滥用和误用的风险，严重者可致用药过量和死亡。

【思考】

为什么国家出台公告要求在曲马多单方口服剂说明书增加警示语？

麻醉药品、精神药品、医疗用毒性药品、放射性药品和药品类易制毒化学品在医疗中应用广泛，其中有的药品疗效独特，目前尚无其他药品可以替代。这些药品使用得当，则可以在防治疾病、维护人们健康方面起到积极作用，具有非常大的医疗和科学价值。但是这几类药品的毒副作用也不容忽视，若管理不当，滥用或流入非法渠道，极易危害人体健康，甚至危害社会安全。因此，《药品管理法》第一百一十二条规定，国务院对麻醉药品、精神药品、医疗用毒性药品、放射性药品、药品类易制毒化学品等有其他特殊管理规定的，依照其特殊管理规定执行。

第一节　药物滥用的定义及特殊管理药品滥用的危害

一、药物滥用的定义

药物滥用是指人们反复、大量地使用与医疗目的无关的具有依赖性潜力的药物，是一种有悖于社会常规的非医疗用药行为。药物滥用已经成为当今全球共同面临的重大社会问题之一，在全世界范围内严重危害着人类健康、社会安定和经济发展。这类药物的欣快作用能使人产生一种松弛和愉快感，一旦产生依赖性，便会不可自制地不断追求药物，以感受药物产生的精神效应；甚至导致精神错乱，并产生一些异常行为，后果极其严重，故这类药品需特别监管。

二、特殊管理药品滥用的危害

根据国际公约有关规定，不以医疗为目的、非法使用或滥用的麻醉药品和精神药品属于毒品。我国《刑法》第三百五十七条规定："本法所称毒品，是指鸦片、海洛因、甲基苯丙胺（冰毒）、吗啡、大麻、可卡因以及国家规定管制的其他能够使人形成瘾癖的麻醉药品和精神药品。"毒品有着身体和精神上的双重依赖，促使吸食者毒瘾加剧，不能自拔，一旦毒瘾发作，就会不择手段去获取毒品，由此带来了严重的危害。①危害个人。现在使用的毒品除海洛因、大麻、可卡因外，还有一些精神类药品如三唑仑、安钠咖等，短期大量吸食，对人体的中枢神经系统有极大的损害，严重者可因呼吸衰竭而死亡；长期大量吸食会引起慢性中毒，影响人体的各个系统，出现食欲减退、身体消瘦、意识沉沦、精神恍惚，毒瘾发作，更感到痛不欲生。②危害家庭。毒品对身体的摧残必然导致吸毒者道德沦落，对自己的家庭实现"三光"政策（骗光、偷光、抢光）。即使家有万贯财产，也会在很短时间内化为乌有，最终必将家破人亡。③危害社会。毒品问题是诱发其他刑事犯罪和社会治安问题的温床，吸毒人员以贩养吸、以盗养吸、以抢养吸、以骗养吸、以娼养吸现象严重。贩毒集团常常与恐怖主义集团合作，滥用暴力，且采用腐蚀拉拢手段，威胁政治机构的活力，破坏国民经济的发展。

第二节　麻醉药品和精神药品管理

一、麻醉药品和精神药品的含义和品种范围

1. 麻醉药品和精神药品的含义　麻醉药品是指对中枢神经有麻醉作用，具有依赖性潜力，连续使用、滥用或不合理使用后易产生生理依赖性和精神依赖性，能形成瘾癖的药品，如阿片、吗啡等。精神药品是指直接作用于中枢神经系统，使之兴奋或抑制，连续使用产生依赖性的药品，如哌甲酯、巴比妥等；依据人体对精神药品产生的依赖性和危害人体健康的程度，将其分为一类和二类精神药品。

2. 麻醉药品和精神药品的品种范围　我国法律进行监管的麻醉药品和精神药品是指列入麻醉药品和精神药品目录的药品和其他物质。麻醉药品目录和精神药品目录由国务院药品监督管理部门会同国务院公安部门、国务院卫生主管部门制定、调整并公布。2013 年发布的目录中，麻醉药品共 121 种，精神药品共 149 种，其中第一类精神药品 68 种，第二类精神药品 81 种。我国生产并使用的麻醉药品和精神药品品种见表 13-1。

表 13-1 我国生产并使用的麻醉药品和精神药品

类别		品名
麻醉药品品种		可卡因、罂粟浓缩物（包括罂粟果提取物，罂粟果提取物粉）、二氢埃托啡、地芬诺酯、芬太尼、氢可酮、氢吗啡酮、美沙酮、吗啡（包括吗啡阿托品注射液）、阿片（包括复方樟脑酊、阿桔片）、羟考酮、哌替啶、瑞芬太尼、舒芬太尼、蒂巴因、可待因、右丙氧芬、双氢可待因、乙基吗啡、福尔可定、布桂嗪、罂粟壳
精神药品品种	第一类精神药品品种	哌甲酯、司可巴比妥、丁丙诺啡、γ-羟丁酸、氯胺酮、马吲哚、三唑仑、含羟考酮复方制剂（口服固体制剂每剂量单位含羟考酮碱大于 5mg，且不含其他麻醉药品、精神药品或药品类易制毒化学品的复方制剂）
	第二类精神药品品种	异戊巴比妥、格鲁米特、喷他佐辛、戊巴比妥、阿普唑仑、巴比妥、氯硝西泮、地西泮、艾司唑仑、氟西泮、劳拉西泮、甲丙氨酯、咪达唑仑、硝西泮、奥沙西泮、匹莫林、苯巴比妥、唑吡坦、丁丙诺啡透皮贴剂、布托啡诺及其注射剂、咖啡因、安钠咖、地佐辛及其注射剂、麦角胺咖啡因片、氨酚氢可酮片、曲马多、扎来普隆、含可待因复方口服液体制剂（2015年）、含羟考酮复方制剂（每剂量单位含羟考酮碱不超过 5mg，且不含其他麻醉药品、精神药品或药品类易制毒化学品的复方制剂）、丁丙诺啡与纳洛酮的复方口服固体制剂（2019年）、瑞马唑仑及其可能存在的盐、单方制剂和异构体（2020年）

二、麻醉药品和精神药品的管理体制

国务院药品监督管理部门负责全国麻醉药品和精神药品的监督管理工作，并会同国务院农业主管部门对麻醉药品药用原植物实施监督管理。国务院公安部门负责对造成麻醉药品药用原植物、麻醉药品和精神药品流入非法渠道的行为进行查处。

省、自治区、直辖市人民政府药品监督管理部门负责本行政区域内麻醉药品和精神药品的监督管理工作。县级以上地方公安机关负责对本行政区域内造成麻醉药品和精神药品流入非法渠道的行为进行查处。

三、麻醉药品和精神药品的原植物种植、实验研究和生产管理

国家根据麻醉药品和精神药品的医疗、国家储备和企业生产所需原料的需要确定需求总量，对麻醉药品药用原植物的种植、麻醉药品和精神药品的生产实行总量控制。

（一）麻醉药品药用原植物的种植管理

国务院药品监督管理部门根据麻醉药品和精神药品的需求总量制订年度生产计划。同时，与国务院农业主管部门根据麻醉药品年度生产计划，制订麻醉药品药用原植物年度种植计划。麻醉药品药用原植物种植企业应当根据年度种植计划种植，并定期向国务院药品监督管理部门和国务院农业主管部门报告种植情况。麻醉药品药用原植物种植企业由国务院药品监督管理部门和国务院农业主管部门共同确定，其他单位和个人不得种植麻醉药品药用原植物。

（二）麻醉药品和精神药品的实验研究管理

开展麻醉药品和精神药品实验研究活动应当具备下列条件，并经国务院药品监督管理部门批准：①以医疗、科学研究或者教学为目的。②有保证实验所需麻醉药品和精神药品安全的措施和管理制度。③单位及其工作人员 2 年内没有违反有关禁毒的法律、行政法规规定的行为。

麻醉药品和精神药品的实验研究单位申请相关药品批准证明文件，应当依照药品管理法的规定办理；需要转让研究成果的，应当经国务院药品监督管理部门批准。药品研究单位在普通药品的实验研究过程中，产生法律规定的管制品种的，应当立即停止实验研究活动，并向国务院药品监督管理部门报告。麻醉药品和第一类精神药品的临床试验，不得以健康人为受试对象。

（三）麻醉药品和精神药品的生产管理

1. 定点生产制度 国务院药品监督管理部门应当根据麻醉药品和精神药品的需求总量，确定麻醉药品和精神药品定点生产企业的数量和布局，并根据年度需求总量对数量和布局进行调整、公布。

2. 定点生产企业的审批 麻醉药品和精神药品的定点生产企业应当具备下列条件：①有药品生产许可证。②有麻醉药品和精神药品实验研究批准文件。③有符合规定的麻醉药品和精神药品生产设施、储存条件和相应的安全管理设施。④有通过网络实施企业安全生产管理和向药品监督管理部门报告生产信息的能力。⑤有保证麻醉药品和精神药品安全生产的管理制度。⑥有与麻醉药品和精神药品安全生产要求相适应的管理水平和经营规模。⑦麻醉药品和精神药品生产管理、质量管理部门的人员应当熟悉麻醉药品和精神药品管理以及有关禁毒的法律、行政法规。⑧没有生产、销售假药、劣药或者违反有关禁毒的法律、行政法规规定的行为。⑨符合国务院药品监督管理部门公布的麻醉药品和精神药品定点生产企业数量和布局的要求。

从事麻醉药品、精神药品生产的企业，应当经所在地省、自治区、直辖市人民政府药品监督管理部门批准。

3. 生产管理 定点生产企业生产麻醉药品和精神药品，应当依照药品管理法的规定取得药品批准文号。国务院药品监督管理部门应当组织医学、药学、社会学、伦理学和禁毒等方面的专家成立专家组，由专家组对申请首次上市的麻醉药品和精神药品的社会危害性和被滥用的可能性进行评价，并提出是否批准的建议。未取得药品批准文号的，不得生产麻醉药品和精神药品。经批准定点生产的麻醉药品、第一类精神药品和第二类精神药品原料药不得委托加工。第二类精神药品制剂可以委托加工。

定点生产企业应当依照规定将麻醉药品和精神药品销售给具有麻醉药品和精神药品经营资格的企业或者依照条例规定批准的其他单位。定点生产企业的销售管理参见《麻醉药品和精神药品生产管理办法（试行）》的相关规定。麻醉药品和精神药品的标签应当印有国务院药品监督管理部门规定的标志。

四、麻醉药品和精神药品的经营管理

（一）定点经营制度

国家对麻醉药品和精神药品实行定点经营制度。国务院药品监督管理部门应当根据麻醉药品和第一类精神药品的需求总量，确定麻醉药品和第一类精神药品的定点批发企业布局，并应当根据年度需求总量对布局进行调整、公布。药品经营企业不得经营麻醉药品原料药和第一类精神药品原料药。供医疗、科学研究、教学使用的小包装的上述药品可以由国务院药品监督管理部门规定的药品批发企业经营。

（二）定点经营企业的审批管理

麻醉药品和精神药品定点批发企业除应当具备《药品管理法》第五十二条规定的药品经营企业的开办条件外，还应当具备下列条件：①有符合规定的麻醉药品和精神药品储存条件。②有通过网络实施企业安全管理和向药品监督管理部门报告经营信息的能力。③单位及其工作人员 2 年内没有违反有关禁毒的法律、行政法规规定的行为。④符合国务院药品监督管理部门公布的定点批发企业布局。

麻醉药品和第一类精神药品的定点批发企业，还应当具有保证供应责任区域内医疗机构所需麻醉药品和第一类精神药品的能力，并具有保证麻醉药品和第一类精神药品安全经营的管理制度。

（三）全国性、区域性批发企业的审批和供药责任区域

1. 全国性、区域性批发企业的审批　跨省、自治区、直辖市从事麻醉药品和第一类精神药品批发业务的企业（全国性批发企业），应当经国务院药品监督管理部门批准；在本省、自治区、直辖市行政区域内从事麻醉药品和第一类精神药品批发业务的企业（区域性批发企业），应当经所在地省、自治区、直辖市人民政府药品监督管理部门批准。专门从事第二类精神药品批发业务的企业，应当经所在地省、自治区、直辖市人民政府药品监督管理部门批准。全国性批发企业和区域性批发企业可以从事第二类精神药品批发业务。

2. 全国性、区域性批发企业供药责任区域　全国性批发企业可以向区域性批发企业，或者经批准可以向取得麻醉药品和第一类精神药品使用资格的医疗机构以及依照规定批准的其他单位销售麻醉药品和第一类精神药品。全国性批发企业向取得麻醉药品和第一类精神药品使用资格的医疗机构销售麻醉药品和第一类精神药品，应当经医疗机构所在地省、自治区、直辖市人民政府药品监督管理部门批准。国务院药品监督管理部门在批准全国性批发企业时，应当明确其所承担供药责任的区域。

区域性批发企业可以向本省、自治区、直辖市行政区域内取得麻醉药品和第一类精神药品使用资格的医疗机构销售麻醉药品和第一类精神药品。由于特殊地理位置的原因，需要就近向其他省、自治区、直辖市行政区域内取得麻醉药品和第一类精神药品使用资格的医疗机构销售的，应当经企业所在地省、自治区、直辖市人民政府药品监督管理部门批准。区域性批发企业之间因医疗急需、运输困难等特殊情况需要调剂麻醉药品和第一类精神药品的，应当在调剂后 2 日内将调剂情况分别报所在地省、自治区、直辖市人民政府药品监督管理部门备案。

第二类精神药品定点批发企业可以向医疗机构、定点批发企业和符合规定的药品零售企业以及依照规定批准的其他单位销售第二类精神药品。

（四）购药渠道及供药方式

1. 购药渠道　药品生产企业需要以麻醉药品和第一类精神药品为原料生产普通药品的，应当向所在地省、自治区、直辖市人民政府药品监督管理部门报送年度需求计划，由省、自治区、直辖市人民政府药品监督管理部门汇总报国务院药品监督管理部门批准后，向定点生产企业购买。药品生产企业需要以第二类精神药品为原料生产普通药品的，应当将年度需求计划报所在地省、自治区、直辖市人民政府药品监督管理部门，并向定点批发企业或者定点生产企业购买。

全国性批发企业应当从定点生产企业购进麻醉药品和第一类精神药品。区域性批发企业可以

从全国性批发企业购进麻醉药品和第一类精神药品；经所在地省、自治区、直辖市人民政府药品监督管理部门批准，也可以从定点生产企业购进麻醉药品和第一类精神药品。

2. 供药方式 全国性批发企业和区域性批发企业向医疗机构销售麻醉药品和第一类精神药品，应当将药品送至医疗机构，医疗机构不得自行提货。

（五）零售管理

麻醉药品和第一类精神药品不得零售。禁止使用现金进行麻醉药品和精神药品交易，但是个人合法购买麻醉药品和精神药品的除外。经所在地设区的市级药品监督管理部门批准，实行统一进货、统一配送、统一管理的药品零售连锁企业可以从事第二类精神药品零售业务。第二类精神药品零售企业应当凭执业医师出具的处方，按规定剂量销售第二类精神药品，并将处方保存 2 年备查；禁止超剂量或者无处方销售第二类精神药品；不得向未成年人销售第二类精神药品。

五、麻醉药品和精神药品的使用管理

（一）《麻醉药品、第一类精神药品购用印鉴卡》管理

医疗机构需要使用麻醉药品和第一类精神药品的，应当经所在地设区的市级人民政府卫生主管部门批准，取得《麻醉药品、第一类精神药品购用印鉴卡》（以下称印鉴卡）。医疗机构应当凭印鉴卡向本省、自治区、直辖市行政区域内的定点批发企业购买麻醉药品和第一类精神药品。设区的市级人民政府卫生主管部门发给医疗机构印鉴卡时，应当将取得印鉴卡的医疗机构情况抄送所在地同级药品监督管理部门，并报省、自治区、直辖市人民政府卫生主管部门备案。省、自治区、直辖市人民政府卫生主管部门应当将取得印鉴卡的医疗机构名单向本行政区域内的定点批发企业通报。医疗机构取得印鉴卡应当具备下列条件：①有专职的麻醉药品和第一类精神药品管理人员。②有获得麻醉药品和第一类精神药品处方资格的执业医师。③有保证麻醉药品和第一类精神药品安全储存的设施和管理制度。

印鉴卡有效期为 3 年。印鉴卡有效期满前 3 个月，医疗机构应当向市级卫生行政部门重新提出申请。

（二）处方医师资格和处方注意事项

医疗机构应当按照国务院卫生主管部门的规定，对本单位执业医师进行有关麻醉药品和精神药品使用知识的培训、考核，经考核合格的，授予麻醉药品和第一类精神药品处方资格。执业医师取得麻醉药品和第一类精神药品的处方资格后，方可在本医疗机构开具麻醉药品和第一类精神药品处方，但不得为自己开具该种处方。

医疗机构应当将具有麻醉药品和第一类精神药品处方资格的执业医师名单及其变更情况，定期报送所在地设区的市级人民政府卫生主管部门，并抄送同级药品监督管理部门。执业医师应当使用专用处方开具麻醉药品和精神药品，单张处方的最大用量应当符合国务院卫生主管部门的规定。对麻醉药品和第一类精神药品处方，处方的调配人、核对人应当仔细核对，签署姓名，并予以登记；对不符合本条例规定的，处方的调配人、核对人应当拒绝发药。

麻醉药品和精神药品专用处方的格式由国务院卫生主管部门规定。医疗机构应当对麻醉药品和精神药品处方进行专册登记，加强管理。麻醉药品、第一类精神药品处方至少保存 3 年，第二类精神药品处方至少保存 2 年。

（三）医疗机构借用及配制麻醉药品、精神药品制剂的规定

医疗机构抢救患者急需麻醉药品和第一类精神药品而本医疗机构无法提供时，可以从其他医疗机构或者定点批发企业紧急借用；抢救工作结束后，应当及时将借用情况报所在地同级药品监督管理部门和卫生主管部门备案。

对临床需要而市场无供应的麻醉药品和精神药品，持有医疗机构制剂许可证和印鉴卡的医疗机构需要配制制剂的，应当经所在地省、自治区、直辖市人民政府药品监督管理部门批准。医疗机构配制的麻醉药品和精神药品制剂只能在本医疗机构使用，不得对外销售。

（四）个人携带麻醉药品、精神药品的规定

因治疗疾病需要，个人凭医疗机构出具的医疗诊断书、本人身份证明，可以携带单张处方最大用量以内的麻醉药品和第一类精神药品；携带麻醉药品和第一类精神药品出入境的，由海关根据自用、合理的原则放行。

医务人员为了医疗需要携带少量麻醉药品和精神药品出入境的，应当持有省级以上人民政府药品监督管理部门发放的携带麻醉药品和精神药品证明。海关凭携带麻醉药品和精神药品证明放行。

六、麻醉药品和精神药品的储存和运输

（一）麻醉药品和精神药品的储存

1. 专库的要求　麻醉药品药用原植物种植企业、定点生产企业、全国性批发企业和区域性批发企业以及国家设立的麻醉药品储存单位，应当设置储存麻醉药品和第一类精神药品的专库。该专库应当符合下列要求：①安装专用防盗门，实行双人双锁管理。②具有相应的防火设施。③具有监控设施和报警装置，报警装置应当与公安机关报警系统联网。

2. 储存管理制度　麻醉药品和第一类精神药品的使用单位应当设立专库或者专柜储存麻醉药品和第一类精神药品。专库应当设有防盗设施并安装报警装置；专柜应当使用保险柜。专库和专柜应当实行双人双锁管理。

麻醉药品药用原植物种植企业、定点生产企业、全国性批发企业和区域性批发企业、国家设立的麻醉药品储存单位以及麻醉药品和第一类精神药品的使用单位，应当配备专人负责管理工作，并建立储存麻醉药品和第一类精神药品的专用账册。药品入库双人验收，出库双人复核，做到账物相符。专用账册的保存期限应当自药品有效期期满之日起不少于 5 年。

第二类精神药品经营企业应当在药品库房中设立独立的专库或者专柜储存第二类精神药品，并建立专用账册，实行专人管理。专用账册的保存期限应当自药品有效期期满之日起不少于 5 年。

（二）麻醉药品和精神药品的运输和邮寄

1. 运输管理　托运、承运和自行运输麻醉药品和精神药品的，应当采取安全保障措施，防止麻醉药品和精神药品在运输过程中被盗、被抢、丢失。通过铁路运输麻醉药品和第一类精神药品的，应当使用集装箱或者铁路行李车运输。没有铁路需要通过公路或者水路运输麻醉药品和第一类精神药品的，应当由专人负责押运。托运或者自行运输麻醉药品和第一类精神药品的单位，应

当向所在地设区的市级市场监督管理部门申请领取运输证明。运输证明有效期为 1 年。运输证明应当由专人保管，不得涂改、转让、转借。托运人办理麻醉药品和第一类精神药品运输手续，应当将运输证明副本交付承运人。承运人应当查验、收存运输证明副本，并检查货物包装。没有运输证明或者货物包装不符合规定的，承运人不得承运。承运人在运输过程中应当携带运输证明副本，以备查验。

2. 邮寄的要求　邮寄麻醉药品和精神药品，寄件人应当提交所在地设区的市级市场监督管理部门出具的准予邮寄证明。邮政营业机构应当查验、收存准予邮寄证明；没有准予邮寄证明的，邮政营业机构不得收寄。省、自治区、直辖市邮政主管部门指定符合安全保障条件的邮政营业机构负责收寄麻醉药品和精神药品。邮政营业机构收寄麻醉药品和精神药品，应当依法对收寄的麻醉药品和精神药品予以查验。

3. 企业间药品运输的信息管理　定点生产企业、全国性批发企业和区域性批发企业之间运输麻醉药品、第一类精神药品，发货人在发货前应当向所在地省、自治区、直辖市人民政府药品监督管理部门报送本次运输的相关信息。属于跨省、自治区、直辖市运输的，收到信息的药品监督管理部门应当向收货人所在地的同级药品监督管理部门通报；属于在本省、自治区、直辖市行政区域内运输的，收到信息的药品监督管理部门应当向收货人所在地设区的市级市场监督管理部门通报。

七、我国麻醉药品、精神药品管理的法律规范

新中国成立以来，我国先后制定和发布了一系列有关麻醉药品、精神药品管制和禁毒的法令法规，有效地加强了对这几类药品的管理，具体见表 13-2。

表 13-2　麻醉药品、精神药品管制和禁毒的法令法规

发布时间	规范性文件名称	发布机构
1950 年 2 月	关于严禁鸦片烟毒的通令	政务院
1950 年 11 月	麻醉药品临时登记处理办法	政务院
1950 年 11 月	管理麻醉药品暂行条例及实施细则	卫生部
1952 年 11 月	关于抗疲劳素药品管理的通知	卫生部
1964 年 4 月	管理毒药、限制性剧药暂行规定	卫生部、商业和化工部
1978 年 9 月	麻醉药品管理条例	国务院
1979 年 2 月	麻醉药品管理条例实施细则	卫生部
1979 年 6 月	医疗用毒性药品、限制性剧药管理规定	卫生部、国家医药管理总局
1982 年 7 月	关于禁绝鸦片烟毒问题的紧急指示	国务院
1984 年 9 月	中华人民共和国药品管理法	全国人大常务委员会
1987 年 11 月	麻醉药品管理办法	国务院
1988 年 12 月	精神药品管理办法	国务院
1990 年 12 月	关于禁毒的决定	全国人大常委会
2005 年 8 月	麻醉药品和精神药品管理条例	国务院

发布时间	规范性文件名称	发布机构
2005 年 8 月	易制毒化学品管理条例	国务院
2010 年 3 月	药品类易制毒化学品管理办法	卫生部
2012 年 9 月	关于加强含麻黄碱类复方制剂管理有关事宜的通知	国家药品监督管理部门、公安部、卫生部
2013 年 7 月	关于进一步加强含可待因复方口服溶液、复方甘草片和复方地芬诺酯片购销管理的通知	国家食品药品监督管理总局
2014 年 6 月	关于进一步加强含麻醉药品和曲马多口服复方制剂购销管理的通知	国家食品药品监督管理总局
2015 年 4 月	关于加强含可待因复方口服液体制剂管理的通知	国家食品药品监督管理总局、国家卫生与计划生育委员会
2015 年 9 月	非药用类麻醉药品和精神药品列管办法	国家食品药品监督管理总局、公安部、国家卫生与计划生育委员会、国家禁毒办
2019 年 8 月	关于加强氨酚羟考酮片管理的通知（国药监药管〔2019〕38 号）	国家药品监督管理局、国家卫生健康委员会
2020 年 9 月	关于加强医疗机构麻醉药品和第一类精神药品管理的通知（国卫办医发〔2020〕13 号）	国家卫生健康委员会

八、国际麻醉药品、精神药品管理公约

1909 年在上海召开国际禁毒会议并通过了禁毒决议；1912 年在海牙由中、美、日、英、法、德等国共同缔结了《海牙禁止鸦片公约》，该公约共 6 章 25 条，主要内容包括制定法律管制生鸦片，禁止生产、贩卖、吸食熟鸦片，管制吗啡等麻醉药品，规定各国在中国租界禁毒办法；1931 年在日内瓦 54 个国家缔结《限制麻醉药品制造、运销公约》；1961 年 175 个国家在纽约缔结《1961 年麻醉药品单一公约》；1971 年 169 个国家在纽约缔结《1971 年精神药物公约》；1988 年 162 个国家在维也纳缔结《联合国禁止非法贩运麻醉药品和精神药品公约》。

第三节   医疗用毒性药品和放射性药品的管理

一、医疗用毒性药品的管理

（一）医疗用毒性药品概述

医疗用毒性药品（以下简称毒性药品），系指毒性剧烈、治疗剂量与中毒剂量相近，使用不当会致人中毒或死亡的药品。我国毒性药品有中药和西药两大类，其中毒性中药品种 27 种，毒性西药品种 13 种，具体见表 13-3。

为加强医疗用毒性药品的管理，国务院于 1988 年 12 月 27 日发布《医疗用毒性药品管理办法》，该管理办法共 14 条。为做好医疗用毒性药品监管工作，保证公众用药安全有效，防止发生中毒等严重事件，国家药品监督管理局于 2002 年 10 月 14 日发布《关于切实加强医疗用毒性药品监管的通知》（国药监安〔2002〕368 号），该通知进一步明确了对毒性药品的生产、经营、储运和使用进行严格监管的要求。为加强对 A 型肉毒毒素的监督管理，2008 年 7 月卫生部、国家

食品药品监督管理部门发布了《关于将 A 型肉毒毒素列入毒性药品管理的通知》，决定将 A 型肉毒毒素及其制剂列入毒性药品管理。

表 13-3　我国医疗用毒性药品

类别	品名
毒性中药品种	砒石（红砒、白砒）、砒霜、水银、生马钱子、生川乌、生草乌、生白附子、生附子、生半夏、生南星、生巴豆、斑蝥、青娘虫、红娘虫、生甘遂、生狼毒、生藤黄、生千金子、生天仙子、闹羊花、雪上一枝蒿、白降丹、蟾酥、洋金花、红粉（红升丹）、轻粉、雄黄
毒性西药品种	去乙酰毛花苷丙、阿托品、洋地黄毒苷、氢溴酸后马托品、三氧化二砷、毛果芸香碱、升汞、水杨酸毒扁豆碱、亚砷酸钾、氢溴酸东莨菪碱、士的宁、亚砷酸注射液、A 型肉毒毒素及其制剂

（二）医疗用毒性药品的生产、收购、经营与使用管理

1. 医疗用毒性药品的生产　医疗用毒性药品年度生产、收购、供应和配制计划，由省、自治区、直辖市药品监督管理部门根据医疗需要制订，下达给指定的毒性药品生产、收购、供应单位，并抄报国务院卫生管理部门、药品监督管理部门和中医药管理局。生产单位不得擅自改变生产计划自行销售。

毒性药品生产企业（含医疗机构制剂室）中必须由医药专业人员负责生产、配制和质量检验，并建立严格的管理制度，严防与其他药品混杂。每次配料，必须经 2 人以上复核无误，并详细记录每次生产所用原料和成品数，经手人要签字备查。所有工具、容器要处理干净，以防污染其他药品。标示量要准确无误，包装容器要有毒药标志。

凡加工炮制毒性中药，必须按照《中华人民共和国药典》，或者省、自治区、直辖市药品监督管理部门制定的《炮制规范》的规定进行。生产毒性药品及其制剂，必须严格执行生产工艺操作规程，在本单位药品检验人员的监督下准确投料，并建立完整的生产记录，保存 5 年备查。在生产毒性药品过程中产生的废弃物必须妥善处理，不得污染环境。

2. 医疗用毒性药品的收购与经营　药品经营企业（含医疗机构药房）要严格按照 GSP 或相关规定的要求，毒性药品应专柜加锁并由专人保管，做到双人双锁管理，专账记录。必须建立健全保管、验收、领发、核对等制度，严防收假、发错，严禁与其他药品混杂。

3. 医疗用毒性药品的使用　医疗单位供应和调配毒性药品，凭医生签名的正式处方。药店供应和调配毒性药品，凭盖有医生所在的医疗单位公章的正式处方。每次处方剂量不得超过 2 日极量。调配中药处方时，必须认真负责、计量准确，按医嘱注明要求，并由配方人员及具有药师以上技术职称的复核人员签名盖章后方可发出。对处方未注明"生用"的毒性中药，应当调配炮制品。如发现处方有疑问时，须经原处方医生重新审定后再进行调配。处方一次有效，取药后处方保存 2 年备查。

科研和教学单位所需的毒性药品，必须持本单位的证明信，经单位所在地的县以上药品监督管理部门批准后，供应部门方能发售。群众自配民间单、秘、验方需用毒性中药，购买时要持有本单位或者城市街道办事处、乡（镇）人民政府的证明信，供应部门方可发售，每次购用量不得超过 2 日极量。

（三）A 型肉毒毒素的管理

2016 年 6 月 24 日，国家食品药品监督管理部门发布《关于加强注射用 A 型肉毒毒素管理的

通知》(食药监办药化监〔2016〕88 号),要求药品生产经营企业切实加强注射用 A 型肉毒毒素购销管理,防止注射用 A 型肉毒毒素从合法渠道流入非法从事美容业务的机构,防止假药进入合法渠道。

药品生产企业应制订 A 型肉毒毒素制剂年度生产计划,严格按照年度生产计划和药品 GMP 要求进行生产。注射用 A 型肉毒毒素生产(进口)企业应当指定具有医疗用毒性药品收购经营资质和具有生物制品经营资质的药品批发企业作为本企业注射用 A 型肉毒毒素的经营企业,并且经指定的经营企业直接将注射用 A 型肉毒毒素销售至已取得《医疗机构执业许可证》的医疗机构或医疗美容机构。未经指定的药品经营企业不得购销注射用 A 型肉毒毒素。生产经营企业不得向未取得《医疗机构执业许可证》的单位销售注射用 A 型肉毒毒素;药品零售企业不得经营注射用 A 型肉毒毒素。

注射用 A 型肉毒毒素生产(进口)企业和指定经营企业必须严格审核购买单位资质,建立客户档案,健全各项管理制度,加强购、销、存管理,保证来源清楚,流向可核查、可追溯。要建立注射用 A 型肉毒毒素购进、销售台账,并保存至超过药品有效期 2 年备查。注射用 A 型肉毒毒素生产(进口)企业应当及时将指定经营企业情况报所在地省级食品药品监管部门备案。药品生产(进口)企业所在地省级食品药品监管部门要对生产(进口)企业指定的经营企业进行审核,经审核确认的经营企业名单应当予以公布。

二、放射性药品的管理

(一)放射性药品概述

1. 放射性药品的定义 放射性药品是指用于临床诊断或者治疗的放射性核素制剂或者其标记药物。包括裂变制品、堆照制品、加速器制品、放射性同位素发生器及其配套药盒、放射免疫分析药盒等。为了加强放射性药品的管理,根据《中华人民共和国药品管理法》的有关规定,国务院于 1989 年 1 月发布了《放射性药品管理办法》,共 7 章 31 条。该办法对放射性药品的研制、生产、经营、使用及运输等做了具体规定。

2. 放射性药品的分类 按核素分类:一类是放射性核素本身即是药物的主要组成部分,如 ^{131}I、^{125}I 等,是利用其本身的生理、生化或理化特性以达到诊断或治疗的目的;另一类是利用放射性核素标记的药物如 ^{131}I- 邻碘马尿酸钠,其示踪作用是通过被标记物本身的代谢过程来体现的。

按医疗用途分类:放射药品主要用于诊断治疗,即利用放射性药品对人体各脏器进行功能、代谢的检查以及动态或静态的体外显像,如甲状腺吸 ^{131}I 试验、^{131}I- 邻碘马尿酸钠图及甲状腺、脑、肝、肾显像等;少量用于治疗,如 ^{131}I 治疗甲亢,^{32}P、^{90}Sr 敷贴治疗皮肤病等。

(二)放射性药品的生产、经营和使用管理

1. 放射性药品的生产、经营 放射性药品生产、经营企业,必须向国务院国防科技工业主管部门报送年度生产、经营计划,并抄报卫生管理部门。国家根据需要,对放射性药品实行合理布局,定点生产。申请开办放射性药品生产、经营的企业,应征得国防科技工业主管部门的同意后,方可按有关规定办理筹建手续。

开办放射性药品生产、经营企业,必须具备《药品管理法》规定的条件,符合国家有关放射性同位素安全和防护的规定与标准,并履行环境影响评价文件的审批手续;开办放射性药品生产

企业，经国务院国防科技工业主管部门审查同意，国务院药品监督管理部门审核批准后，由所在地省、自治区、直辖市药品监督管理部门发给《放射性药品生产许可证》；开办放射性药品经营企业，经国务院药品监督管理部门审核并征求国务院国防科技工业主管部门意见后批准的，由所在地省、自治区、直辖市药品监督管理部门发给《放射性药品经营许可证》。无许可证的生产、经营企业，一律不准生产、销售放射性药品。

放射性药品生产企业生产已有国家标准的放射性药品，必须经国务院药品监督管理部门征求国务院国防科技工业主管部门意见后审核批准，并发给批准文号。凡是改变国务院药品监督管理部门已批准的生产工艺路线和药品标准的，生产单位必须按原报批程序提出补充申请，经国务院药品监督管理部门批准后方能生产。

放射性药品生产、经营企业，必须配备与生产、经营放射性药品相适应的专业技术人员，具有安全、防护和废气、废物、废水处理等设施，并建立严格的质量管理制度。

放射性药品生产、经营企业，必须建立质量检验机构，严格实行生产全过程的质量控制和检验。经国务院药品监督管理部门审核批准的含有短半衰期放射性核素的药品，可以边检验边出厂，但发现质量不符合国家药品标准时，该药品的生产企业应当立即停止生产、销售，并立即通知使用单位停止使用，同时报告国务院药品监督管理、卫生行政、国防科技工业主管部门。

放射性药品的生产、经营单位凭省、自治区、直辖市药品监督管理部门发给的《放射性药品生产许可证》《放射性药品经营许可证》，医疗单位凭省、自治区、直辖市药品监督管理部门发给的《放射性药品使用许可证》，开展放射性药品的购销活动。

2. 放射性药品的使用 医疗单位设置核医学科、室（同位素室），必须配备与其医疗任务相适应的并经核医学技术培训的技术人员。非核医学专业技术人员、未经培训，不得从事放射性药品使用工作。

医疗单位使用放射性药品，必须符合国家有关放射性同位素安全和防护的规定。所在地的省、自治区、直辖市药品监督管理部门，应当根据医疗单位核医疗技术人员的水平、设备条件，核发相应等级的《放射性药品使用许可证》，无许可证的医疗单位不得临床使用放射性药品。

第四节 药品类易制毒化学品管理

一、易制毒化学品的概念和药品类易制毒化学品的品种

（一）易制毒化学品的概念

易制毒化学品是指国家规定管制的可用于非法制造毒品的原料、配剂等化学物品，包括用以制造毒品的原料前体、试剂、溶剂及稀释剂、添加剂等。易制毒化学品本身并不是毒品，但其具有双重性，易制毒化学品既是一般医药、化工业原料，又是生产、制造或合成毒品必不可少的化学品。2010 年 5 月 1 日，卫生部施行《药品类易制毒化学品管理办法》，对这些化学品的生产、运输、销售等制定了相应的管理办法，实行较为严格的管制。

（二）药品类易制毒化学品的分类

根据《易制毒化学品管理条例》的规定，易制毒化学品分为三类，第一类是可以用于制毒的主要原料，第二类、第三类是可以用于制毒的化学配剂。其中，第一类易制毒化学品中药品类易

制毒化学品包括麦角酸、麦角胺、麦角新碱和麻黄素类物质（包括麻黄素、伪麻黄素、消旋麻黄素、去甲麻黄素、甲基麻黄素、麻黄浸膏、麻黄浸膏粉等）以及可能存在的相应盐类。

二、药品类易制毒化学品的管理主体

国家药品监督管理部门主管全国药品类易制毒化学品生产、经营、购买等方面的监督管理工作。县级以上地方药品监督管理部门负责本行政区域内的药品类易制毒化学品生产、经营、购买等方面的监督管理工作。

三、药品类易制毒化学品的生产、经营许可

生产、经营药品类易制毒化学品，应当依照规定取得药品类易制毒化学品生产、经营许可。生产药品类易制毒化学品中属于药品的品种，还应当依照《药品管理法》和相关规定取得药品批准文号。

（一）药品类易制毒化学品的生产许可

药品生产企业申请生产药品类易制毒化学品，应当符合规定的条件，向所在地省、自治区、直辖市药品监督管理部门申请许可。

省、自治区、直辖市药品监督管理部门应当在收到申请之日起 5 日内，对申报资料进行形式审查，决定是否受理。受理的，在 30 日内完成现场检查，将检查结果连同企业申报资料报送国家药品监督管理局。国家药品监督管理局应当在 30 日内完成实质性审查，对符合规定的，发给《药品类易制毒化学品生产许可批件》（以下简称《生产许可批件》），注明许可生产的药品类易制毒化学品名称；不予许可的，应当书面说明理由。

药品生产企业收到《生产许可批件》后，应当向所在地省、自治区、直辖市药品监督管理部门提出变更《药品生产许可证》生产范围的申请。省、自治区、直辖市药品监督管理部门应当根据《生产许可批件》，在《药品生产许可证》正本的生产范围中标注"药品类易制毒化学品"；在副本的生产范围中标注"药品类易制毒化学品"后，括弧内标注药品类易制毒化学品名称。

（二）药品类易制毒化学品的经营许可

药品类易制毒化学品的经营许可，国家药品监督管理局委托省、自治区、直辖市药品监督管理部门办理。药品类易制毒化学品单方制剂和小包装麻黄素，纳入麻醉药品销售渠道经营，仅能由麻醉药品全国性批发企业和区域性批发企业经销，不得零售。未实行药品批准文号管理的品种，纳入药品类易制毒化学品原料药渠道经营。

药品经营企业申请经营药品类易制毒化学品原料药，应当符合规定的条件，向所在地省、自治区、直辖市药品监督管理部门申请许可。

省、自治区、直辖市药品监督管理部门应当在收到申请之日起 5 日内，对申报资料进行形式审查，决定是否受理。受理的，在 30 日内完成现场检查和实质性审查，对符合规定的，在《药品经营许可证》经营范围中标注"药品类易制毒化学品"，并报国家药品监督管理局备案；不予许可的，应当书面说明理由。

四、药品类易制毒化学品的购买许可

国家对药品类易制毒化学品实行购买许可制度。购买药品类易制毒化学品的，应当办理《药

品类易制毒化学品购用证明》（以下简称《购用证明》），但符合以下情形之一的，豁免办理《购用证明》：①医疗机构凭麻醉药品、第一类精神药品购用印鉴卡购买药品类易制毒化学品单方制剂和小包装麻黄素的。②麻醉药品全国性批发企业、区域性批发企业持麻醉药品调拨单购买小包装麻黄素以及单次购买麻黄素片剂 6 万片以下、注射剂 1.5 万支以下的。③按规定购买药品类易制毒化学品标准品、对照品的。④药品类易制毒化学品生产企业凭药品类易制毒化学品出口许可自营出口药品类易制毒化学品的。

《购用证明》由国家药品监督管理局统一印制，有效期为 3 个月。

药品类易制毒化学品生产企业应当将药品类易制毒化学品原料药销售给取得《购用证明》的药品生产企业、药品经营企业和外贸出口企业。药品类易制毒化学品经营企业应当将药品类易制毒化学品原料药销售给本省、自治区、直辖市行政区域内取得《购用证明》的单位。药品类易制毒化学品经营企业之间不得购销药品类易制毒化学品原料药。教学科研单位只能凭《购用证明》从麻醉药品全国性批发企业、区域性批发企业和药品类易制毒化学品经营企业购买药品类易制毒化学品。药品类易制毒化学品禁止使用现金或者实物进行交易。

药品类易制毒化学品生产企业、经营企业销售药品类易制毒化学品，应当逐一建立购买方档案。购买方为非医疗机构的，档案内容至少包括：①购买方《药品生产许可证》《药品经营许可证》、企业营业执照等资质证明文件复印件。②购买方企业法定代表人、主管药品类易制毒化学品负责人、采购人员姓名及其联系方式。③法定代表人授权委托书原件及采购人员身份证明文件复印件。④《购用证明》或者麻醉药品调拨单原件。⑤销售记录及核查情况记录。

购买方为医疗机构的，档案应当包括医疗机构麻醉药品、第一类精神药品购用印鉴卡复印件和销售记录。

药品类易制毒化学品生产企业、经营企业销售药品类易制毒化学品时，应当核查采购人员身份证明和相关购买许可证明，无误后方可销售，并保存核查记录。发货应当严格执行出库复核制度，认真核对实物与药品销售出库单是否相符，并确保将药品类易制毒化学品送达购买方《药品生产许可证》或者《药品经营许可证》所载明的地址，或者医疗机构的药库。在核查、发货、送货过程中发现可疑情况的，应当立即停止销售，并向所在地药品监督管理部门和公安机关报告。

除药品类易制毒化学品经营企业外，购用单位应当按照《购用证明》载明的用途使用药品类易制毒化学品，不得转售；外贸出口企业购买的药品类易制毒化学品不得内销。购用单位需要将药品类易制毒化学品退回原供货单位的，应当分别报其所在地和原供货单位所在地省、自治区、直辖市药品监督管理部门备案。原供货单位收到退货后，应当分别向其所在地和原购用单位所在地省、自治区、直辖市药品监督管理部门报告。

五、药品类易制毒化学品的安全管理

药品类易制毒化学品生产企业、经营企业、使用药品类易制毒化学品的药品生产企业和教学科研单位，应当配备保障药品类易制毒化学品安全管理的设施，建立层层落实责任制的药品类易制毒化学品管理制度。

药品类易制毒化学品生产企业、经营企业和使用药品类易制毒化学品的药品生产企业，应当设置专库或者在药品仓库中设立独立的专库（柜）储存药品类易制毒化学品。麻醉药品全国性批发企业、区域性批发企业可在其麻醉药品和第一类精神药品专库中设专区存放药品类易制毒化学品。教学科研单位应当设立专柜储存药品类易制毒化学品。专库应当设有防盗设施，专柜应当使用保险柜；专库和专柜应当实行双人双锁管理。药品类易制毒化学品生产企业、经营企业和使用药品类易制毒化学品的药品生产企业，其关键生产岗位、储存场所应当设置电视监控设施，安装报警装置并与公安机关联网。

药品类易制毒化学品生产企业、经营企业和使用药品类易制毒化学品的药品生产企业，应当建立药品类易制毒化学品专用账册。专用账册保存期限应当自药品类易制毒化学品有效期期满之日起不少于 2 年。药品类易制毒化学品生产企业自营出口药品类易制毒化学品的，必须在专用账册中载明，并留存出口许可及相应证明材料备查。药品类易制毒化学品入库应当双人验收，出库应当双人复核，做到账物相符。

发生药品类易制毒化学品被盗、被抢、丢失或者其他流入非法渠道情形的，案发单位应当立即报告当地公安机关和县级以上地方药品监督管理部门。接到报案的药品监督管理部门应当逐级上报，并配合公安机关查处。

第五节　其他需要实行特殊管理的药品管理

一、兴奋剂的管理

（一）兴奋剂的概念

兴奋剂在英语中称"dope"，原意为"供赛马使用的一种鸦片麻醉混合剂"。当时由于运动员为提高体育竞赛成绩服用的药品大多属于兴奋剂一类的药品，所以尽管以后被禁用的其他类型药品并不都具有兴奋性（如利尿剂），甚至有的还具有抑制性（如 β - 受体拮抗剂），但国际上仍习惯沿用"兴奋剂"的称谓。

兴奋剂，是指兴奋剂目录所列的禁用物质等，泛指所有在体育竞赛中禁用的药品。为防止在体育运动中使用兴奋剂，保护体育运动参加者的身心健康，维护体育竞赛的公平竞争，我国 2004 年 1 月 13 日发布了《反兴奋剂条例》，2018 年 9 月 18 日国务院令第 703 号《国务院关于修订部分行政法规的决定》对其中个别条款做了修订。兴奋剂目录由国务院体育主管部门会同药品监督管理部门、卫生主管部门、商务主管部门和海关总署制定、调整并公布。

（二）兴奋剂的类别

兴奋剂主要有刺激剂、麻醉止痛剂、蛋白同化制剂（合成类固醇）、利尿剂、β - 受体拮抗剂、肽类激素及类似物、血液兴奋剂等。

按照联合国教科文组织《反对在体育运动中使用兴奋剂国际公约》和国务院《反兴奋剂条例》的有关规定，国家体育总局、商务部、卫生健康委员会、海关总署、药品监督管理局联合公布了 2021 年兴奋剂目录。

2021 年版的兴奋剂目录共收载药品 358 个，其中蛋白同化制剂品种 87 个，肽类激素品种 65 个，麻醉药品品种 14 个，刺激剂 75 个，药品类易制毒化学品品种 3 个，医疗用毒性药品品种 1 个，其他品种 113 个。目录所列物质包括其可能存在的盐及光学异构体，所列物质中属于药品的还包括其原料药及单方制剂，所列蛋白同化制剂品种包括其可能存在的盐、酯、醚及光学异构体。

（三）兴奋剂的生产、经营、进出口、使用、包装管理

国家对兴奋剂目录所列禁用物质实行严格管理，任何单位和个人不得非法生产、销售、进出口。

1. 兴奋剂的生产管理　生产兴奋剂目录所列蛋白同化制剂、肽类激素，应当依照药品管理法的规定取得《药品生产许可证》、药品批准文号。生产企业应当记录蛋白同化制剂、肽类激素的生产、销售和库存情况，并保存记录至超过蛋白同化制剂、肽类激素有效期 2 年。

2. 兴奋剂的经营管理　依照药品管理法的规定取得《药品经营许可证》的药品批发企业，具备下列条件：有专门的管理人员，有专储仓库或者专储药柜，有专门的验收、检查、保管、销售和出入库登记制度及法律、行政法规规定的其他条件，并经省、自治区、直辖市人民政府药品监督管理部门批准，方可经营蛋白同化制剂、肽类激素等。

蛋白同化制剂、肽类激素的验收、检查、保管、销售和出入库登记记录应当保存至超过蛋白同化制剂、肽类激素有效期 2 年。

生产企业只能向医疗机构、符合规定的药品批发企业和其他同类生产企业供应蛋白同化制剂、肽类激素。蛋白同化制剂、肽类激素的批发企业只能向医疗机构及蛋白同化制剂、肽类激素的生产企业和其他同类批发企业供应蛋白同化制剂、肽类激素。蛋白同化制剂、肽类激素的进口单位只能向蛋白同化制剂、肽类激素的生产企业、医疗机构和符合规定的药品批发企业供应蛋白同化制剂、肽类激素。

除胰岛素外，药品零售企业不得经营蛋白同化制剂或者其他肽类激素。

3. 兴奋剂的进出口管理　进口蛋白同化制剂、肽类激素，除依照药品管理法及其实施条例的规定取得国务院药品监督管理部门发给的进口药品注册证书外，还应当取得进口准许证。申请进口蛋白同化制剂、肽类激素，应当说明其用途。国务院药品监督管理部门应当自收到申请之日起 15 个工作日内做出决定；对用途合法的，应当予以批准，发给进口准许证。海关凭进口准许证放行。

申请出口蛋白同化制剂、肽类激素，应当说明供应对象并提交进口国政府主管部门的相关证明文件等资料。省、自治区、直辖市人民政府药品监督管理部门应当自收到申请之日起 15 个工作日内做出决定；提交进口国政府主管部门的相关证明文件等资料的，应当予以批准，发给出口准许证。海关凭出口准许证放行。

4. 兴奋剂的使用管理　医疗机构只能凭依法享有处方权的执业医师开具的处方向患者提供蛋白同化制剂、肽类激素，处方应当保存 2 年。

5. 兴奋剂的包装管理　药品、食品中含有兴奋剂目录所列禁用物质的，生产企业应当在包装标识或者产品说明书上用中文注明"运动员慎用"字样。

二、含特殊药品复方制剂的管理

含特殊药品复方制剂，从分类管理的角度来看，既有按处方药管理的，也有按非处方药管理的。但是，部分含特殊药品复方制剂（如含麻黄碱类复方制剂、含可待因复方口服液体制剂和复方甘草片等），因其所含成分的特殊性使之具有不同于一般药品的管理风险，如果管理不善导致其从药用渠道流失，则会被滥用或用于提取制毒。

近年来，为了加强对含特殊药品复方制剂的监管，国家药品监督管理部门会同相关部门连续发布了多个关于加强含特殊药品复方制剂管理的规范性文件，如《关于进一步加强含麻黄碱

类复方制剂管理的通知》（2008 年 10 月 27 日发布）、《关于切实加强部分含特殊药品复方制剂销售管理的通知》（2009 年 8 月 18 日发布）、《关于加强含麻黄碱类复方制剂管理有关事宜的通知》（2012 年 9 月 4 日发布），有效遏制此类药品从药用渠道流失、滥用，保障公众的健康安全。

部分含特殊药品复方制剂的品种范围见表 13-4。

表 13-4　部分含特殊药品复方制剂的品种范围

类别	品名
口服固体制剂（每剂量单位含可待因 ≤ 15mg；含双氢可待因 ≤ 10mg；含羟考酮 ≤ 5mg 的复方制剂）	阿司待因片；阿司可咖胶囊；阿司匹林可待因片；氨酚待因片；氨酚待因片（Ⅱ）；氨酚双氢可待因片；复方磷酸可待因片；可待因桔梗片；氯酚待因片；洛芬待因缓释片；洛芬待因片；萘普待因片；愈创嗯粟待因片
含可待因复方口服液体制剂（列入第二类精神药品管理）	复方磷酸可待因溶液；复方磷酸可待因溶液（Ⅱ）；复方磷酸可待因口服溶液；复方磷酸可待因口服溶液（Ⅲ）；复方磷酸可待因糖浆；可愈糖浆；愈酚待因口服溶液；愈酚伪麻待因口服溶液
复方地芬诺酯片	
复方甘草片、复方甘草口服溶液	
含麻黄碱类复方制剂	
其他含麻醉药品口服复方制剂	复方福尔可定口服溶液；复方福尔可定糖浆；复方枇杷喷托维林颗粒；尿通卡克乃其片
含曲马多口服复方制剂	复方曲马多片；氨酚曲马多片；氨酚曲马多胶囊

具有《药品经营许可证》的企业均可经营含特殊药品复方制剂。药品生产企业和药品批发企业可以将含特殊药品复方制剂销售给药品批发企业、药品零售企业和医疗机构（另有规定的除外）。药品批发企业购销含特殊药品复方制剂时，应对供货单位和购货单位的资质进行严格审核，确认其合法性后，方可进行含特殊药品复方制剂购销活动。

药品零售企业销售含特殊药品复方制剂时，应当严格执行处方药与非处方药分类管理有关规定，复方甘草片、复方地芬诺酯片列入必须凭处方销售的处方药管理，严格凭医师开具的处方销售；除处方药外，非处方药一次销售不得超过 5 个最小包装（含麻黄碱类复方制剂另有规定除外）。药品零售企业销售含特殊药品复方制剂时，如发现超过正常医疗需求，大量、多次购买上述药品的，应当立即向当地药品监督管理部门报告。药品生产企业和药品批发企业禁止使用现金进行含特殊药品复方制剂交易。在含特殊药品复方制剂的销售过程中，企业如发现购买方资质可疑或采购人员身份可疑的，应请相关主管部门协助核实，若发现异常应及时报告并终止交易。

1. 含麻黄碱类复方制剂的管理　2012 年 9 月 4 日，国家食品药品监督管理部门、公安部、卫生部联合发布《关于加强含麻黄碱类复方制剂管理有关事宜的通知》（国食药监办〔2012〕260 号），该通知对含麻黄碱类复方制剂的销售管理做出了新的规定。将单位剂量麻黄碱类药物含量大于 30mg（不含 30mg）的含麻黄碱类复方制剂，列入必须凭处方销售的处方药管理。医疗机构应当严格按照《处方管理办法》开具处方。药品零售企业必须凭执业医师开具的处方销售上述药品。含麻黄碱类复方制剂每个最小包装规格麻黄碱类药物含量口服固体制剂不得超过 720mg，口服液体制剂不得超过 800mg。药品零售企业销售含麻黄碱类复方制剂，应当查验购买者的身份证（居民身份证、军人证件、护照），并对其姓名和身份证号码予以登记。除处方药按处方剂量销售外，一次销售不得超过 2 个最小包装。药品零售企业不得开架销售含麻黄碱类复方制剂，应当设置专柜由专人管理、专册登记，登记内容包括药品名称、规格、销售数量、生产企业、生产批号、购买人姓名、身份证号码。药品零售企业发现超过正常医疗需求，大量、多次购买含麻黄碱类复方制剂的，应当立即向当地药品监管部门和公安机关报告。国家食品药品监督管理部门于2013年10月29日印发《关于加强互联网药品销售管理的通知》（食药监药化监〔2013〕223号），明确规定含麻黄碱类复方制剂（含非处方药品种）一律不得通过互联网向个人消费者销售。

2. 含可待因复方口服液体制剂的管理　自2015年5月1日起，含可待因复方口服液体制剂（包括口服溶液剂和糖浆剂）已列入第二类精神药品管理。不具备第二类精神药品经营资质的企业不得再购进含可待因复方口服液体制剂。具有经营资质的药品零售企业，销售含可待因复方口服液体制剂时，必须凭医疗机构使用精神药品专用处方开具的处方销售，单方处方量不得超过7日常用量。自2016年1月1日起，生产和进口的含可待因复方口服液体制剂必须在其包装和说明书上印有规定的标识。

复方甘草片、复方地芬诺酯片应设置专柜由专人管理、专册登记。

【课后案例】

易制毒化学品非法买卖

2011年7月至12月间，被告人王某在未取得《药品经营许可证》的情况下，借用南京某公司的药品经营许可资质，先后从长春某公司购进1988250瓶、价值人民币共计755.535万元的"肖咳宁片"（含麻黄碱类复方制剂）。随后，王某采取虚构合法交易的形式，将上述药品非法销售给林某等人。2013年南京某法院对这起江苏省首例非法经营含麻黄碱类复方制剂案做出一审宣判，被告人王某因非法经营药品近200万瓶共计755.535万元，被认定为情节特别严重，构成非法经营罪，被判处有期徒刑9年，并处没收个人财产700万元。虽然我国于2005年和2010年先后颁布实施《易制毒化学品管理条例》和《药品类易制毒化学品管理办法》加强药品类易制毒化学品管理，防止流入非法渠道，但该案中的"肖咳宁片"仍然通过看似合法的形式流入非法渠道。该事件值得深思。

【思考】

结合该案，分析如何规范特殊管理药品的经营以防止其流入非法渠道？

【思考题】

1. 为什么将有关药品归类为特殊管理药品？
2. 区块链技术能在特殊管理药品监管中发挥什么作用，如何实施特殊管理药品的区块链监管活动？
3. 含特殊药品复方制剂与普通制剂的经营管理有哪些区别？
4. 兴奋剂治理存在哪些问题，如何加强兴奋剂的监督管理？
5. 简述A型肉毒毒素作为医疗用毒性药品的使用注意。
6. 为什么要对药品类易制毒化学品进行强制管理？

第十四章
药品知识产权保护

【学习目标】

1. 掌握：药品知识产权的概念及种类，药品专利保护的相关规定，药品商标保护的相关规定。

2. 熟悉：我国药品知识产权保护的法律渊源、医药著作权、商业秘密与未披露数据保护的相关规定。

3. 了解：知识产权的概念和基本特征；药品知识产权保护产生的影响。

【引导案例】

药品专利是否仅属于原研药企业

2015 年 11 月，国内 A 制药有限公司（简称 A）向某法院提起专利侵权诉讼，称 B 制药有限公司（简称 B）侵犯了其拥有的三项 a 药品标准必要专利。自此，A 与 B 围绕着 a 药品标准的必要专利先后提起了一系列诉讼或者专利无效程序案件，包括专利侵权之诉、滥用标准必要专利的垄断之诉和专利无效程序等。截至 2018 年 5 月，A 与 B 发生的 a 药品标准必要专利纠纷系列案件中，相关专利侵权之诉、垄断之诉案件均以 B 败诉或者撤诉而告终，仅有专利无效程序仍在继续。

【思考】

1. a 药品其原研药企业为法国 B 药厂，最早于 1969 年在美国提出专利申请并于 1972 年获得授权，为何 A 在系列案件中可以胜诉？

2. 如何理解"药品专利常青"对医药企业和公共健康的影响？

第一节　药品知识产权概述

一、药品知识产权

（一）知识产权的概念、基本特征、种类

1.知识产权的概念　知识产权（intellectual property）是指公民、法人或其他组织对其在科学

技术和文学艺术等领域内，主要基于智力劳动创造完成的成果所依法享有的专有权利。

准确掌握其含义，应注意以下几点：①知识产权的对象是智力劳动的成果。②作为知识产权对象的智力劳动成果不是一般的智力劳动成果，而是创造性的智力劳动成果。③知识产权是主体基于智力劳动成果享有的各项权利的总称。④知识产权是基于创造性智力成果的完成和法律的规定产生的。

2. 知识产权的基本特征　知识产权虽然属于民事权利的范畴，但与其他民事权利相比，具有以下一些基本特征。

（1）专有性　知识产权是一种专有性的民事权利。知识产权的专有性主要表现在两个方面：①知识产权为权利人所独占，权利人垄断这种专有专利并受到严格保护，没有法律规定或未经权利人许可，任何人不得使用权利人的智力劳动成果。②对同一项智力劳动成果，不允许有两个或两个以上同一属性的知识产权并存，如两个相同的发明物，根据法律程序只能将专利权授予其中一个，而以后的发明与已有的技术相比，如无突出的实质性特点和显著进步，也不能取得相应权利。

（2）地域性　作为一种专有权，知识产权在空间上的效力并不是无限的，它受到地域的限制，具有严格的地域性，其效力只限于本国境内。按照一国法律获得承认和保护的相关权利，只能在该国范围内发生法律效力，除签有国际公约或双边互惠协定的以外，知识产权没有域外效力，其他国家没有对这种权利进行保护的义务。

（3）时间性　知识产权所有权人对其智力成果仅在一个法定期限内受到保护，一旦超过法律规定的有效期限，专有权即终止，相关智力成果即成为整个社会的共同财富，为全人类所共享。

3. 知识产权的种类　根据 1883 年的《保护工业产权巴黎公约》和 1886 年的《保护文学和艺术作品伯尔尼公约》，知识产权主要包括工业产权（industrial property）和著作权（copyright）两大部分；其中工业产权包括专利权、商标权、禁止不正当竞争权等，著作权（又称版权）包括作者的人身权（精神权利）、财产权（经济权利）和传播者权（邻接权）。

1967 年的《建立世界知识产权组织公约》，对知识产权采取了较为广义的划分方法，认为知识产权应包括下列八项权利：①与文学、艺术及科学技术作品有关的权利，即著作权。②与表演艺术家的演出、录音和广播有关的权利，即邻接权。③专利发明及非专利发明享有的权利。④关于科学发现的权利。⑤关于工业品式样的权利。⑥关于商品商标、服务商标、厂商名称和标记的权利。⑦关于制止不正当竞争的权利。⑧在工业、科学及文学艺术领域的智力创造活动所产生的权利。

1991 年，世界贸易组织（World Trade Organization，WTO）在其签署的《与贸易有关的知识产权协定》（agreement on trade–related aspects of intellectual property rights，TRIPs）中，明确其所管辖的知识产权种类包括著作权及邻接权、商标权、地理标志权、工业品外观设计权、专利权、集成电路布图设计权、未披露信息（主要指商业秘密）的保护权。由于世界贸易组织在当今国际经济贸易中的重要地位，其对知识产权的划分已被国际社会广泛接受。

（二）药品知识产权的概念和分类

1. 药品知识产权的概念　药品知识产权是指一切与药品有关的发明创造和智力劳动成果的财产权。

2. 药品知识产权的分类　概括起来，药品知识产权主要包括以下几大类：

（1）发明创造类　主要有药品专利，包括依法取得专利权的新医药产品、生产工艺、配方、生产方法以及新剂型、制药装备、医疗器械和新颖的药品包装、药品造型等。

（2）著作权类　作者或其他著作权人依法对其创作的医药作品所享有的各项人身权利和财产

权利。

（3）商标类　主要是已注册或已依法取得认定的医药品商标、服务商标、原产地名称等。

（4）医药商业秘密　主要包括医药经营秘密和医药技术秘密。

二、我国药品知识产权保护体系

现阶段，我国主要通过加入相关国际组织、国际公约（表 14-1）和制定法律体系保护药品知识产权（表 14-2）。

（一）我国加入的知识产权保护国际组织和国际公约

1. 世界知识产权组织（World Intellectual Property Organization，WIPO）　WIPO 隶属于联合国，目前是国际社会中处理国际性知识产权问题的唯一管理机构，根据 51 个国家 1967 年 7 月 14 日在斯德哥尔摩签署的《建立世界知识产权组织公约》成立。WIPO 的使命是领导平衡、有效的国际知识产权体系的发展，使创新和创造力造福所有人。到 2021 年 3 月，WIPO 有 193 个成员国，我国于 1980 年加入。

2. 世界贸易组织（WTO）　WTO 于 1995 年 1 月 1 日建立，其前身是关税与贸易总协定（GATT）。WTO 是处理国家间贸易规则的唯一全球性国际组织。到 2021 年 3 月，WTO 有成员国 164 个，占世界贸易的 98%，超过 20 个国家正在寻求加入 WTO。我国于 2001 年 12 月 11 日正式加入 WTO。

3.《与贸易有关的知识产权协定》（TRIPs）　1991 年，在 GATT 缔约国的乌拉圭回合谈判中通过 TRIPs，WTO 成立后，专门成立知识产权理事会，监督和管理《与贸易有关的知识产权协定》的实施，使其成为世界知识产权组织以外另一个管辖知识产权的国际组织，从 1995 年 1 月 1 日起生效。

4. 其他国际公约　主要包括《保护工业产权巴黎公约》（简称《巴黎公约》）、《保护文学和艺术作品伯尔尼公约》（简称《伯尔尼公约》）、《世界版权公约》、《商标国际注册马德里协定》、《专利合作条约》（简称 PCT）等（表 14-1）。

表 14-1　我国加入的与药品知识产权相关的国际公约

名称	公约生效时间	我国加入的时间
建立世界知识产权组织公约	1970 年	1980 年 6 月 3 日
保护工业产权巴黎公约	1884 年	1985 年 3 月 19 日
商标国际注册马德里协定	1892 年	1989 年 10 月 4 日
保护文学和艺术作品伯尔尼公约	1887 年	1992 年 10 月 15 日
世界版权公约	1955 年	1992 年 10 月 30 日
专利合作条约	1978 年	1994 年 1 月 1 日
商标注册用商品与服务国际分类尼斯协定	1961 年	1994 年 8 月 9 日
国际承认用于专利程序的微生物保存布达佩斯条约	1980 年	1995 年 7 月 1 日
商标国际注册马德里协定的议定书	1996 年	1995 年 12 月 1 日
工业品外观设计国际分类洛迦诺协定	1971 年	1996 年 9 月 19 日

续表

名称	公约生效时间	我国加入的时间
国际专利分类斯特拉斯堡协定	1975 年	1997 年 6 月 19 日
国际植物新品种保护公约	1968 年	1999 年 4 月 23 日
与贸易有关的知识产权协议（TRIPs）	1995 年	2001 年 12 月 11 日
世界知识产权组织版权公约	2002 年	2007 年 6 月 9 日

（二）我国药品知识产权保护法律法规

为适应国际形势的发展，我国的药品知识产权保护体系已基本建立，形成了以专利、商标及著作权为主的知识产权法律框架。我国药品知识产权保护的主要法律法规见表 14-2。

表 14-2　我国药品知识产权保护的主要法律法规

类别	名称	时间（年）
法律	中华人民共和国宪法	2018
	中华人民共和国民法典	2021
	中华人民共和国反不正当竞争法	2019
	中华人民共和国商标法	2019
	中华人民共和国著作权法	2020
	中华人民共和国专利法	2021
	中华人民共和国药品管理法	2019
	中华人民共和国刑法	2021
	中华人民共和国科学进步法	2008
	中华人民共和国中医药法	2017
	专利代理条例	2019
行政法规	野生药材资源保护管理条例	1987
	中药品种保护条例	2018
	中华人民共和国著作权法实施条例	2013
	计算机软件保护条例	2013
	中华人民共和国商标法实施条例	2014
	中华人民共和国专利法实施细则	2010
	著作权集体管理条例	2013
	中华人民共和国药品管理法实施条例	2019

注：时间是指最新版的实施、修订或修正年份。

第二节　药品专利保护

一、药品专利概述

（一）药品专利的分类

根据《中华人民共和国专利法》（以下简称《专利法》），药品专利可以分为发明专利、实用新型专利和外观设计专利三种类型。

1. 发明专利　发明是指对产品、方法或者其改进所提出的新的技术方案。药品发明专利包括新产品专利、新制备方法专利、新检测方法专利和新用途专利。

（1）新产品专利　主要包括：①新物质，主要包括有一定医疗用途的新化合物、新基因工程产品、新生物制品；用于制药的新原料、新辅料、新中间体、新代谢物和新药物前体、新异构体、新的有效晶型、新分离或提取得到的天然物质等。②药物组合物，指两种或两种以上元素或化合物按一定比例组成具有一定性质和用途的混合物，包括中药新复方制剂、中药的有效部位、药物的新剂型等。③经过分离成为纯培养物并且具有特定工业用途的微生物及其代谢产物。

（2）新制备方法专利　主要包括化合物新的制备方法、组合物新的制备方法、新工艺、新的加工处理法，中药新的提取分离方法、纯化方法、炮制方法及新动物、新矿物、新微生物的生产方法等。

（3）新检测方法专利　主要包括对药物的某个或某些主要成分、活性成分或者杂质，提出的新的检测方法或分析方法等。

（4）新用途专利　主要包括已知化合物新的医药用途、药物的新的适应证等。

2. 实用新型专利　实用新型是指对产品的形状、构造或者其结合所提出的适于实用的新的技术方案。其主要包括：①某些与功能相关的药物剂型、形状、结构的改变，如新型缓释制剂通过改变药品的外层结构达到延长药品疗效的技术方案。②诊断用药的试剂盒与功能有关的形状、结构的改进。③生产药品的专用设备、结构及其结合所进行的改进。④某些单剂量给药器与药品功能有关的包装容器的形状、结构和开关技巧等。

3. 外观设计专利　外观设计是指对产品的形状、图案、色彩或其结合所做出的富有美感并适于工业应用的新设计。主要涉及：①药品外观和包装容器外观等，如药品的新造型或其与图案、色彩的搭配与组合。②新的盛放容器，如药瓶、药袋等。③富有美感和特色的说明书、容器和包装盒等。

（二）药品专利权

1. 药品专利权的概念　指药品专利权人在法定期限内对其发明创造成果依法享有的专有权。它是基于某种医药发明创造，并由申请人向国家知识产权局提出该医药发明的专利申请，经国家知识产权局依法审查核准后，授予申请人在规定期限内对该项发明创造享有的专有权。

2. 药品专利权人的权利　药品专利权人的权利大体可以分为以下几项：

（1）实施权　即专利权人享有自己实施其专利技术的权利，专利技术的价值是通过实施得以实现的，即实施专利技术可以给实施人带来相应的财产利益。专利权人申请专利的直接目的就是为了垄断该项技术的实施权。

（2）禁止权　即专利权人有禁止他人实施其专利技术的权利，专利权人有禁止他人未经许可擅自实施其发明创造的权利，以确保自己独占实施权的实现。这一权能是与前项垄断性的实施权互为补充的。

（3）处分权　即专利权人有处分其专利的权利，专利权人有转让其专利权、放弃其专利权、许可他人实施其专利技术并收取专利使用费的权利。

（4）标注权　即在产品或包装上注明专利标记或专利号的权利，专利权人享有在其专利产品或使用专利方法获得的产品或产品的包装上标注专利标记和专利号的权利。

（三）药品专利链接制度

《专利法》第七十六条建立了中国药品专利链接制度，确立了药品专利早期纠纷解决的法律依据。根据该条第一款的规定，药品上市审评审批过程中，因申请注册的药品相关的专利权产生纠纷的，相关当事人可以向人民法院起诉，请求就申请注册的药品相关技术方案是否落入他人药品专利权保护范围做出判决。国务院药品监督管理部门在规定的期限内，可以根据人民法院生效裁判做出是否暂停批准相关药品上市的决定。根据该条第二款的规定，相关当事人也可以就申请注册的药品相关的专利权纠纷，向国务院专利行政部门请求行政裁决。该条第三款则授权国务院药品监督管理部门会同国务院专利行政部门制定药品上市许可审批与药品上市许可申请阶段专利权纠纷解决的具体衔接办法，报国务院同意后实施。

（四）药品专利保护期补偿制度

为补偿新药上市审评审批占用的时间，对在中国获得上市许可的新药发明专利，国务院专利行政部门应专利权人的请求给予专利权期限补偿。补偿期限不超过五年，新药批准上市后总有效专利权期限不超过十四年。

二、药品专利权的获得

（一）授予药品专利权的条件

1. 药品发明专利和实用新型专利　授予发明专利和实用新型专利应具备新颖性、实用性和创造性。①新颖性，指该发明或者实用新型不属于现有技术，也没有任何单位或者个人就同样的发明或者实用新型在申请日以前向国务院专利行政部门提出过申请，并记载在申请日以后公布的专利申请文件或者公告的专利文件中。②实用性，指该发明或者实用新型能够制造或者使用，并且能够产生积极效果。③创造性，指与现有技术相比，该发明具有突出的实质性特点和显著的进步。

2. 药品外观设计专利　授予专利权的外观设计应具备以下条件：①应当不属于现有设计；也没有任何单位或者个人就同样的外观设计在申请日以前向国务院专利行政部门提出过申请，并记载在申请日以后公告的专利文件中。②与现有设计或者现有设计特征的组合相比，应当具有明显区别。③不得与他人在申请日以前已经取得的合法权利相冲突。

（二）药品专利权的申请

1. 申请文件　撰写完整的申请文件在专利申请的整个程序中占据非常重要的地位，直接影响到专利是否能成功申请和获得完整的保护。

申请发明专利的，应当提交请求书、权利要求书、说明书及其摘要、说明书附图（必要时）。申请实用新型专利的，应当提交请求书、权利要求书、说明书及其摘要、说明书附图。申请外观设计专利的，应当提交请求书、该外观设计的图片或者照片以及对该外观设简要说明。

2. 申请流程　我国专利可通过书面和电子两种形式申请。以书面形式申请专利的，应当向国家知识产权局专利局提交申请文件一式一份；以电子形式申请专利的，应当通过专利电子申请系统（电子申请客户端或在线业务办理平台）以电子文件形式提交相关专利申请文件及手续，提交文件的格式应符合《电子申请文件格式要求说明》《关于外观设计专利电子申请提交规范注意事项》的相关要求。

发明专利申请主要分申请受理、初步审查、公告、实质审查、授权五个阶段，而实用新型和外观设计专利主要进行其中的申请受理、初步审查、授权三个阶段（图 14-1）。

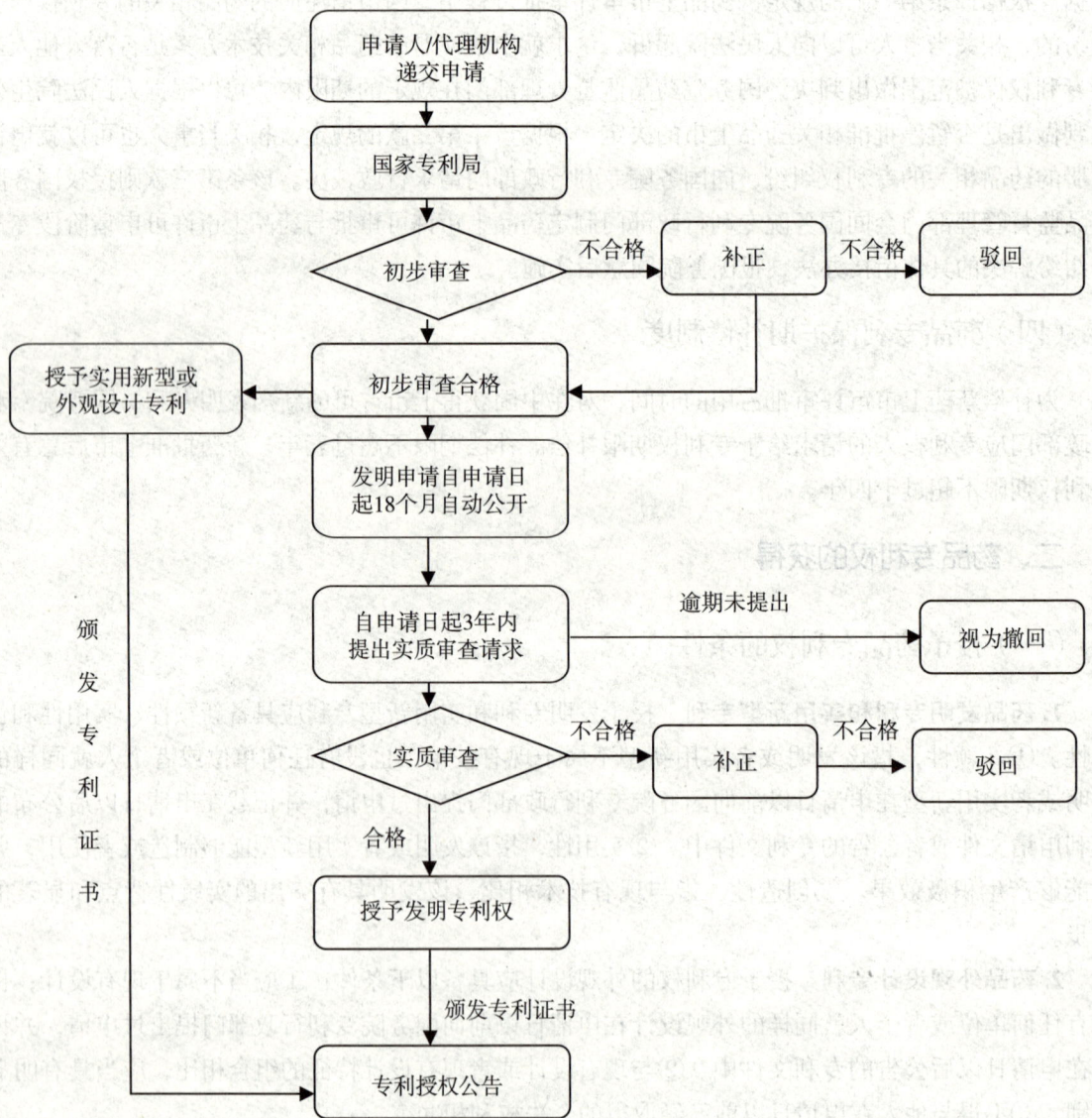

图 14-1　专利的申请与审查流程图

三、药品专利权的期限、终止和无效

（一）专利权的期限

发明专利权的期限为 20 年，实用新型专利权的期限为 10 年，外观设计专利权的期限为 15 年，均自申请日起计算。

自发明专利申请日起满四年，且自实质审查请求之日起满三年后授予发明专利权的，国务院专利行政部门应专利权人的请求，就发明专利在授权过程中的不合理延迟给予专利权期限补偿，但由申请人引起的不合理延迟除外。

（二）专利权的终止

有下列情形之一的，专利权在期限届满前终止：①没有按照规定缴纳年费的。②专利权人以书面声明放弃其专利权的。专利权在期限届满前终止的，由国务院专利行政部门登记和公告。

（三）专利权的无效

自国务院专利行政部门公告授予专利权之日起，任何单位或者个人认为该专利权的授予不符合本法有关规定的，可以请求专利复审委员会宣告该专利权无效。宣告无效的专利权视为自始即不存在。

第三节　药品商标保护

一、药品商标

（一）商标的含义和特征

1. 商标的含义　商标（trademark）是指能够将不同的生产经营者所提供的商品或者服务区别开来，并可为人所感知的显著标记。任何能够将自然人、法人或者其他组织的商品与他人的商品区别开的标志，包括文字、图形、字母、数字、三维标志、颜色组合和声音等，以及上述要素的组合，均可以作为商标申请注册。

2. 商标的特征　商标作为一种识别性标记，具有以下基本特征：①显著性，即不与他人的商标相混同。②独占性，注册商标所有人对其商标具有专有权、独占权，未经注册商标所有人许可，他人不得擅自使用，否则即构成侵权。③价值性，商标能吸引消费者认牌购物，给经营者带来丰厚的利润。④竞争性，商标是参与市场竞争的工具，商标的知名度越高，其商品或服务的竞争力越强。

（二）药品商标的定义及特性

1. 药品商标的定义　药品商标是指文字、图形、字母、数字、三维标志、颜色组合和声音等，以及上述要素的组合，能够将医药生产者、经营者用来区别于他人生产、经营的药品或药学服务的可视性标记。

2. 药品商标的特性　医药商标除具有一般商标的特征外，还有以下一些特性：①设计必须符

合医药行业的属性，即健康性、安全性、生命性。②药品商标不得使用药品的通用名称。③相对其他类别的商标，药品商标叙述性词汇多。

（三）药品商标的分类

商标的分类方法很多，根据不同的分类标准，药品商标也可分为多种。

1. 根据商标的结构形态　药品商标可分为：①平面商标，包括单一的文字商标、图形商标、数字商标以及文字与图形的组合商标。②立体商标，商品或其包装的外形或者表示服务特征的外形组成的商标，如三精葡萄糖酸钙的"蓝瓶"包装。

2. 根据商标的使用对象　按商标使用对象，药品商标可分为：①商品商标，如"汇仁"牌乌鸡白凤丸、"仲景"牌六味地黄丸。②服务商标，如"开心人"大药房中的"开心人"即为服务商标。

3. 根据商标的知名度　驰名商标，指由国务院工商行政部门认定的在市场上享有较高声誉并为相关公众所熟知的商标。

4. 根据商标的作用功能　药品商标可分为：①集体商标，是指以团体、协会或者其他组织名义注册，供该组织成员在商事活动中使用，以表明使用者在该组织中的成员资格的标志，如"林都北药"即表明商品的经营者或提供者属于伊春市北药开发协会的成员。②证明商标，是指由对某种商品或者服务具有监督能力的组织所控制，而由该组织以外的单位或者个人使用于其商品或者服务，用以证明该商品或者服务的原产地、原料、制造方法、质量或者其他特定品质的标志，如"陇西黄芪""陇西白条党参"。

二、药品商标权的获得

（一）药品商标的形式与内容

1. 商标和注册商标中禁用以下文字、图形

（1）同中华人民共和国的国家名称、国旗、国徽、国歌、军旗、军徽、军歌、勋章等相同或者近似的，以及同中央国家机关的名称、标志、所在地特定地点的名称或者标志性建筑物的名称、图形相同的。

（2）同外国的国家名称、国旗、国徽、军旗等相同或者近似的，但经该国政府同意的除外。

（3）同政府间国际组织的名称、旗帜、徽记等相同或者近似的，但经该组织同意或者不易误导公众的除外。

（4）与表明实施控制、予以保证的官方标志、检验印记相同或者近似的，但经授权的除外。

（5）同"红十字""红新月"的名称、标志相同或者近似的。

（6）带有民族歧视性的。

（7）带有欺骗性，容易使公众对商品的质量等特点或者产地产生误认的。

（8）有害于社会主义道德风尚或者有其他不良影响的。

县级以上行政区划的地名或者公众知晓的外国地名，不得作为商标。但是，地名具有其他含义或者作为集体商标、证明商标组成部分的除外；已经注册的使用地名的商标继续有效。

2. 下列标志不得作为商标注册

（1）仅有本商品的通用名称、图形、型号的。

（2）仅直接表示商品的质量、主要原料、功能、用途、重量、数量及其他特点的。

（3）缺乏显著特征的。

（二）药品商标的注册审批

1. 主管部门　根据我国《商标法》规定，国务院工商行政管理部门商标局主管全国商标注册和管理的工作。商标局对每一件商标注册申请，依照《商标法》的规定程序进行审查，对符合注册商标条件的，方予注册。

2. 药品商标的审批程序

（1）提交申请　商标注册申请人应当按规定的商品分类表填报使用商标的商品类别和商品名称，提出注册申请，提交商标图样，附送有关证明文件，缴纳申请费用。

（2）形式审查　申请手续齐备并按照规定填写申请文件的，商标局发给"受理通知书"；申请手续基本齐备或者申请文件填写基本合格，但需补正的，商标局发给"商标注册申请补正通知书"；申请手续不齐或申请文件填写不合格，发"不予受理通知书"，予以退回。

（3）实质审查　商标局查核申请商标是否有显著性，是否符合商标法律法规的注册规定，如果审核通过，进入初审公告阶段。

（4）初审公告　对经审查后初步审定的商标，由商标局进行为期3个月的初审公告，若无人提出异议，该商标即可以成功注册。

（5）注册公告　初审公告期若无异议或经裁定异议不成立的，由国家商标局核准注册，发给商标注册证，并在《商标公告》上予以公告。

（三）药品商标权的主要内容

商标持有人在取得注册商标后，对该商标享有以下一些权利：

1. 专有使用权　指药品商标专有权人对自己注册的商标在法律规定范围内的专有使用、不受他人侵犯的权利。

2. 禁止权　指药品商标权人有禁止他人未经许可使用其注册商标，或以其他方式侵犯其商标专有权的权利。

3. 转让权　指药品商标权人在法律允许的范围内，将其注册商标有偿或无偿转让的权力，转让注册商标的，转让人与受让人应当签订转让协议，并共同向商标局提出申请。

4. 许可权　指药品商标权人以收取使用费用为代价，通过合同的方式许可他人使用其注册商标的权力。

三、药品商标权的保护细则

（一）商标权的保护范围与期限

1. 商标权的保护范围　注册商标专用权的保护，以核准注册的商标和核定使用的商品为限。

2. 商标权的保护期限　注册商标的有效期为10年，自核准注册之日起计算。注册商标有效期满，需要继续使用的，商标注册人应当在期满前12个月内按照规定办理续展手续；在此期间未能办理的，可以给予6个月的宽展期。每次续展注册的有效期为10年，自该商标上一届有效期满次日起计算。期满未办理续展手续的，注销其注册商标。

（二）药品商标侵权的认定

有下列行为之一的，均属侵犯注册商标专用权：

1. 未经商标注册人的许可，在同一种商品上使用与其注册商标相同的商标的。

2. 未经商标注册人的许可，在同一种商品上使用与其注册商标近似的商标，或者在类似商品上使用与其注册商标相同或者近似的商标，容易导致混淆的。

3. 销售侵犯注册商标专用权的商品的。

4. 伪造、擅自制造他人注册商标标识或者销售伪造、擅自制造的注册商标标识的。

5. 未经商标注册人同意，更换其注册商标并将该更换商标的商品又投入市场的。

6. 故意为侵犯他人商标专用权行为提供便利条件，帮助他人实施侵犯商标专用权行为的。

7. 给他人的注册商标专用权造成其他损害的。

（三）药品商标侵权行为人的法律责任

药品商标侵权发生时，侵权行为人应承担的法律责任主要有三种责任，即行政责任、民事责任、刑事责任。

1. 行政责任　对医药商标侵权行为，工商行政管理部门有权责令侵权行为人停止侵权行为，没收、销毁侵权商品和主要用于制造侵权商品、伪造注册商标标识的工具，罚款等。

2. 民事责任

（1）停止侵权　医药商标侵权行为人应该根据工商行政管理部门的处理决定或者人民法院的裁判，立即停止正在实施的侵权行为并销毁侵权商品。

（2）赔偿损失　侵犯商标专用权的赔偿数额，按照权利人因被侵权所受到的实际损失确定；实际损失难以确定的，可以按照侵权人因侵权所获得的利益确定；权利人的损失或者侵权人获得的利益难以确定的，参照该商标许可使用费的倍数合理确定。

（3）消除影响　在侵权者实施侵权行为给注册商标持有人在市场上的商誉造成损害时，侵权者就应当采用适当的方式承担消除影响的法律责任。

3. 刑事责任　有下列情形之一构成犯罪，除赔偿被侵权人的损失外，依法追究刑事责任。

（1）未经商标注册人许可，在同一种商品上使用与其注册商标相同的商标。

（2）伪造、擅自制造他人注册商标标识或者销售伪造、擅自制造的注册商标标识。

（3）销售明知是假冒注册商标的商品。

第四节　医药著作权、商业秘密与未披露数据的保护

一、医药著作权

（一）著作权的概念

著作权，亦称版权，是指作者或其他著作权人依法对文学、艺术或科学作品所享有的各项专有权利的总称。这些专有权利主要包括各项人身权利和财产权利。

著作权人的人身权主要有发表权、署名权、修改权和保护作品完整权；著作权人的财产权主要有复制权、表演权、广播权、展览权、发行权、改编权、翻译权、汇编权、摄制权、出租权、

信息网络传播权、放映权等。

（二）医药著作权的主要表现形式

跟医药相关的著作权类知识产权主要有：①由医药企业或人员创作或提供资金、资料等创作条件或承担责任的医药类百科全书、年鉴、辞书、教材、文献、期刊、摄影、录音录像等作品的著作权和邻接权，如《药事管理学》教学课件、医药百科全书等。②涉及医药计算机软件或多媒体软件，如药物信息咨询系统、药厂药品生产管理系统等。③药品临床前研究产生的实验数据和药品临床研究产生的试验数据。

（三）医药著作权的保护

1. 医药著作权的取得　我国在著作权取得问题上采取了自动取得制度。《著作权法》第二条规定："中国公民、法人或者非法人组织的作品，不论是否发表，依照本法享有著作权。"也就是说，著作权自作品完成创作之日起产生，并受《著作权法》的保护。

外国人、无国籍人的作品根据其作者所属国或者经常居住地国同中国签订的协议或者共同参加的国际条约享有的著作权，受《著作权法》保护；外国人、无国籍人的作品首先在中国境内出版的，依照《著作权法》享有著作权；未与中国签订协议或者共同参加国际条约的国家的作者以及无国籍人的作品首次在中国参加的国际条约的成员国出版的，或者在成员国和非成员国同时出版的，受《著作权法》保护。

2. 医药著作权侵权行为的认定　根据《著作权法》第五十条、第五十一条、第五十二条的规定，医药著作权的侵权行为可以归纳为以下几种。

（1）擅自发表他人作品　未经作者同意，公开作者没有公开过的作品的行为。

（2）歪曲、篡改他人作品　未经作者同意，以删节、修改等行为破坏作品的真实含义的行为。

（3）侵占他人作品　未经合作作者的许可，将与他人合作创作的作品当作自己单独创作的作品发表的行为。

（4）强行在他人作品上署名　指自己未参加作品的创作，却以种种不正当的手段在他人创作发表的作品上署名。

（5）擅自使用他人的作品　指未经著作权人的许可，又无法律上的规定而使用他人作品。

（6）拒付报酬　指使用他人的作品，而未按规定支付报酬的行为。

（7）剽窃他人的作品　指将他人的作品当作自己创作的作品发表的行为。

（8）侵犯专有出版权和版式设计权　专有出版权是指出版单位通过与作者订立合同，而在约定的期限或地域内获得出版作者作品的一种专有权利。专有出版权受法律保护，任何人不得出版同一作品。

（9）制作、出售假冒他人署名的作品　无论是以何种方式假冒他人的署名，只要未经他人同意，以营利为目的，即构成侵权。

（10）侵犯邻接权　指侵犯表演者、录音、录像制作者权和广播电视组织权。

（11）其他除上述10种侵权行为之外，下列行为也应属于侵权行为　未经著作权人或者著作权有关权利人的许可，故意避开或者破坏权利人为其作品、录音录像制品等采取的保护著作权或者著作权有关的权利的技术措施的；未经著作权人或者与著作权有关的权利人许可，故意删除或者改变作品、录音录像制品等的权利管理电子信息的。

3. 著作权侵权行为人的法律责任 著作权侵权行为发生时，著作权侵权行为人应承担以下法律责任。

（1）民事责任 ①停止侵害，即责令正在实施侵害他人著作权的行为人立即停止其侵权行为。无论侵权行为人主观上有无过错，只要在客观上构成了侵权行为，都应立即停止。②消除影响，即责令侵权行为人在一定范围内澄清事实，以消除人们对权利受害人或其作品的不良印象。一般侵权行为人在多大范围内给著作权人造成不利影响和损害，就应在多大范围内消除影响。③公开赔礼道歉，即责令侵权行为人在一定的范围内，向受害人公开承认错误，表示歉意。具体方式有登报道歉、在公开场所声明、借助其他媒体表示歉意等。侵权行为人拒绝道歉的，人民法院可以强制执行。④赔偿损失，即责令侵权行为人以自己的财产弥补受害人因其侵权行为而造成的损失。《著作权法》第五十四条规定："侵犯著作权或者与著作权有关的权利的，侵权人应当按照权利人因此受到的实际损失或者侵权人的违法所得给予赔偿；权利人的实际损失或者侵权人的违法所得难以计算的，可以参照该权利使用费给予赔偿。对故意侵犯著作权或者与著作权有关的权利，情节严重的，可以在按照上述方法确定数额的一倍以上五倍以下给予赔偿。权利人的实际损失、侵权人的违法所得、权利使用费难以计算的，由人民法院根据侵权行为的情节，判决给予五百元以上五百万元以下的赔偿。"

（2）行政责任 对于我国《著作权法》第五十三条规定的侵权行为，著作权行政管理机关可视其情节，分别给予警告、没收违法所得，没收、无害化销毁侵权复制品以及主要用于制作侵权复制品的材料、工具、设备等。违法经营额五万元以上的，可以并处违法经营额一倍以上五倍以下的罚款；没有违法经营额、违法经营额难以计算或者不足五万元的，可以并处二十五万元以下的罚款。

（3）刑事责任 侵权行为人因其侵犯著作权的行为触犯《刑法》，构成侵犯著作权罪的，依照《刑法》应承担相应的刑事责任。

二、医药商业秘密

（一）商业秘密

1. 商业秘密的定义 《反不正当竞争法》第九条第四款规定："本法所称商业秘密，是指不为公众所知悉，能为权利人带来经济利益，具有商业价值并经权利人采取保密措施的技术信息和经营信息。"

2. 药品商业秘密的定义 药品商业秘密是指药品生产、经营企业不为公众知悉的，能为本企业带来商业价值，而且经本企业采取保密措施的技术信息和经营信息。

（二）医药商业秘密的类型与内容

根据我国《反不正当竞争法》的相关规定，医药商业秘密可分为两大类，即医药技术秘密和医药经营秘密。

1. 医药技术秘密 即医药技术信息，它是指与医药产品的生产制造过程相关的技术诀窍或秘密技术，只要这种信息、技术知识等是未公开的，能给权利人带来经济利益，且已经权利人采取了保密措施，均属于技术秘密的范畴。其主要内容有以下几点。

（1）产品信息 企业自行研究开发的新药，在既没有申请专利，也还没有正式投入市场之前，尚处于秘密状态，它就是一项商业秘密。即使药品本身不是秘密，它的组成部分或组成方式也可成为商业秘密。

（2）配方　医药产品的工业配方、化学配方、药品配方等是医药商业秘密的一种常见形式，其中各种含量的比例也可成为商业秘密，这种情况在中药配方中更为多见。

（3）工艺程序　有时几个不同的设备，尽管其本身属于公知范畴，但经特定组合，产生新工艺和先进的操作方法，也可能成为商业秘密。如药品的化学合成工艺、制剂工艺、消毒工艺、包装工艺等。

（4）机器设备的改进　在公开的市场上购买的机器、制药设备不是商业秘密，但是经公司的技术人员对其进行技术改进，使其更具多用途或更高效率，那么这个改进也可以是商业秘密。

（5）研究开发的有关文件　记录了研究和开发活动内容的文件，这类文件就是商业秘密。如蓝图、图样、实验结果、设计文件、技术改进后的通知、标准件最佳规格、检测原则、质量控制参数等，都可以成为商业秘密。

2. 医药经营秘密　经营秘密即未公开的经营信息，它是指与药品的生产、经营销售有关的保密信息，主要包括未公开的与公司各种经营活动有关联的内部文件、产品的推销计划、进货渠道、销售网络、管理方法、市场调查资料、标底、标书内容、客户情报等。概括起来，医药经营秘密主要包括以下三方面。

（1）与公司各种经营活动有关联的内部文件　主要是指医药公司在生产经营活动中产生的许多有关联的文件，如市场调研报告，产品的采购计划、产品的推销计划，供应商清单，拟采用的销售方式、方法，会计财务报表，利益分配方案，对外业务合同以及经营主体的远景目标和近期发展计划、投资意向等资料。

（2）客户情报　主要包括客户名单、销售渠道、协作关系、货源情报、产销策略，招投标中的标底、标书内容等信息。这些资料是医药企业通过经营、人力、财力、物力建立起来的宝贵的无形资产，是公司极为重要的经营秘密。

（3）管理技术　主要是指独特有效的、为医药企业所独具的管理企业的经验，如企业组织形式、库存管理办法、劳动组织结构、征聘技巧等，特别是医药企业为实施企业的方针战略所制定的一系列的标准操作规程、人员培训方法、技术业务档案管理办法等。

（三）医药商业秘密的保护方式

我国对医药商业秘密的保护主要采取法律保护和权利人自我保护两种方式。

1. 法律保护　法律通过对非法侵害他人商业秘密的行为依法追究法律责任的方式来保护商业秘密权。目前我国还没有专门的商业秘密保护立法，有关商业秘密保护的规定分散在《民法典》《劳动合同法》《反不正当竞争法》等法律法规中。

我国相关法律规定的侵犯商业秘密行为的法律责任，包括民事违约责任、民事侵权责任、行政责任和刑事责任四种。一般说来，侵犯商业秘密行为应当主要承担民事违约责任和民事侵权责任。当侵犯商业秘密行为构成不正当竞争行为时，依法还应当承担行政责任。情节严重、构成犯罪时，则应当承担刑事责任。

2. 自我保护　医药企业应当把保护商业秘密纳入企业的管理体系中，通过采取以下措施进行保护：①企业内部设立专门的商业秘密管理机构。②与涉及商业秘密的人员签订保密合同以及竞业限制协议。③在具体的管理上实行分级管理。④定期对涉及商业秘密的人员进行培训，灌输保护商业秘密的意识，提高他们保护商业秘密的能力等。

三、医药未披露数据的保护

为了证明药物安全、有效和质量可控，新药在进行临床前研究和临床试验的过程中通常会产生一些实验数据，这些数据是药品监督管理部门授权新药上市销售的主要依据，对新药的审批非常关键。在新药研发风险大、投资高的背景下，一旦新药研发者的数据被仿制药公司所利用，将对新药研发者造成不可预估的损失。目前，我国新药研究开发正处于从仿制向创新转变的阶段，故对研发过程中产生的数据的保护就显得尤其重要。

（一）医药未披露数据的定义

医药未披露数据是指在含有新型化学成分药品注册过程中，申请者为获得药品生产批准证明文件向药品注册管理部门提交的关于药品安全性、有效性、质量可控性的未披露的试验数据。

（二）医药未披露数据的内容

医药未披露数据来源于药品研发过程中的临床前研究和临床试验，主要涉及三部分内容。

（1）针对试验系统试验数据　包括动物、细胞、组织、器官、微生物等试验系统的药理、毒理、动物药代动力学等试验数据。

（2）针对生产工艺流程、生活设备与设施、生产质量控制等研究数据　包括药物的合成工艺、提取方法、理化性质及纯度、剂型选择、处方筛选、制备工艺、检验方法、质量指标、稳定性；中药制剂还包括原药材的来源、加工及炮制等；生物制品还包括菌毒种、细胞株、生物组织等起始材料的质量标准、保存条件、遗传稳定性及免疫学等研究数据。

（3）针对人体的临床试验数据　包括通过临床药理学、人体安全性和有效性评价等获得人体对于新药的耐受程度和药代动力学参数、给药剂量等试验数据。

（三）医药未披露数据保护的含义及法律依据

1. 医药未披露数据保护的含义　医药未披露数据保护是指对未在我国注册过的含有新型化学成分药品的申报数据进行保护，在一定的时间内，负责药品注册的管理部门和药品仿制者既不能披露也不能依赖该新药研发者提供的证明药品安全性、有效性、质量可控性的试验数据。

2. 医药未披露数据保护的法律依据

（1）与保护有关的国际公约　关于医药未披露数据保护，TRIPs 第三十九条第三款规定："当成员国要求以提交未披露过的试验数据或其他数据作为批准使用了新化学成分的药品或者农业化学产品上市的条件，如果该数据的原创活动包含了相当的努力，则该成员国应对该数据提供保护，以防止不正当的商业使用。同时，除非出于保护公众的需要，或已采取措施确保该数据不会被不正当地投入商业使用，各成员国均应保护这些数据，以防止其被泄露。"

（2）与保护有关的行政法规　根据 TRIPs，我国政府制定了与药品未披露的试验数据保护相关的行政法规。《药品管理法实施条例》第三十四条做了详细规定："国家对获得生产或者销售含有新型化学成分药品许可的生产者或者销售者提交的自行取得且未披露的试验数据和其他数据实施保护，任何人不得对该未披露的试验数据和其他数据进行不正当的商业利用。自药品生产者或者销售者获得生产、销售新型化学成分药品的许可证明文件之日起 6 年内，对其他申请人未经已获得许可的申请人同意，使用前款数据申请生产、销售新型化学成分药品许可的，药品监督管理部门不予许可；但是，其他申请人提交自行取得数据的除外。"

（3）与保护有关的部门规章 2020 年 7 月 1 日起实施的《药品注册管理办法》对未披露试验数据的保护制度进一步予以明确规定。《药品注册管理办法》第一百零九条第三款明确规定："未经申请人同意，药品监督管理部门、专业技术机构及其工作人员、参与专家评审等的人员不得披露申请人提交的商业秘密、未披露信息或者保密商务信息，法律另有规定或者涉及国家安全、重大社会公共利益的除外。"

【课后案例】

医药产品如何应对美国"337 调查"

近年来，"337 调查"已成为美国对我国医药产品进行贸易限制的一个重要手段。低立案门槛、严制裁手段刺激美国申请人频频提起申诉，甚至使"337 调查"成为某些企业（主要为美国企业）滥用程序、恶意攻击我国企业的竞争工具；而高昂的应诉成本、复杂的法律制度和多变的政治环境也增加了我国企业的应诉难度。

"337 调查"是指美国国际贸易委员会根据美国《1930 年关税法》第 337 节，应申请或自行对进口贸易中的不公平行为启动调查并采取制裁措施的做法。该调查主要针对外国进口产品侵犯在美国注册的知识产权以及其他不公平竞争的行为。如果调查机关认定外国进口产品构成侵权，调查机关有权采取排除令和禁止令等救济措施，禁止侵权产品进入美国市场以及在美国市场销售。

由于医药产品的知识产权问题复杂，难点较多，容易成为"337 调查"的目标。据统计，自 1997 年以来，我国有 26 起医药产品遭遇"337 调查"，主要以药品、医疗器械类为主。遭遇"337 调查"的案件中，绝大多数涉及产品专利或生产工艺专利侵权，以及商标侵权和不公平行为等。

从调查发起的时间段看，在我国加入世界贸易组织（WTO）前遭遇的"337 调查"仅有 1 起；加入 WTO 后至 2010 年底，共遭遇"337 调查"8 起；2011 ～ 2019 年，共遭遇"337 调查"17 起，呈明显上升态势。当前，知识产权问题已经成为中美经贸摩擦的重点问题之一，可以预判，"337 调查"将在一段时期内继续保持高发态势。

"337 调查"案件除了立案门槛低、制裁手段严厉、应诉成本高等不利于我国企业的特点外，还有一条就是应诉胜诉率较高。与反倾销、反补贴等贸易救济措施相比，"337 调查"的胜诉率较高。我国医药行业遭遇的"337 调查"中，约有 60% 的调查以申请人撤诉、双方达成和解、调查机关不予立案或认定中国企业没有侵权等方式结案。这一方面与我国企业积极维权、认真抗辩有关；另一方面也表明该项调查立案门槛较低，但调查程序较为严格，只要积极应诉，很可能获得理想结果。

美国是我国医药产品的重要出口市场，而"337 调查"是我国医药产品进入美国市场可能要面对的一道难关，也是我国医药产品国际化之路遭遇的"成长的烦恼"，建议企业权衡利弊、迎难而上、积极维权。

【思考】

医药企业应该如何做好知识产权保护？

【思考题】

1. 联系实际，试阐述对药品进行知识产权保护的重大意义。

2. 通过学习，你认为申请药品专利需要做哪些准备?

3. 试述药品商标保护与医药著作权保护的不同之处。

4. 医药商业秘密与医药未披露数据有什么联系与区别?

5. 如何让购买药品的人能获知被购买的药品所包含的知识产权信息?

6. 如何解决药品专利与社会共享药品研发成果之间的矛盾?

药师与药学服务管理

【学习目标】

1. 掌握：执业药师的职责；药学服务内容；药学服务方法。
2. 熟悉：药师职业道德；药师管理；执业药师资格考试；执业药师注册管理。
3. 了解：执业药师的法律责任；药学服务管理；美国、英国、德国、日本等药学服务。

【引导案例】

细化落实执业药师配备要求 强化监督检查责任落实

　　《国家药监局关于规范药品零售企业配备使用执业药师的通知》（国药监药管〔2020〕25号）中要求，省级药品监督管理部门要根据行政区域内执业药师和药学技术人员队伍实际情况，结合经营品种、经营规模、地域差异以及药品安全风险等因素，制定具体实施方案，分阶段、分区域推进执业药师配备使用，稳步提升药品零售企业执业药师配备使用比例。省级药品监督管理部门制定的差异化配备使用执业药师过渡政策和实施方案应当及时向社会公开，并做好宣传引导工作。

　　过渡期内，各市县负责药品监管的部门要加强对行政区域内药学技术人员的管理，对药品零售企业按规定配备药学技术人员的情况进行登记，建立相关信息档案。要落实"四个最严"要求，对新开办药品零售企业严格审核把关；加强对执业药师（或药学技术人员）配备和在岗执业情况的监督检查，督促其尽职履责。对于不按规定配备且整改不到位的药品零售企业，应当依法查处，并采取暂停处方药销售等行政处理措施。对查实的"挂证"执业药师要录入全国执业药师注册管理信息系统、撤销其注册证书并坚决予以曝光；还要将"挂证"执业药师纳入信用管理"黑名单"，实施多部门联合惩戒。

【思考】

执业药师的职责有哪些？

第一节　药师管理概述

一、药师

（一）药师的定义

药师（pharmacist）的定义在不同时代不同国家有着不尽相同的含义。美国的韦氏词典（Webster）将"药师"定义为"从事药学的人"，美国《州药房法》对"药师"的定义是指"州药事管理委员会正式发给执照并准予从事药房工作的个人"。英国《药品法》规定："药师是指领有执照，可从事调剂或独立开业的人。"中国《辞海》定义药师是"受过高等药学教育或在医疗预防机构、药事机构和制药企业从事药品调剂、制备、检定和生产等工作并经卫生部门审查合格的高级药学人员"。综上所述，药师泛指受过药学专业或相关专业高等教育，经过行业管理部门及人事部门资格审核同意，从事药学方向技术工作的人员。

（二）药师分类

根据工作领域的不同，药师可分为医院药房药师、社会药房药师、药品生产企业药师、药品经营企业药师。

根据职称的不同，药师可分为药师（初级职称）、主管药师（中级职称）、副主任药师和主任药师（高级职称）。

根据所学专业不同，药师可分为西药师、中药师、临床药师。

根据是否拥有药房所用权，药师分为开业药师、被聘任药师。

二、药师职业道德

药学职业活动关系到公众的健康和生命，药师的职业道德关系到现代药学事业的发展，关系到人民用药安全和生命安危，加强药师职业道德建设应作为药师队伍建设中的一项重要任务贯穿于整个药学教育中。良好的药学职业道德，应坚持"提高药品质量，保证药品安全有效，实行社会主义人道主义，全心全意为人民服务"的基本原则，为公众提供安全、有效、经济、合理的优质药品和药学服务。

（一）职业道德概念

职业道德是指从事一定职业的人们在职业生活中所应遵循的道德规范以及与之相适应的道德观念、情操和品质。职业道德是整个社会道德的重要组成部分，也是个人道德的重要内容，是人们同社会中其他成员发生联系的过程中逐渐形成和发展起来的。

药师职业道德反映了药事组织的社会责任，涵盖了药品研发、生产、经营、使用、价格、广告、药品检验等过程中药师的社会责任。

（二）药学职业道德规范

1. 药学职业道德的基本原则　药学职业道德基本原则是从事药品研究、生产、经营、使用和监督管理等药学人员在药学领域活动和实践中应遵循的指导原则。药学职业道德的基本原则应是以病人为中心，为人群防病治病提供安全、有效、经济、合理的优质药品和药学服务，实行人道主义。

2. 药学职业道德规范的基本内容　文明礼貌，遵守社会公德；慎言守密，对工作、对事业极端负责；爱岗敬业，对技术精益求精；团结协作，共同为人民健康服务；坚持社会效益和经济效益并重；遵纪守法，廉洁奉公。

药学职业道德规范是判断药师、药学技术人员行为是非、善恶的标准，是药师、药学技术人员在药事实践中形成的一定道德关系的反映和概括。

3. 药学职业道德规范的具体内容

（1）药学工作人员对服务对象的职业道德规范

①仁爱救人，文明服务：药学工作人员对服务对象一定要有仁爱之心，同情、体贴患者，对患者、服务对象极端负责，应做到不是亲人胜似亲人，无论在药品的科研还是生产实践中，都应该始终把人民的利益放在至高无上的地位，尊重患者，尊重服务对象的人格，一视同仁，满腔热情地为服务对象服务。

②严谨治学，理明术精：药学是一门科学，药学工作人员要以科学的"求真"态度对待药学实践活动。任何马虎或弄虚作假的行为不仅会有损科学的尊严，还可能危害人们的生命健康，造成极为严重的后果。

③济世为怀，清廉正派：药学事业是一项解除患者痛苦，促进人体健康的高尚职业。药学工作者在工作中应当抵制各种诱惑，一心一意只为患者的健康服务；不能利用自身在专业上的优势欺诈患者，牟取私利。

（2）药学工作人员对社会的职业道德规范

①坚持公益原则，维护人类健康：药学工作人员在实践中运用自己掌握的知识和技能为患者、服务对象工作的同时，还肩负着对社会公共利益的维护责任。药学工作人员应坚持做到对服务对象负责与对社会负责的高度统一。

②宣传医药知识，承担保健职责：药品的应用不仅在于治疗疾病，而且具有预防疾病发生的作用。提高人口质量和生命质量已成为医药人员的社会职责，为确保药品对人的健康既不构成威胁又能起到治疗、保健的作用，要求医药人员必须自觉履行向社会宣传医药知识的职责，实现社会公众合理用药。

（3）药学工作者同人间的职业道德规范

①谦虚谨慎，团结协作：谦虚的态度是一切求知行为的保障。药学工作者要孜孜不倦地钻研业务知识，以谦虚谨慎的态度向任何对象学习。同时，谦虚也是团结协作的基础。现代药学已经分化出众多的学科，现代药学工作的开展已经离不开各学科之间的精诚合作，唯有合作才能促进药学事业的长足发展。

②勇于探索创新，献身医药事业：解除人类疾病之痛苦，不断满足广大人民群众日益增长的对健康的需求，不断在科学发展的道路上探索新理论、新技术、新产品是药学工作人员的使命和职责。在科研过程中要全身心地投入药学科学事业，追求至善至美的境界。

（三）药师的职业道德准则

药师的职业道德是调节和正确处理药师与病人或服务对象之间、药师与社会之间以及药师之间关系的行为规范的总和。药师对人们的健康和生命有着特殊的关系。因此，为了保证病人的健康和生命安全，特别需要药师有高尚的道德水准。

药师职业道德准则的基本内容包括 3 个方面：

（1）对药师自身的责任　爱岗敬业，尽职尽责。认真负责，实事求是。尊重科学，精益求精。不为名利，廉洁正直。

（2）对病人、社会的责任　保证质量，满足需求。关爱病人，热忱服务。一视同仁，平等对待。尊重人格，保护隐私。

（3）药师之间的关系　相互尊重，平等相待。团结协作，紧密配合。互相关心，维护集体荣誉。共同努力，发展药学科学。

（四）中国执业药师职业道德准则

执业药师在遵守一般性的药学职业道德规范和药师职业道德准则的基础上，还应遵守与自己的执业活动有关的更具体的道德准则。

中国执业药师协会发布实施《中国执业药师职业道德准则》，并发布了《中国执业药师职业道德准则适用指导》，准则具体内容如下：①救死扶伤，不辱使命：执业药师应当将患者及公众的身体健康和生命安全放在首位，以自己的专业知识、技能和良知，尽心、尽职、尽责为患者及公众提供药品和药学服务。②尊重患者，平等相待：执业药师应当尊重患者或消费者的价值观、知情权、自主权、隐私权，对待患者或消费者应不分年龄、性别、民族、信仰、职业、地位、贫富，一视同仁。③依法执业，质量第一：执业药师应当遵守药品管理法律、法规，恪守职业道德，依法独立执业，确保药品质量和药学服务质量，科学指导用药，保证公众用药安全、有效、经济、适当。④进德修业，珍视声誉：执业药师应当不断学习新知识、新技术，加强道德修养，提高专业水平和执业能力；知荣明耻，正直清廉，自觉抵制不道德行为和违法行为，努力维护职业声誉。⑤尊重同人，密切协作：执业药师应当与同人和医护人员相互理解，相互信任，以诚相待，密切配合，建立和谐的工作关系，共同为药学事业的发展和人类的健康奉献力量。

三、药师管理

（一）卫生专业技术系列药师管理

《药品管理法》及《实施条例》和《医疗机构药事管理规定》规定，按有关规定依法经过资格认定的药学专业技术人员，方可从事药学专业技术工作，非药学专业技术人员不得从事药学专业技术工作。这里的"依法经过资格认定的药学专业技术人员"主要是指具备药学系列技术职务。医药学专业技术职务资格实行考试制度，人事部、卫生部于 2001 年 6 月 13 日联合发文（卫人发〔2001〕164 号）指出：通过考试取得专业技术资格，表明其已具备担任卫生系列相应级别专业技术职务的水平和能力，用人单位根据工作需要，从获得资格证书的人员中择优聘任。

1. 药学、中药学专业技术资格考试组织　药学、中药学技术专业资格考试在国家卫生健康委员会、人力资源和社会保障部的统一领导下进行，由各省、自治区、直辖市的考试管理机构负责，实行全国统一组织、统一考试时间、统一考试大纲、统一考试命题、统一合格标准的考试制度，原则上每年进行一次。

2. 考试资格　参加药学、中药学专业技术资格考试的人员，应具备下列基本条件：遵守中华人民共和国的宪法和其他法律；具备良好的医德医风和敬业精神。

参加药学、中药学专业初级资格考试的人员，除具备上述基本条件外，还必须具备相应专业中专以上学历。

参加药学、中药学专业中级资格考试的人员，除具备基本条件外，还必须具备下列条件之一：①取得药学、中药学专业中专学历，受聘担任药师职务满 7 年。②取得药学、中药学专业大专学历，从事药师工作满 6 年。③取得相应专业本科学历，从事药师工作满 4 年。④取得相应专业硕士学位，从事药师工作满 2 年。⑤取得相应专业博士学位。

有下列情形之一的，不得申请参加药学专业技术资格的考试：①医疗事故责任者未满 3 年。②医疗差错责任者未满 1 年。③受到行政处分者在处分时期内。④伪造学历或考试期间有违纪行为未满 2 年。⑤省级卫生行政部门规定的其他情形。

3. 考试科目 药学专业初、中级资格考试均设置了"基础知识""相关专业知识""专业知识""专业实践能力"等 4 个考试科目，分 4 个半天进行，各级别考试原则上采用人机对话的方式。考试成绩实行两年一个周期的滚动管理办法，在连续两个考试年度内通过药学专业 4 个科目的考试，可取得药学专业资格证书。

（二）执业药师制度

为不断加强药师队伍建设，提高药师职业道德和业务素质，切实保护人民生命健康，规范执业药师执业，1994 年、1995 年、1999 年多次修订完善，在 2019 年 3 月 5 日《国家药品监督管理局人力资源和社会保障部关于印发执业药师职业资格制度规定和执业药师职业资格考试实施办法的通知》（国药监人〔2019〕12 号）进一步加强了对药学技术人员的职业准入管理，规范了执业药师的管理权责，促进执业药师队伍的建设和发展。

1. 执业药师的定义 执业药师（licensed pharmacist）是指经全国统一考试合格，取得《执业药师资格证书》并经注册登记，在药品生产、经营、使用和其他需要提供药学服务的单位中执业的药学技术人员。

2. 执业药师资格考试

（1）考试组织部门 国家药品监督管理局与人力资源和社会保障部共同负责全国执业药师资格制度的政策制定，并按照职责分工对该制度的实施进行指导、监督和检查。各省、自治区、直辖市负责药品监督管理的部门及人力资源和社会保障行政主管部门，按照职责分工负责本行政区域内执业药师资格制度的实施与监督管理。国家药品监督管理局负责组织拟定考试科目和考试大纲、建立试题库、组织命审题工作，提出考试合格标准建议。人力资源和社会保障部负责组织审定考试科目、考试大纲，会同国家药品监督管理局对考试工作进行监督、指导并确定合格标准。

（2）考试性质 执业药师资格考试属于职业准入性考试。实行全国统一大纲、统一命题、统一组织的考试制度，考试成绩合格者，国家发给《执业药师资格证书》。该证在全国范围内有效，表明考生具备执业药师的水平和能力，可以在药品生产、经营、使用单位执业。

（3）报考条件 国籍条件：凡中华人民共和国公民和获准在我国境内就业的外籍人员。专业要求：①取得药学类、中药学类专业大专学历，在药学或中药学岗位工作满 5 年。②取得药学类、中药学类专业大学本科学历或学士学位，在药学或中药学岗位工作满 3 年。③取得药学类、中药学类专业第二学士学位、研究生班毕业或硕士学位，在药学或中药学岗位工作满 1 年。④取得药学类、中药学类专业博士学位。⑤取得药学类、中药学类相关专业相应学历或学位的人员，在药学或中药学岗位工作的年限相应增加 1 年。具体条件见表 15-1。

表 15-1 执业药师资格报考条件

专业	学历或学位	工作年限（年）
药学类、中药学类	大专学历	5
	本科学历或学士学位	3
	第二学士学位、研究生班毕业或硕士学位	1
	博士学位	0
药学类、中药学类相关专业	相应学历或学位	年限相应增加1年

（4）考试科目　执业药师资格考试分为药学、中药学两个专业类别。药学类考试科目为药学专业知识（一）、药学专业知识（二）、药事管理与法规、药学综合知识与技能4个科目。中药学类考试科目为中药学专业知识（一）、中药学专业知识（二）、药事管理与法规、中药学综合知识与技能四个科目。符合《执业药师职业资格制度规定》报考条件，按照国家有关规定取得药学或医学专业高级职称并在药学岗位工作的，可免试药学专业知识（一）、药学专业知识（二），只参加药事管理与法规、药学综合知识与技能两个科目的考试；取得中药学或中医学专业高级职称并在中药学岗位工作的，可免试中药学专业知识（一）、中药学专业知识（二），只参加药事管理与法规、中药学综合知识与技能两个科目的考试。

（5）考试周期　考试以四年为一个周期，参加全部科目考试的人员须在连续四个考试年度内通过全部科目的考试。免试部分科目的人员须在连续两个考试年度内通过应试科目。

3. 注册管理　执业药师实行注册制度。国家药品监督管理局负责执业药师注册的政策制定和组织实施，指导全国执业药师注册管理工作。各省、自治区、直辖市药品监督管理部门负责本行政区域内的执业药师注册管理工作。取得《执业药师资格证书》者，应当通过全国执业药师注册管理信息系统向所在地注册管理机构申请注册，经注册后，方可从事相应的执业活动。未经注册者，不得以执业药师身份执业。申请注册者，必须同时具备下列条件：①取得《执业药师资格证书》；②遵纪守法，遵守执业药师职业道德，无不良信息记录；③身体健康，能坚持在执业药师岗位工作；④经所在单位考核同意。经批准注册者，由执业药师注册管理机构核发国家药品监督管理局统一样式的《执业药师注册证》。执业药师变更执业单位、执业范围等应当及时办理变更注册手续。执业药师注册有效期为五年。需要延续的，应当在有效期届满三十日前，向所在地注册管理机构提出延续注册申请。

4. 执业药师的职责　执业药师应当遵守执业标准和业务规范，以保障和促进公众用药安全有效为基本准则。执业药师必须严格遵守《药品管理法》及国家有关药品研制、生产、经营、使用的各项法规及政策。执业药师对违反《药品管理法》及有关法规、规章的行为或决定，有责任提出劝告、制止、拒绝执行，并向当地负责药品监督管理的部门报告。执业药师在执业范围内负责对药品质量的监督和管理，参与制定和实施药品全面质量管理制度，参与单位对内部违反规定行为的处理工作。执业药师负责处方的审核及调配，提供用药咨询与信息，指导合理用药，开展治疗药物监测及药品疗效评价等临床药学工作。药品零售企业应当在醒目位置公示《执业药师注册证》，并对在岗执业的执业药师挂牌明示。执业药师不在岗时，应当以醒目方式公示，并停止销售处方药和甲类非处方药。执业药师执业时应当按照有关规定佩戴工作牌。执业药师应当按照国家专业技术人员继续教育的有关规定接受继续教育，更新专业知识，提高业务水平。国家鼓励执业药师参加实训培养。

5. 执业药师的监督管理　药品监督管理部门按照有关法律、法规和规章的规定，对执业药师配备情况及其执业活动实施监督检查。监督检查时应当查验《执业药师注册证》、处方审核记录、执业药师挂牌明示、执业药师在岗服务等事项。执业单位和执业药师应当对药品监督管理部门的监督检查予以协助、配合，不得拒绝、阻挠。药学服务、药学工作表现突出者，县级以上人力资源和社会保障部门与负责药品监督管理的部门按规定对其给予表彰和奖励。建立执业药师个人诚信记录，对其执业活动实行信用管理。执业药师的违法违规行为、接受表彰奖励及处分等，作为个人诚信信息由药品监督管理部门及时记入全国执业药师注册管理信息系统；执业药师的继续教育学分，由继续教育管理机构及时记入全国执业药师注册管理信息系统。对未按规定配备执业药师的单位，由所在地县级以上药品监督管理部门责令限期配备，并按照相关法律法规给予处罚。对以不正当手段取得《执业药师资格证书》的，按照国家专业技术人员资格考试违纪违规行为处理规定处理；构成犯罪的，依法追究刑事责任。以欺骗、贿赂等不正当手段取得《执业药师注册证》的，由发证部门撤销《执业药师注册证》，三年内不予执业药师注册；构成犯罪的，依法追究刑事责任。严禁《执业药师注册证》挂靠，持证人注册单位与实际工作单位不符的，由发证部门撤销《执业药师注册证》，并作为个人不良信息由药品监督管理部门记入全国执业药师注册管理信息系统。买卖、租借《执业药师注册证》的单位，按照相关法律法规给予处罚。

（三）临床药师制度

1. 临床药师定义　临床药师是以系统药学专业知识为基础，并具有一定医学和相关专业基础知识与技能，直接参与临床用药，促进药物合理应用和保护患者用药安全的药学专业技术人员。

（1）深入临床了解药物应用情况，直接参与临床药物治疗工作，审核用药医嘱或处方，与临床医师共同进行药物治疗方案设计、实施与监护。

（2）参与日常性医疗查房和会诊，参加危重患者的救治和病案讨论，协助临床医师做好药物鉴别遴选工作。在用药实践中发现、解决、预防潜在的或实际存在的用药问题。对用药难度大的患者，应实施药学监护、查房和书写药历。

（3）根据临床药物治疗的需要进行治疗药物的监测，并依据其临床诊断和药动学、药效学的特点设计个体化给药方案。

（4）指导护士做好药品请领、保管和正确使用工作。

（5）掌握与临床用药有关的药物信息，为医务人员和患者提供及时、准确、完整的用药信息及咨询服务；开展合理用药教育，宣传用药知识，指导患者安全用药。

（6）协助临床医师共同做好各类药物临床观察，特别是新药上市后的安全性和有效性监测，并进行相关资料的收集、整理、分析、评估和反馈工作。

（7）结合临床药物治疗实践，进行用药调查，开展合理用药、药物评价和药物利用的研究。

2. 临床药师任职专业技术基本要求

（1）专业理论知识

①掌握临床药学专业基础理论知识，包括解剖学、病理生理学、药理学与临床药理学、药剂学与生物药剂学、药动学、药物化学、生物化学、临床药物治疗学、医药伦理学等。

②了解与临床药学相关的理论知识，包括医学基础理论与临床医学基本理论和其他相关知识，如诊断学基础、临床检验学、微生物学、传染病学、免疫学、遗传病学、医学心理学、医学统计学和循证医（药）学等。熟悉与本专业有关的法律与法规。

③了解本专业国内外现状及发展趋势，了解或掌握国内外有关本专业新理论、新知识、新技

术、新方法，并能在实践中应用；能较熟练阅读本专业外语文献；掌握计算机应用的基本知识和操作技能。

（2）专业学历与实践能力

①高等医药院校大学本科临床药学专业或全日制药学专业毕业本科以上学历，通过规范化培训并经考核合格取得临床药师专业技术职称。

②临床药师平均每年参加临床实践工作的时间不得少于40周，平均每周在临床参与临床用药相关工作的实践时间不得少于80%。

③从事本专业工作能力。符合专科化、专职化要求，对某临床专科或药理学分类的某一类药物，能运用药学知识与技能对疾病的药物治疗提出意见与建议；具有发现、解决、预防潜在的或实际存在的用药问题的能力。掌握常见疾病的药物治疗方案设计与评价方法，了解常见疾病的诊断与治疗，熟悉临床用药的基本原则与特点，对所从事临床专科的药物治疗有一定研究，并有较强的实际工作能力。具备对本临床专科的病历以及与疾病相关的医学检验学、影像学及心电图报告的阅读和应用能力，能正确采集与药物临床应用相关的信息。具备较强的掌握本临床专科用药和相关药物应用知识的能力，并能熟练应用于临床药物治疗工作中。具备获取药物新信息与药物治疗新知识的能力。具备一定的文字表达能力与正确书写药历等相关医疗文书的能力。具备与其他医务人员及患者沟通与交流的能力。具备提供及时、准确、完整的药物信息咨询、宣传合理用药知识及开展临床用药教育的能力。

3.临床药师师资培训学员招生条件

临床药师师资培训学员招生条件见表15-2。

表15-2 临床药师师资培训学员学历及职称要求

第一学历 （全日制本科）	第二学历 （硕士学位）	药学部门从事药剂工作时间 （连续）	职称
临床药学		1年	主管药师
	临床药学（科学或者专业学位）	半年	主管药师
药学 药物制剂 药物分析 药物化学		2年	主管药师
	临床药学（专业学位）	1年	主管药师
非药学专业	临床药学、药理学、药剂学（全日制）	2年	主管药师

完成临床药师培训基地培训一年培训，取得"临床药师岗位培训证书"。

完成临床药师培训基地培训一年培训后，在医院从事专职、专科临床药师工作6个月以上。

具有良好的职业道德和业务素质，热爱临床药师工作，身心健康，能坚持正常的带教和临床实践工作。

第二节　药学服务管理概述

一、药学服务内容

药学服务是以患者为中心的主动服务。注重关心或关怀，要求药学人员在药物治疗过程中，关心患者的心理、行为、环境、经济、生活方式、职业等影响药物治疗的各种社会因素。药学服务的主要内容有以下几方面。

1. 药品供应调配服务　药品供应是药学服务的基础，药品调配是药师为患者提供的最基本、最直接的药学服务工作。药师通过严格审查处方排除药品使用中的配伍禁忌；仔细询问患者的疾病情况和用药史；详细介绍药品知识及药物使用的方法、剂量、不良反应、注意事项等，促进患者合理用药。

2. 药学咨询服务　药学咨询服务是药学技术人员应用所学专业知识面向患者提供与药物使用有关的服务，以期提高药物治疗的安全性、有效性与经济性，实现改善与提高人类生活质量的理想目标。如医疗单位开设专门的药物咨询服务窗口，解答患者关于药品购买、使用、贮藏、不良反应、禁忌证等问题。

3. 药师临床服务　药师通过参与查房、会诊、抢救、病案讨论等，了解病情，增强医药间的沟通，帮助临床医师选择药物，指导合理用药；推荐和介绍新药及药物信息，及时解答医护人员提出的有关药物治疗、相互作用、配伍禁忌以及药物不良反应等方面的问题，提高医护人员的用药能力；通过询问病情、用药史及药物不良反应等情况，建立药历，对药物治疗的全过程进行监护和处理。向患者宣传合理用药和健康教育知识。

4. 治疗药物监测　在药物动力学原理指导下，应用现代先进的分析技术进行治疗药物监测（TDM），在 TDM 指导下，根据患者的具体情况，监测患者用药全过程，分析药物代谢动力学参数，与临床医师一起制定和调整合理的个体化用药方案，是药物治疗发展的必然趋势，也是药师参与临床药物治疗，提供药学服务的重要方式和途径。

5. 药物利用研究和评价　药物利用研究是对全社会的药品市场、供给、处方及临床使用进行研究，重点研究药物引起的医药、社会和经济的后果以及各种药物和非药物因素对药物利用的影响，其目的就是保证用药的合理化。药物利用评价包括从医疗方面评价药物的治疗效果，从社会、经济等方面评价其合理性以获得最大的社会、经济效益。药物利用研究是保证药学服务的指南，药物经济学、循证医学等的评估是提供药学服务、保证合理用药的科学信息基础和决策依据，药物临床评价是指导临床用药，提供药学服务的杠杆。药师结合临床，根据临床药物治疗需要进行药物利用研究和评价。

6. 处方点评　处方点评是根据相关法规、技术规范，对处方书写的规范性及药物临床使用的适宜性（用药适应证、药物选择、给药途径、用法用量、药物相互作用、配伍禁忌等）进行评价，发现存在或潜在的问题，制定并实施干预和改进措施，促进临床药物合理应用的过程。

7. 药学科研服务　药学科研服务就是通过实验研究解决临床需要的新剂型、解决临床合理用药、制剂稳定性和质量控制等方面的课题。其研究是以现代药剂学和临床药学为中心，通过药动学、药物相互作用、药理学、遗传药理学（药物基因组学）、制剂稳定性和质量控制等进行深入研究，根据疾病特征和药物临床治疗特点，对现有药物疗效进行再评价，并在此基础上设计新思路，研究更具临床疗效的新药。

8. 药物经济学服务 结合临床疗效，针对某一疾病的治疗方案，从经济学的角度出发，以节约卫生资源、保证质量效果，综合分析评价药物使用的合理性。开展药物经济学服务，以减轻患者经济负担，减免不必要的用药浪费。

9. 药学信息服务 药学信息服务目的是指导合理用药，收集药物安全性和疗效等信息，建立药学信息系统，提供用药咨询服务。其内容包括向患者提供药物本身特性、药物疗效、不良反应等信息；向药品供应商提供药物市场需求、临床应用变化等信息；向药品研发者提供疾病变化趋势、药物疗效、新药研究进展等信息，向政府提供药物使用的安全性、有效性及宏观调控药品市场等方面的信息。

10. 不良反应监测和报告 药品不良反应的监测和报告是把分散的不良反应病例资料汇集起来，并进行因果关系的分析和评价，及时上报和网报。其目的是及时发现、正确认识不良反应，并采取相关的风险控制措施，减少药源性疾病的发生以及保证不良反应信息渠道畅通和准确，保证科学决策，发挥药品不良反应监测工作的"预警"作用。

11. 健康教育 健康教育是医务人员通过有计划、有目的教育活动，向人们介绍健康知识，进行健康指导，促使人们自觉地采纳有益于健康的行为和生活方式，消除或减轻影响健康的危险因素，预防疾病、促进健康和提高生命质量。对公众进行健康教育是药学服务工作的一项重要内容。药师开展药学服务，在为患者的疾病提供药物治疗的同时，还要为患者及社区居民的健康提供服务。通过开展健康知识讲座、提供科普教育材料以及提供药学咨询等方式，讲授相应的自我保健知识。重点宣传合理用药的基本常识，目的是普及合理用药的理念和基本知识，提高用药依从性。

二、药学服务方法

随着社会的发展，医疗水平的提高，人们对于药学服务提出了更高的要求。药学服务已从以保障药品供应为中心转变为以患者为中心，从以药品调配、药物制剂工作为主体转变为以协助医生制定用药方案为主体。目前药学服务方法主要有以下几种。

1. 提供用药信息和用药咨询 药师通过各种形式为医护人员、患者、家属提供药品和用药咨询，如通过门诊药房窗口、社会药房、查房、会诊、义诊活动、电话、网络接受医务人员、患者及其家属对有关药品详细信息的咨询服务。针对不同人群、不同疾病、不同药品进行宣传教育，向其介绍药品的相关知识，包括药品性能、功效、用法用量以及不良反应等。向某些特殊疾病人群，如老年人、孕妇、哺乳期妇女、婴幼儿及肝肾功能不全者重点介绍用药注意事项、用药禁忌证等，为患者提供合理用药指导和安全用药宣传。

2. 处方分析 处方分析包括处方审核、处方点评等。进行处方分析，可采用金额排序法，也可以限定日剂量来计算用药频度，用药频度越大，说明药物的使用频度越高，反映临床对该药的选择倾向性越大。我国《处方管理办法》明确规定，医疗机构应当建立处方点评制度，填写处方评价表，并有药师以上专业技术职任职资格的人员负责处方审核、评估、核对、发药以及安全用药指导。临床药师通过审核处方和医嘱，不仅可以促进药物合理应用，还可以控制医疗成本，节约医疗资源。社会药房药师通过处方审核分析，保证处方的安全有效。

3. 药学监护 药学监护（pharmaceutical care，PC）是临床药师与患者及其他医务人员共同制定、监控治疗方法的过程，临床药师可根据药物动力学的特点选择合适的药物，避免药物相互作用，减少药物不良反应，促进合理用药和个体化用药。药学监护的目的是提高临床药学服务质量，扩展服务内容。通过药学监护鉴别潜在的或已经发生的药源性问题，如选择药品不当、治疗剂量不足、服药过量、药物不良反应、药物相互作用和药物滥用等；解决已经发生的药源性问题；防止潜在的药源问题的发生。其方法可以通过测定患者的血样、尿样、泪样等体液中药物的浓度，为药物中毒等疾病的诊断提供有价值的线索，保证临床用药方案的合理、有效。

4. 药学宣教服务　利用医院药讯、药事网等多种专业信息平台提供药学服务，加强药学专业知识宣教，全面普及和提高患者对于药学知识的认识，还可以深入临床进行宣教工作，使患者获得更多的药物信息，消除患者对不良反应的恐惧心理。尤其是基层医院，临床药师更要加大药学宣教的力度，普及药学知识，促进临床用药更加安全、有效、合理。

5. 药历书写　药历书写可跟踪医生用药，记录用药的全过程，是药师开展药学服务的必备资料，对用药有疑问的地方向医生请教，询问用药理由，提出合理用药的建议，书写药历时对发现的问题应及时解决。通过药历的记录，将分析用药过程中出现的问题及时反馈给临床医生，可避免用药不当的重复发生，起到辅助医生合理、安全用药的作用。

6. 药物经济学研究　药物经济学是药物学与经济学相结合的一门新兴应用性边缘学科。它将经济学原理、方法和分析技术应用于评价药物治疗过程，以此指导临床药师制定合理的治疗方案。通过药物经济学研究，提供具有较高性价比的治疗方案，尤其是对老年慢性病、多发病具有很好的指导意义。药物经济学研究核心是将有限的卫生资源发挥最大的社会经济效益，努力使药物安全、高效、经济地为患者服务。

三、药学服务管理

1. 医疗机构的药学服务管理　医疗机构应设药师门诊和住院部临床药学室，为门诊患者及住院患者提供药学服务。药师门诊的主要任务是审核医师处方，可通过网络与医师沟通、交流，建议医师修改不合理处方；为患者讲解用药方案，并由患者认可用药方案后，患者在处方上签字确认。药师门诊应配有网络设备、合理用药电子软件、部分工具书等。当班药师应由具有一定医学知识和较高药学知识，并有多年药学工作经验，有一定沟通能力的资深药师担任。住院部临床药师应与临床医师共同查房，参与并审核用药方案的合理性。临床药师应发挥专业优势，利用血药浓度监测、药动学参数等，为患者设计个体化给药方案；宣传合理用药知识；监测药品不良反应；记录药历。医疗机构的药学服务管理的重点是要强化药师门诊制和药师负责制。药师门诊制就是从制度上保证有药师为门诊患者用药效果负责。药师负责制就是医疗机构各类药师都应对患者的用药全程的效果负责。充分体现药师在以患者利益为中心，为患者用药安全、有效、经济、适宜把关，审核医师用药方案。

2. 社会药房的药学服务管理　社会药房的药学服务是以医药消费者利益为中心，由社会药房药师为消费者提供用药安全、有效、经济的服务，是解决老百姓常见病、慢性病用药提供药学服务的场所。社会药房的药学服务工作做好了，可以减轻医疗机构药学服务的压力，缓解百姓"看病贵""看病难"的问题。社会药房的药学服务为医药消费者提供用药咨询、审核医师外配处方、调配处方药、推荐应用非处方药、指导用药、合理用药宣传、收集用药信息、监测药品不良反应，记录药历等，对医药消费者的用药全程负责。药品监管部门、人力资源和社会保障部门按药品经营质量管理规范要求，严格管理，对住店药师、执业药师进行资格审核，明确药师的职责，加强药师对药品质量的监督检查管理，对符合要求的社会药房，能提供高水平药学服务的社会药房，应给予医保定点资格。

3. 社区药学服务管理　社区药学服务是医疗机构和社会药房药学服务的补充和延续，社区药师是指基层乡镇卫生院和城镇社区卫生服务机构等的药师，除了完成一般医疗机构的用药咨询、指导用药等药学服务的任务外，还要走进社区，深入家庭，了解社区居民的用药情况，发现家庭用药存在的问题，帮助清理家庭小药箱，为慢性病患者建立、管理、应用终生药历，分析用药的合理性，及时纠正不合理用药，宣传合理用药知识等。社区药师应是社区居民的家庭药师，为社区居民的家庭用药的安全、有效、经济、适宜性把关、负责。社区药师在社区，以社区居民的利益为中心，为社区居民有病选医院、选医师或应用非处方药治疗小病等提出合理性建议，让社区居民有病不乱投医、不乱用药，能合理使用医疗卫生资源和药物资源。对社区药学服务管理，通过制定社区药师工作目标，下达社区药学服务任务，明确社区药师职责，规范社区药师工作流程，提高社区居民的合理用药率，降低社区药品不良反应发生率下降等。

4. 药师的管理　药学服务的提供者是药师，是掌握一定医药知识并有一定工作经验的药学专业人员，药学服务水平的高低，与药师掌握的医药学知识及技能相关。在药学服务管理过程中，制定在职药师学习、进修制度，鼓励药师掌握新知识、新技术，药师可通过远程教育、中短期培训班等形式进行学习提高；加强在职药师继续教育的考核管理办法，不断提高药师药学服务质量。在药学服务工作中，药师通过治疗方案把关、处方审核、处方点评、用药咨询等工作提高治疗效果，提高全社会对药师的信任度，逐步形成尊重药师的工作氛围，充分调动药师的积极性，充分发挥其药学科技知识在药学服务中的作用。

5. 药学服务的网络管理　加强药学服务网络建设管理，对提高药学服务具有重要的意义。鼓励各级医疗机构及社会药房建立药师网和药学服务网络，在药师网络中可邀请一些医学专家加入其中。上级药师可通过局域网、电子邮箱等网络功能，在药学服务知识、技能上，辅导和指导下级药师；下级药师可以向上级药师请教工作中遇到的用药问题等；鼓励药师之间通过网络，实现资源共享，为患者提供高水平的药学服务。

第三节　其他国家药学服务介绍

一、美国药学服务

1997年美国临床药学院正式提出了由药师参与的合作药物治疗管理，在这一模式下，药师与医生共同协商开方。药师的主要职责是明确治疗目标，为这一目标设计药物治疗方案，并对整个用药过程进行监测。药师必须综合分析信息，根据与其他服务人员交谈所获得的信息、患者情况、疾病类型和医生提出的治疗观点拿出用药方案；综合和管理所有的药学服务所必需的人和药品等资源。美国临床药师的工作步骤包括与患者建立联系、建立患者药历、评价患者资料、参与制定药物治疗方案和效果评价标准、记录患者用药情况等，并详细规定了具体过程。

到2003年，美国已有75%的州立法或在原来各州的医疗实践法基础上进行修改，以促进药师在患者药物治疗中发挥作用。2001～2003年，美国的参众两院都提出修改社会保障法以确认药师为享有医疗保险的患者提供服务的法律地位。由此可见，美国药师与医生合作进行药物治疗的药学服务是有法律保证的。

美国作为临床药学的发源地，药学服务在经过由被动向主动转变的过渡阶段后，目前已经进入药物监护阶段，药学服务呈现专科化的发展趋势，药师深入专科病房，参与查房、治疗、会诊、药学监护、与医师讨论讨论制定治疗计划及给药方案，监测及评估药物治疗，发现问题，提出干预建议，与医疗团队其他成员共同为患者服务，进一步提升药师在医疗团队的价值和作用。

在美国，临床药学教育已经全面实施6年制的Pharm.D（药学博士）教育模式，药学博士学位成为唯一的药师实践准入的学位"门槛"，而毕业后规范的继续教育培训项目为药师开展药学服务提供了强有力的保障。

二、英国药学服务

皇家药学会（Royal Pharmaceutical Society）2017年11月发布医疗机构药学服务标准（Professional Standards for Hospital Pharmacy Services），从病人优先、全程护理、转介信息完整等多个标准描述了什么是高质量的药学服务。该标准适用于医院、初级卫生机构、精神疾病治疗中心、救济院等医疗机构，以此确保药学服务的提供者不断改进创新，确保患者可以得到最好的治疗效果。2019年7月，英国社会和卫生保健部门发布的CPCF（2019/20–2023/24）提出推动药店转向更侧重于临床的服务，支持社区药房开展社区药剂师咨询服务、小疾病治疗、戒烟服务、药物优化服务等。CPCF指出，到2020年4月，满足健康生活药房（healthy living pharmacy，HLP）一级质量标准将成为社区药房承包商的基本要求，要求所有社区药房在吸烟、体重管理、自我保健等方面具备能提供干预及指导的专业人员。为保证社区药房药学服务的高质量，PSNC对社区药房提供的基本服务和高级服务均有明确的服务规范。英国部分药师具有补充处方权或者独立处方权，为规范药师处方，英国通用药学委员会发布药师处方指南、独立处方药剂师教育培训标准等指导性文件，使处方药师的教育培训和处方行为有章可循，以此明确处方药师的责任，确保药师处方的安全有效。

三、德国药学服务

德国医院药房只负责为医院的住院病人提供药品，而且不是每个医院都有药房，只有较大型的医院才有药房，一般一个医院药房为五六家医院的药品供应提供服务，德国社会药房一般是由注册药剂师自己开的私人药房。门诊患者从私人诊所或医院门诊部看病后，凭处方只能到社会药房去才能得到药品。因此社会药房才是药学服务的主要阵地。在德国，药学工作人员分工明确，在社会药房，药品采购、保管人员担任药品的采购、保管及其他非专业性工作，但不允许担任调配、制剂和药检工作，一般情况下也不允许此类人员在前台出现。药学技术人员在药师当班的情况下，可以负责调配、制剂和药检等各项工作，否则不允许单独工作。药师在社会药房负责全面工作，包括调配、制剂、药检、咨询及指导、监督、管理及把关工作。德国有严格的法律法规，对于社会药房从业人员准入有严格要求。2004年以前，德国没有连锁社会药房，2004年以后政府允许一名药师最多开设三个社会药房，尽管这样，德国的社会药房只是数量多，但规模都不是很大。德国社会药房药学服务的内容一般包括与药品相关的安全用药与有效用药指导、健康教育、针对不同疾病类型的顾客建立药历、健康教育资料的发放等。

四、日本药学服务

2000年以后，日本药学服务的发展更加全面，社区药房药师对患者购买或使用的药物要尽力提供全面的药物信息。严重的老龄化社会更加依赖药师的服务。临床药师为住院患者提供综合的药学监护，包括药物信息服务、住院期间和出院前的药疗指导，通过用药记录为社区药师提供医疗信息。日本药师的工作已从单纯的药品调剂逐步发展为以病人为中心的药学服务，药师在医院里发挥着用药风险管理者的作用，药师的工作着力于防范医疗差错、防止不良反应的发生及减少感染等，以提高患者的生活质量。

作为用药风险管理者，日本的医院药师每天需要开展的工作包括提供药物信息及药物信息的计算机筛查、审核处方、核实患者在住院前的药物使用情况、根据处方进行输液的无菌配制、参与医疗小组以实施个体化药物治疗；用药指导和促进用药依从性、治疗药物监测、患者出院前的用药指导、通过医院药师和社区药师合作从而提高患者的用药安全性等。日本药师的职责已不仅限于在零售药店、医院药房审核调剂处方，指导用药，还要参与普及保健事业。

日本药师的日常工作可以分为调剂服务和药学管理两大类。此外，药师也从事一些临床研究工作。日本药师的调剂服务工作比较有特点的是提供个体化调剂服务，如吞咽困难者用制剂、一包化调配等；药学管理工作则主要包括用药记录本管理指导、长期用药信息提供、自备药使用指导、居家患者用药管理指导、居家患者急诊用药管理指导、居家患者急诊多科协作指导、出院时多科协作指导、服药信息提供等。除了调剂和药学管理这两类日常工作以外，医院也提倡包括药师在内的医务人员开展临床研究。临床研究的内容主要是"临床治疗方法"，以提高临床治疗水平。

【课后案例】

加快药学服务转型　提供高质量药学服务

国家卫生健康委、国家中医药管理局 2018 年联合下发《关于加快药学服务高质量发展的意见》中指出：

转变药学服务模式：落实深化医药卫生体制改革的部署要求，进一步实行药学服务模式的"两个转变"，即从"以药品为中心"转变为"以病人为中心"，从"以保障药品供应为中心"转变为"在保障药品供应的基础上，以重点加强药学专业技术服务、参与临床用药为中心"。通过转变模式，进一步履行药师职责，提升服务能力，促进药学服务贴近患者、贴近临床、贴近社会。

加强药学部门建设：各级卫生健康行政部门要加强医疗机构药学部门建设管理，落实《二、三级综合医院药学部门基本标准（试行）》和《医院中药房基本标准》。坚持公立医院药房的公益性，公立医院不得承包、出租药房，不得向营利性企业托管药房。医疗机构要加强药品库存管理，建立短缺药品储备制度，对易发生短缺的药品应当保证 2～3 个月药量。按照要求做好短缺药品监测预警和信息报告，保证临床用药需求。

促进临床合理用药：加强处方审核和处方点评，鼓励各级卫生健康行政部门依托药事质控中心等组织，开展本区域内、跨医疗机构的处方点评，将点评结果纳入对医疗机构的绩效考核指标中，并与医师处方权授予、职称评定、医师定期考核和药师审核处方质量评价挂钩。加强临床用药监测、评价和超常预警，对药物临床使用安全性、有效性和经济性进行监测、分析、评估。对用药不合理、问题集中或突出的药品品种，依法依规及时采取措施。鼓励使用通过质量和疗效一致性评价的仿制药。

【思考】

1. 转变药学服务模式后，药师的职责有何变化？

2. 如何才能更好地保证临床合理用药？

【思考题】

1. 药学服务在健康中国战略实施中的机会与挑战有哪些?

2. 分析我国执业药师未来发展的方向。

3. 你认为我国医疗机构内的药师和药品生产经营机构的药师需要统一称谓、统一管理吗? 为什么?

4. 临床药师和执业药师工作内容有哪些不同?

5. 深入探讨药师是如何开展药学科研的?

6. 简述执业药师职业道德准则。

全国中医药行业高等教育"十四五"规划教材

全国高等中医药院校规划教材（第十一版）

教材目录（第一批）

注：凡标☆号者为"核心示范教材"。

（一）中医学类专业

序号	书　名	主　编		主编所在单位	
1	中国医学史	郭宏伟	徐江雁	黑龙江中医药大学	河南中医药大学
2	医古文	王育林	李亚军	北京中医药大学	陕西中医药大学
3	大学语文	黄作阵		北京中医药大学	
4	中医基础理论☆	郑洪新	杨　柱	辽宁中医药大学	贵州中医药大学
5	中医诊断学☆	李灿东	方朝义	福建中医药大学	河北中医学院
6	中药学☆	钟赣生	杨柏灿	北京中医药大学	上海中医药大学
7	方剂学☆	李　冀	左铮云	黑龙江中医药大学	江西中医药大学
8	内经选读☆	翟双庆	黎敬波	北京中医药大学	广州中医药大学
9	伤寒论选读☆	王庆国	周春祥	北京中医药大学	南京中医药大学
10	金匮要略☆	范永升	姜德友	浙江中医药大学	黑龙江中医药大学
11	温病学☆	谷晓红	马　健	北京中医药大学	南京中医药大学
12	中医内科学☆	吴勉华	石　岩	南京中医药大学	辽宁中医药大学
13	中医外科学☆	陈红风		上海中医药大学	
14	中医妇科学☆	冯晓玲	张婷婷	黑龙江中医药大学	上海中医药大学
15	中医儿科学☆	赵　霞	李新民	南京中医药大学	天津中医药大学
16	中医骨伤科学☆	黄桂成	王拥军	南京中医药大学	上海中医药大学
17	中医眼科学	彭清华		湖南中医药大学	
18	中医耳鼻咽喉科学	刘　蓬		广州中医药大学	
19	中医急诊学☆	刘清泉	方邦江	首都医科大学	上海中医药大学
20	中医各家学说☆	尚　力	戴　铭	上海中医药大学	广西中医药大学
21	针灸学☆	梁繁荣	王　华	成都中医药大学	湖北中医药大学
22	推拿学☆	房　敏	王金贵	上海中医药大学	天津中医药大学
23	中医养生学	马烈光	章德林	成都中医药大学	江西中医药大学
24	中医药膳学	谢梦洲	朱天民	湖南中医药大学	成都中医药大学
25	中医食疗学	施洪飞	方　泓	南京中医药大学	上海中医药大学
26	中医气功学	章文春	魏玉龙	江西中医药大学	北京中医药大学
27	细胞生物学	赵宗江	高碧珍	北京中医药大学	福建中医药大学

序号	书 名	主 编		主编所在单位	
28	人体解剖学	邵水金		上海中医药大学	
29	组织学与胚胎学	周忠光	汪 涛	黑龙江中医药大学	天津中医药大学
30	生物化学	唐炳华		北京中医药大学	
31	生理学	赵铁建	朱大诚	广西中医药大学	江西中医药大学
32	病理学	刘春英	高维娟	辽宁中医药大学	河北中医学院
33	免疫学基础与病原生物学	袁嘉丽	刘永琦	云南中医药大学	甘肃中医药大学
34	预防医学	史周华		山东中医药大学	
35	药理学	张硕峰	方晓艳	北京中医药大学	河南中医药大学
36	诊断学	詹华奎		成都中医药大学	
37	医学影像学	侯 键	许茂盛	成都中医药大学	浙江中医药大学
38	内科学	潘 涛	戴爱国	南京中医药大学	湖南中医药大学
39	外科学	谢建兴		广州中医药大学	
40	中西医文献检索	林丹红	孙 玲	福建中医药大学	湖北中医药大学
41	中医疫病学	张伯礼	吕文亮	天津中医药大学	湖北中医药大学
42	中医文化学	张其成	臧守虎	北京中医药大学	山东中医药大学

（二）针灸推拿学专业

序号	书 名	主 编		主编所在单位	
43	局部解剖学	姜国华	李义凯	黑龙江中医药大学	南方医科大学
44	经络腧穴学☆	沈雪勇	刘存志	上海中医药大学	北京中医药大学
45	刺法灸法学☆	王富春	岳增辉	长春中医药大学	湖南中医药大学
46	针灸治疗学☆	高树中	冀来喜	山东中医药大学	山西中医药大学
47	各家针灸学说	高希言	王 威	河南中医药大学	辽宁中医药大学
48	针灸医籍选读	常小荣	张建斌	湖南中医药大学	南京中医药大学
49	实验针灸学	郭 义		天津中医药大学	
50	推拿手法学☆	周运峰		河南中医药大学	
51	推拿功法学☆	吕立江		浙江中医药大学	
52	推拿治疗学☆	井夫杰	杨永刚	山东中医药大学	长春中医药大学
53	小儿推拿学	刘明军	邰先桃	长春中医药大学	云南中医药大学

（三）中西医临床医学专业

序号	书 名	主 编		主编所在单位	
54	中外医学史	王振国	徐建云	山东中医药大学	南京中医药大学
55	中西医结合内科学	陈志强	杨文明	河北中医学院	安徽中医药大学
56	中西医结合外科学	何清湖		湖南中医药大学	
57	中西医结合妇产科学	杜惠兰		河北中医学院	
58	中西医结合儿科学	王雪峰	郑 健	辽宁中医药大学	福建中医药大学
59	中西医结合骨伤科学	詹红生	刘 军	上海中医药大学	广州中医药大学
60	中西医结合眼科学	段俊国	毕宏生	成都中医药大学	山东中医药大学
61	中西医结合耳鼻咽喉科学	张勤修	陈文勇	成都中医药大学	广州中医药大学
62	中西医结合口腔科学	谭 劲		湖南中医药大学	

（四）中药学类专业

序号	书 名	主 编		主编所在单位	
63	中医学基础	陈 晶	程海波	黑龙江中医药大学	南京中医药大学
64	高等数学	李秀昌	邵建华	长春中医药大学	上海中医药大学
65	中医药统计学	何 雁		江西中医药大学	
66	物理学	章新友	侯俊玲	江西中医药大学	北京中医药大学
67	无机化学	杨怀霞	吴培云	河南中医药大学	安徽中医药大学
68	有机化学	林 辉		广州中医药大学	
69	分析化学（上）（化学分析）	张 凌		江西中医药大学	
70	分析化学（下）（仪器分析）	王淑美		广东药科大学	
71	物理化学	刘 雄	王颖莉	甘肃中医药大学	山西中医药大学
72	临床中药学☆	周祯祥	唐德才	湖北中医药大学	南京中医药大学
73	方剂学	贾 波	许二平	成都中医药大学	河南中医药大学
74	中药药剂学☆	杨 明		江西中医药大学	
75	中药鉴定学☆	康廷国	闫永红	辽宁中医药大学	北京中医药大学
76	中药药理学☆	彭 成		成都中医药大学	
77	中药拉丁语	李 峰	马 琳	山东中医药大学	天津中医药大学
78	药用植物学☆	刘春生	谷 巍	北京中医药大学	南京中医药大学
79	中药炮制学☆	钟凌云		江西中医药大学	
80	中药分析学☆	梁生旺	张 彤	广东药科大学	上海中医药大学
81	中药化学☆	匡海学	冯卫生	黑龙江中医药大学	河南中医药大学
82	中药制药工程原理与设备	周长征		山东中医药大学	
83	药事管理学☆	刘红宁		江西中医药大学	
84	本草典籍选读	彭代银	陈仁寿	安徽中医药大学	南京中医药大学
85	中药制药分离工程	朱卫丰		江西中医药大学	
86	中药制药设备与车间设计	李 正		天津中医药大学	
87	药用植物栽培学	张永清		山东中医药大学	
88	中药资源学	马云桐		成都中医药大学	
89	中药产品与开发	孟宪生		辽宁中医药大学	
90	中药加工与炮制学	王秋红		广东药科大学	
91	人体形态学	武煜明	游言文	云南中医药大学	河南中医药大学
92	生理学基础	于远望		陕西中医药大学	
93	病理学基础	王 谦		北京中医药大学	

（五）护理学专业

序号	书 名	主 编		主编所在单位	
94	中医护理学基础	徐桂华	胡 慧	南京中医药大学	湖北中医药大学
95	护理学导论	穆 欣	马小琴	黑龙江中医药大学	浙江中医药大学
96	护理学基础	杨巧菊		河南中医药大学	
97	护理专业英语	刘红霞	刘 娅	北京中医药大学	湖北中医药大学
98	护理美学	余雨枫		成都中医药大学	
99	健康评估	阚丽君	张玉芳	黑龙江中医药大学	山东中医药大学

序号	书 名	主 编		主编所在单位	
100	护理心理学	郝玉芳		北京中医药大学	
101	护理伦理学	崔瑞兰		山东中医药大学	
102	内科护理学	陈 燕	孙志岭	湖南中医药大学	南京中医药大学
103	外科护理学	陆静波	蔡恩丽	上海中医药大学	云南中医药大学
104	妇产科护理学	冯 进	王丽芹	湖南中医药大学	黑龙江中医药大学
105	儿科护理学	肖洪玲	陈偶英	安徽中医药大学	湖南中医药大学
106	五官科护理学	喻京生		湖南中医药大学	
107	老年护理学	王 燕	高 静	天津中医药大学	成都中医药大学
108	急救护理学	吕 静	卢根娣	长春中医药大学	上海中医药大学
109	康复护理学	陈锦秀	汤继芹	福建中医药大学	山东中医药大学
110	社区护理学	沈翠珍	王诗源	浙江中医药大学	山东中医药大学
111	中医临床护理学	裘秀月	刘建军	浙江中医药大学	江西中医药大学
112	护理管理学	全小明	柏亚妹	广州中医药大学	南京中医药大学
113	医学营养学	聂 宏	李艳玲	黑龙江中医药大学	天津中医药大学

（六）公共课

序号	书 名	主 编		主编所在单位	
114	中医学概论	储全根	胡志希	安徽中医药大学	湖南中医药大学
115	传统体育	吴志坤	邵玉萍	上海中医药大学	湖北中医药大学
116	科研思路与方法	刘 涛	商洪才	南京中医药大学	北京中医药大学

（七）中医骨伤科学专业

序号	书 名	主 编		主编所在单位	
117	中医骨伤科学基础	李 楠	李 刚	福建中医药大学	山东中医药大学
118	骨伤解剖学	侯德才	姜国华	辽宁中医药大学	黑龙江中医药大学
119	骨伤影像学	栾金红	郭会利	黑龙江中医药大学	河南中医药大学洛阳平乐正骨学院
120	中医正骨学	冷向阳	马 勇	长春中医药大学	南京中医药大学
121	中医筋伤学	周红海	于 栋	广西中医药大学	北京中医药大学
122	中医骨病学	徐展望	郑福增	山东中医药大学	河南中医药大学
123	创伤急救学	毕荣修	李无阴	山东中医药大学	河南中医药大学洛阳平乐正骨学院
124	骨伤手术学	童培建	曾意荣	浙江中医药大学	广州中医药大学

（八）中医养生学专业

序号	书 名	主 编		主编所在单位	
125	中医养生文献学	蒋力生	王 平	江西中医药大学	湖北中医药大学
126	中医治未病学概论	陈涤平		南京中医药大学	